全国中医药行业高等教育"十四五"规划教材

全国高等中医药院校规划教材（第十一版）

中西医文献检索

（新世纪第三版）

（供中医学、针灸推拿学、中西医临床医学、护理学等专业用）

主　编　林丹红　孙　玲

中国中医药出版社

·北 京·

图书在版编目（CIP）数据

中西医文献检索 / 林丹红，孙玲主编 . —3 版 . —
北京：中国中医药出版社，2021.6（2025.1 重印）
全国中医药行业高等教育"十四五"规划教材
ISBN 978-7-5132-6806-6

Ⅰ . ①中… Ⅱ . ①林… ②孙… Ⅲ . ①医学—情报检
索—中医学院—教材 Ⅳ . ① G252.7

中国版本图书馆 CIP 数据核字（2021）第 052145 号

融合出版数字化资源服务说明

全国中医药行业高等教育"十四五"规划教材为融合教材，各教材相关数字化资源（电子教材、PPT 课件、视频、复习思考题等）在全国中医药行业教育云平台"医开讲"发布。

资源访问说明

扫描右方二维码下载"医开讲 APP"或到"医开讲网站"（网址：www.e-lesson.cn）注册登录，输入封底"序列号"进行账号绑定后即可访问相关数字化资源（注意：序列号只可绑定一个账号，为避免不必要的损失，请您刮开序列号立即进行账号绑定激活）。

资源下载说明

本书有配套 PPT 课件，供教师下载使用，请到"医开讲网站"（网址：www.e-lesson.cn）认证教师身份后，搜索书名进入具体图书页面实现下载。

中国中医药出版社出版

北京经济技术开发区科创十三街 31 号院二区 8 号楼
邮政编码 100176
传真 010-64405721
廊坊市祥丰印刷有限公司印刷
各地新华书店经销

开本 889 × 1194 1/16 印张 11 字数 295 千字
2021 年 6 月第 3 版 2025 年 1 月第 4 次印刷
书号 ISBN 978-7-5132-6806-6

定价 49.00 元
网址 www.cptcm.com

服 务 热 线 010-64405510 微信服务号 zgzyycbs
购 书 热 线 010-89535836 微商城网址 https://kdt.im/LIdUGr
维 权 打 假 010-64405753 天猫旗舰店网址 https://zgzyycbs.tmall.com

如有印装质量问题请与本社出版部联系（010-64405510）

全国中医药行业高等教育"十四五"规划教材
全国高等中医药院校规划教材（第十一版）

《中西医文献检索》
编 委 会

主 编

林丹红（福建中医药大学）　　　　　　孙　玲（湖北中医药大学）

副主编

刘军凤（辽宁中医药大学）　　　　　　邓　翀（广州中医药大学）

张稚鲲（南京中医药大学）　　　　　　常傲冰（云南中医药大学）

窦学俊（山东中医药大学）

编 委（以姓氏笔画为序）

卜菲菲（安徽中医药大学）　　　　　　马明越（北京中医药大学）

王晓辉（河南中医药大学）　　　　　　刘　洋（黑龙江中医药大学）

刘仙菊（湖南中医药大学）　　　　　　刘明昕（长春中医药大学）

齐　峰（黑龙江中医药大学佳木斯学院）　李　欣（湖北中医药大学）

李培硕（山西中医药大学）　　　　　　吴地尧（江西中医药大学）

林　怡（广西中医药大学）　　　　　　易安宁（浙江中医药大学）

周　斌（贵州中医药大学）　　　　　　周满英（上海中医药大学）

郝　彧（天津中医药大学）　　　　　　钟　伶（福建中医药大学）

侯　艳（成都中医药大学）　　　　　　殷世鹏（甘肃中医药大学）

高伟芳（河北中医学院）　　　　　　　程　璇（陕西中医药大学）

学术秘书

钟　伶（福建中医药大学）　　　　　　李　欣（湖北中医药大学）

匡海学（黑龙江中医药大学教授、教育部高等学校中药学类专业教学指导委员会主任委员）

吕志平（南方医科大学教授、全国名中医）

吕晓东（辽宁中医药大学党委书记）

朱卫丰（江西中医药大学校长）

朱兆云（云南中医药大学教授、中国工程院院士）

刘　良（广州中医药大学教授、中国工程院院士）

刘松林（湖北中医药大学校长）

刘叔文（南方医科大学副校长）

刘清泉（首都医科大学附属北京中医医院院长）

李可建（山东中医药大学校长）

李灿东（福建中医药大学校长）

杨　柱（贵州中医药大学党委书记）

杨晓航（陕西中医药大学校长）

肖　伟（南京中医药大学教授、中国工程院院士）

吴以岭（河北中医药大学名誉校长、中国工程院院士）

余曙光（成都中医药大学校长）

谷晓红（北京中医药大学教授、教育部高等学校中医学类专业教学指导委员会主任委员）

冷向阳（长春中医药大学校长）

张忠德（广东省中医院院长）

陆付耳（华中科技大学同济医学院教授）

阿吉艾克拜尔·艾萨（新疆医科大学校长）

陈　忠（浙江中医药大学校长）

陈凯先（中国科学院上海药物研究所研究员、中国科学院院士）

陈香美（解放军总医院教授、中国工程院院士）

易刚强（湖南中医药大学校长）

季　光（上海中医药大学校长）

周建军（重庆中医药学院院长）

赵继荣（甘肃中医药大学校长）

郝慧琴（山西中医药大学党委书记）

胡　刚（江苏省政协副主席、南京中医药大学教授）

侯卫伟（中国中医药出版社有限公司董事长）

姚　春（广西中医药大学校长）

徐安龙（北京中医药大学校长、教育部高等学校中西医结合类专业教学指导委员会主任委员）

高秀梅（天津中医药大学校长）

高维娟（河北中医药大学校长）

郭宏伟（黑龙江中医药大学校长）

唐志书（中国中医科学院副院长、研究生院院长）

彭代银（安徽中医药大学校长）

董竞成（复旦大学中西医结合研究院院长）

韩晶岩（北京大学医学部基础医学院中西医结合教研室主任）

程海波（南京中医药大学校长）

鲁海文（内蒙古医科大学副校长）

翟理祥（广东药科大学校长）

秘书长（兼）

陆建伟（国家中医药管理局人事教育司司长）

侯卫伟（中国中医药出版社有限公司董事长）

办公室主任

周景玉（国家中医药管理局人事教育司副司长）

李秀明（中国中医药出版社有限公司总编辑）

办公室成员

陈令轩（国家中医药管理局人事教育司综合协调处处长）

李占永（中国中医药出版社有限公司副总编辑）

张岠宇（中国中医药出版社有限公司副总经理）

芮立新（中国中医药出版社有限公司副总编辑）

沈承玲（中国中医药出版社有限公司教材中心主任）

编审专家组

组　长

余艳红（国家卫生健康委员会党组成员，国家中医药管理局党组书记、局长）

副组长

张伯礼（天津中医药大学教授、中国工程院院士、国医大师）

秦怀金（国家中医药管理局副局长、党组成员）

组　员

陆建伟（国家中医药管理局人事教育司司长）

严世芸（上海中医药大学教授、国医大师）

吴勉华（南京中医药大学教授）

匡海学（黑龙江中医药大学教授）

刘红宁（江西中医药大学教授）

翟双庆（北京中医药大学教授）

胡鸿毅（上海中医药大学教授）

余曙光（成都中医药大学教授）

周桂桐（天津中医药大学教授）

石　岩（辽宁中医药大学教授）

黄必胜（湖北中医药大学教授）

前　言

为全面贯彻《中共中央　国务院关于促进中医药传承创新发展的意见》和全国中医药大会精神，落实《国务院办公厅关于加快医学教育创新发展的指导意见》《教育部　国家卫生健康委　国家中医药管理局关于深化医教协同进一步推动中医药教育改革与高质量发展的实施意见》，紧密对接新医科建设对中医药教育改革的新要求和中医药传承创新发展对人才培养的新需求，国家中医药管理局教材办公室（以下简称"教材办"）、中国中医药出版社在国家中医药管理局领导下，在教育部高等学校中医学类、中药学类、中西医结合类专业教学指导委员会及全国中医药行业高等教育规划教材专家指导委员会指导下，对全国中医药行业高等教育"十三五"规划教材进行综合评价，研究制定《全国中医药行业高等教育"十四五"规划教材建设方案》，并全面组织实施。鉴于全国中医药行业主管部门主持编写的全国高等中医药院校规划教材目前已出版十版，为体现其系统性和传承性，本套教材称为第十一版。

本套教材建设，坚持问题导向、目标导向、需求导向，结合"十三五"规划教材综合评价中发现的问题和收集的意见建议，对教材建设知识体系、结构安排等进行系统整体优化，进一步加强顶层设计和组织管理，坚持立德树人根本任务，力求构建适应中医药教育教学改革需求的教材体系，更好地服务院校人才培养和学科专业建设，促进中医药教育创新发展。

本套教材建设过程中，教材办聘请中医学、中药学、针灸推拿学三个专业的权威专家组成编审专家组，参与主编确定，提出指导意见，审查编写质量。特别是对核心示范教材建设加强了组织管理，成立了专门评价专家组，全程指导教材建设，确保教材质量。

本套教材具有以下特点：

1.坚持立德树人，融入课程思政内容

将党的二十大精神进教材，把立德树人贯穿教材建设全过程、各方面，体现课程思政建设新要求，发挥中医药文化育人优势，促进中医药人文教育与专业教育有机融合，指导学生树立正确世界观、人生观、价值观，帮助学生立大志、明大德、成大才、担大任，坚定信念信心，努力成为堪当民族复兴重任的时代新人。

2.优化知识结构，强化中医思维培养

在"十三五"规划教材知识架构基础上，进一步整合优化学科知识结构体系，减少不同学科教材间相同知识内容交叉重复，增强教材知识结构的系统性、完整性。强化中医思维培养，突出中医思维在教材编写中的主导作用，注重中医经典内容编写，在《内经》《伤寒论》等经典课程中更加突出重点，同时更加强化经典与临床的融合，增强中医经典的临床运用，帮助学生筑牢中医经典基础，逐步形成中医思维。

3.突出"三基五性"，注重内容严谨准确

坚持"以本为本"，更加突出教材的"三基五性"，即基本知识、基本理论、基本技能，思想性、科学性、先进性、启发性、适用性。注重名词术语统一，概念准确，表述科学严谨，知识点结合完备，内容精炼完整。教材编写综合考虑学科的分化、交叉，既充分体现不同学科自身特点，又注意各学科之间的有机衔接；注重理论与临床实践结合，与医师规范化培训、医师资格考试接轨。

4.强化精品意识，建设行业示范教材

遴选行业权威专家，吸纳一线优秀教师，组建经验丰富、专业精湛、治学严谨、作风扎实的高水平编写团队，将精品意识和质量意识贯穿教材建设始终，严格编审把关，确保教材编写质量。特别是对32门核心示范教材建设，更加强调知识体系架构建设，紧密结合国家精品课程、一流学科、一流专业建设，提高编写标准和要求，着力推出一批高质量的核心示范教材。

5.加强数字化建设，丰富拓展教材内容

为适应新型出版业态，充分借助现代信息技术，在纸质教材基础上，强化数字化教材开发建设，对全国中医药行业教育云平台"医开讲"进行了升级改造，融入了更多更实用的数字化教学素材，如精品视频、复习思考题、AR/VR等，对纸质教材内容进行拓展和延伸，更好地服务教师线上教学和学生线下自主学习，满足中医药教育教学需要。

本套教材的建设，凝聚了全国中医药行业高等教育工作者的集体智慧，体现了中医药行业齐心协力、求真务实、精益求精的工作作风，谨此向有关单位和个人致以衷心的感谢！

尽管所有组织者与编写者竭尽心智，精益求精，本套教材仍有进一步提升空间，敬请广大师生提出宝贵意见和建议，以便不断修订完善。

国家中医药管理局教材办公室

中国中医药出版社有限公司

2023年6月

编写说明

中医药文献检索课程起步于 20 世纪 80 年代。1984 年教育部发布了《关于在高等学校开设〈文献检索与利用课〉的意见》的通知，要求"凡是有条件的学校可作为必修课，不具备条件的学校可作为选修课或先开专题讲座以后逐步发展完善"，目的在于"提高大学生的自学能力和独立研究能力"，把学生由一个知识型人才培养成为素质型人才，要特别注重学生自学和独立研究能力的培养。此文件的颁布，使文献检索课教学有了明确的发展方向，课程建设逐步规范。中医药文献检索课程经过近 30 年的发展已经初具规模，各高等中医药院校均开设了不同形式的文献信息检索课程，实现了本科生、研究生等多层次的全覆盖。

本教材由全国中医药行业高等教育"十三五"规划教材《中西医文献检索》修订而成。为体现新时代教育"立德树人"的根本任务，本教材融入了课程思政内容，通过章节具体内容、思考题、教学案例等推进课程思政与中医药人文的融合。在尊重原教材基本框架的基础上，本版教材突出了文献检索的基本理论、基本知识、基本技能的内容，增加了文献及相关概念、中医药文献的管理及合理使用等内容，调整了中医药古代和现代文献检索的内容和比重，删减了部分较少使用的数据库和搜索引擎。全书共七章，第一章为绪论，介绍信息素养的内涵、标准及文献检索的相关概念、检索策略和检索语言；第二章为中医药古代文献检索，介绍中医药古籍检索、中医药古代专题资料检索、中医药古代文献数据库；第三章介绍常用的中文生物医学文献数据库；第四章介绍常用的外文生物医药文献数据库；第五章介绍专利文献、标准文献、会议文献、学位论文等特种文献检索；第六章介绍网络信息资源检索；第七章为中医药文献的管理及合理使用，介绍文献信息管理工具、文献的合理使用等。本教材以中医药专业本科教学为主，注重基础理论与检索实践相结合，以培养具有较高信息素养的医学专业人才为目标，力求增强学生的信息意识，提升其获取信息与利用信息的能力，力求达到思想性、科学性、先进性、启发性、适用性相统一。

本教材具体编写分工如下：第一章由邓翀、李培硕、郝彧、周斌编写；第二章由孙玲、李欣、马明越、林怡编写；第三章由刘军凤、齐峰、刘洋、卜菲菲编写；第四章由林丹红、钟伶、周满英编写；第五章由张稚鲲、刘明昕、吴地尧、王晓辉编写；第六章由常傲冰、易安宁、侯艳、高伟芳编写；第七章由窦学俊、刘仙菊、殷世鹏、程璇编写。全书由林丹红、孙玲统稿并审核。本教材配套的教学大纲由钟伶、李欣编写。

本教材是融合教材，配套数字化资源，内容包括电子教材、PPT 课件、视频、复习思考题等。数字化资源以纸质教材编写大纲为核心，内容与纸质教材保持一致，力求在突出专业特色、体现本课程教学特点的基础上更新观念，从教材数字化的表现形式、内容着手，拓展教育、教学资源，为教师教学手段的更新服务，为学生知识、能力、素质协调发展创造条件。本教材数字化由主编总负责，由福建中医药大学钟伶具体负责，本教材融合出版数字化资源编创委员会成员共同参与。

感谢全国中医药行业高等教育"十三五"规划教材《中西医文献检索》全体编委会成员为此次修订提供了良好的基础；感谢本教材参考文献的作者，是他们辛勤研究的成果丰富了本书的内容；感谢所有为协助编写付出辛勤劳动的老师们；感谢所有曾经使用"十三五"规划教材的老师、学生提出的宝贵的修改建议；最后要特别感谢国家中医药管理局、中国中医药出版社领导和两位责任编辑的指导和支持。

文献信息检索与利用是一门动态发展的课程，在使用过程中需要结合资源的实际情况不断补充更新。本教材虽然由全国从事多年文献信息教学的专业教师联合编写，但难免存在不足之处，敬请读者和教师提出宝贵意见，以便再版时修订提高。

《中西医文献检索》编委会

2021 年 5 月

目　录

扫一扫，查阅
本书数字资源

扫一扫，查阅本章数字资源，含PPT、音视频、图片等

第一节 信息素养

信息素养是全球信息化需要人们具备的一种基本能力，是每个社会成员综合素养的重要组成部分，更是学习型社会必备的基本素养。我国《"十三五"国家信息化规划》指出："支持普通高等学校、军队院校、行业协会、培训机构等开展信息素养培养。"信息素养作为一种高级的认知技能，与批判性思维和解决问题的能力一起构成了学生进行知识创新和学会如何学习的基础。

众所周知，屠呦呦因成功研制青蒿素而获得了 2015 年度诺贝尔生理学或医学奖。青蒿素是 1967 年发起的全国疟疾防治药物研究大协作工作（史称"523"任务）的研究成果之一。在整个研究过程中，信息素养发挥着重要的作用。在进行中药抗疟研究时，研究人员进行了大量的文献研究与民间医药的调查研究，筛选出潜在的抗疟中草药达 800 余种，并将相关资料汇总成册，如以中医研究院革命委员会业务组名义油印成册的《疟疾单秘验方集》就收集了 640 余首方。在青蒿素提取方法研究陷入困境时，屠呦呦受葛洪《肘后备急方》所载"青蒿一握，以水二升渍，绞取汁，尽服之"的启发，将高温提取法改为低温提取法，成功使青蒿提取物的抑制率从 30%～40% 提高到近 100%，也使抗疟药物研究重心转向了之前备受冷落的青蒿上。后来在青蒿素有效单体提取工艺实验中，改用从文献中获取的硅胶柱层析法，成功获得了唯一有抗疟作用的单体"青蒿针晶Ⅱ"（后来称为青蒿素）。由此可知，信息素养是一种基本能力，也是一种综合能力。

信息素养（information literacy）又称信息素质、信息教养、信息文化等，最早出现于 1974 年美国信息产业协会（IAI）主席保罗·泽考斯基（Paul.Zurkowski）给美国政府的报告中。1989 年，美国图书馆协会（ALA）出版了《关于信息素养的总结报告》，这个报告定义了信息素养的 4 个组成部分：能认识到何时需要信息和有效地搜索、评估和使用所需信息的能力。此定义获得了广泛认可。2021 年 3 月，教育部发布的《高等学校数字校园建设规范（试行）》中，对信息素养的定义是"信息素养是个体恰当利用信息技术来获取、整合、管理和评价信息，理解、建构和创造新知识，发现、分析和解决问题的意识、能力、思维及修养"。信息素养由信息意识、信息知识、信息应用能力和信息伦理与安全 4 部分组成，并认为"信息素养培育是高等学校培养高素质、创新型人才的重要内容"。

美国大学与研究型图书馆协会（ACRL）于 2000 年批准并颁布了《美国高等教育信息素养能力标准》（ACRL 标准），此标准一经推出，即被同行广泛学习、研究。

为适应信息时代的需求，我国也越来越重视大学生的信息素养教育，中国医学科学院医学信息研究所通过借鉴国内外的信息素养研究成果，参考相关指导性文件，结合中国信息素养教育的

现状，初步建立了医学生信息素养能力标准体系。

标准一：有信息素养的医学生有能力决定所需信息的性质和范围。

标准二：有信息素养的医学生可以有效地获得需要的信息。

标准三：有信息素养的医学生能够正确地评价信息搜索过程，包括评估所获得信息的实用性和相关性，比较从各种信息源获取的信息，评估其可靠性、有效性、准确性、权威性、及时性。

标准四：有信息素养的医学生能够管理其搜集的信息，并能采用适当的方式交流、表达信息。

标准五：有信息素养的医学生能将选择的信息融入自身的知识体系，形成新的知识体系，并应用于医学实践。

标准六：有信息素养的医学生能够了解信息素养是一个持续不断的过程和终身学习的重要组成部分，并且认可对专业领域的最新进展保持跟踪的必要性。

标准七：有信息素养的医学生要能够认识与信息使用和信息技术有关的经济、伦理、法律和社会观点，有效地、合理合法地利用信息，以实现特定的目的。

第二节　文献及相关概念

"文献"一词早在《论语·八佾》中就有记载，其含义随着历史的发展而有不同的解释。与文献相关的概念有信息、知识与情报，它们之间既有区别又有密切的联系。

一、文献的相关概念

（一）信息

《信息与文献 术语》（GB/T4894—2009）对信息的定义是"信息是被交流的知识"，涉及事实、概念、对象、事件、观念、过程等。能被交流的知识，存在于各类文献中，因此定义中的信息，可以存在于任何媒体的文章、图形、图像、音视频中。

信息一词在通信行业中被大量应用，因此《信息与文献 术语》（GB/T4894—2009）还将信息定义为"在通信过程中为了增加知识用以代表信息的一般消息"，此为特种含义。

在人类社会中，因学科、行业的不同，其内涵侧重点各异。信息是客观的，人类通过信息来认识世界，从而改造世界，由此又产生大量新的信息。信息来源于物质，具有非物质性，但又必须依附于物质才能存在，因此信息可以通过共享而发挥更大的效用。

（二）知识

知识是人们在认识和改造客观世界的实践中所获得的认识和经验的总和，是人类通过对大量信息的感知、获取、选择、加工、处理等思维过程，形成的对客观事物的本质和规律的认识，这些认识是新的系列信息的集合，是智慧活动的结晶。这个过程是渐次推进的，先是熟悉所获得的信息，形成感性认识，然后对信息进行处理，形成理性认识，最终形成一个新的信息体系，即知识。在这个过程中，信息是原料，人脑是工具，知识是产品，又是新的信息。因此《信息与文献术语》（GB/T4894—2009）对知识的定义是"基于推理并经过证实的认识"。

知识的初级形态是经验知识，高级形态是系统科学理论。根据获得方式可分为直接知识和间接知识；根据内容大体可分为自然科学知识、社会科学知识和哲学知识。

知识始终处在一个动态变化的状态中，随着人类社会的变化而不断发展、积累，也不断地淘汰。经过数千年的发展与积累，中华文明形成了一个博大精深的关于人类生存与发展的中华民族独有的知识体系，而中医药学是这个知识体系中关于人类生命健康分支中重要的组成部分。这个知识体系是中华民族由小到大、从弱变强的根本所在，也是中华民族复兴的根本之一。

（三）情报

情报一词最初来源于军事领域，指有关军情的报告，随着时间的推移，其内涵与外延不断变化。现在，情报指的是在特定时间、特定状态下，对特定的人提供的有用知识，是解决问题所需的知识，是激活了的知识。

情报具备 3 个基本属性：①知识性：情报来源于知识，因此知识性是其最主要的属性，知识性的强弱决定了情报自身价值的大小，但决定不了情报效用性的大小。②传递性：知识经过传递，到达用户手中，被用户利用，产生效用，所以说没有传递，就没有情报。③效用性：情报的效用性表现为启迪思维、开阔视野、改变知识结构、提高认知能力、发挥效益等。情报效用性的大小由情报与用户双方共同决定。

（四）数据

数据是信息的表现形式之一，数据有广义和狭义之分，广义的数据是人对客观事物用物理符号进行描述的结果，这个结果可以是数字，也可以是符号、文字与数字的组合，还可以是图形、图像、音频、视频等。这些物理符号是能识别的、抽象的符号。狭义的数据通常是指在科研实验、统计、计算、检验等行为中所获得的数值，或这些活动进行所依赖的数值。在计算机科学领域，数据指能输入计算机，被计算机软件所处理的各种符号的集合。由于计算机所处理的对象越来越广泛，因此，其数据的内涵也在扩大。

数据具有变异性，多数数据是不同的，或是在不同的时空场景中所获取的。因此，大量数据组合在一起，其内蕴规律使数据有了价值。数据是客观的，本身无明确的意义。数据是信息的载体，与信息不可分离；信息则是数据的内涵，对数据含义做出具体的解释。

（五）文献

我国国家标准《文献著录 第 1 部分：总则》（GB/T3792.1—2009）对文献的定义是"文献是记录有知识的一切载体"。国际标准《文献情报术语国际标准》（ISO/DIS 5127）对文献的定义是"在存储、检索、利用或传递记录信息的过程中，可作为一个单元处理的，在载体内、载体上或依附于载体而存储有信息或数据的载体"；"为了把人类知识传播开来和继承下去，人们用文字、图形、符号、声频、视频等手段将其记录下来，或写在纸上，或晒在蓝图上，或摄制在感光片上，或录到唱片上，或存储在磁盘上。这种附着在各种载体上的记录统称为文献"。

文献由载体、知识、记录方式、记录符号 4 个基本要素组成。

1. 载体　知识必须存在于特定的载体上，否则就不可能持续存在。载体材料随着人类的发展而不断变化，从原始的石头、竹简、木简、羊皮等自然物到布帛、纸张、金属等物，再到感光材料胶片、磁性材料唱片等物，以及如今的硬盘等电子材料。

2. 知识　文献必须有一定的知识内容，没有知识内容的物体则不能称为文献。

3. 记录方式　记录知识所用的方式多种多样，如甲骨文的刻、纸质文献的手写与印刷、胶片的感光反应、电子文献的电磁感应等。这些方法将知识与载体紧密联系在一起，成为一个整体。

4. 记录符号　载体上的知识以文字、图形、符号、音频、视频、代码等形态展示。

文献作为知识记录、储存、传播和传承的重要载体，在人类社会活动中，是信息和情报最基本、最主要的来源，也是知识交流和传播最基本的手段。作为社会发展的产物，文献是社会精神财富的重要组成部分。文献所记载的知识，利用得当，能提高人们认识社会、改造社会的能力，也让文献的保存与流传更有价值和意义。

（六）信息、知识、情报、数据与文献的相互关系

信息是事物发出的表示其存在的信号及信号所附带的意义，信息是知识、数据、情报与文献的源泉。信息是非物质性的，若要保存信息，必须将信息记载于物体上。数据是以物理符号来表述信息的结果，是信息的一种表述形式，因此说数据是信息。人类通过信息来认识世界，从而创造出知识，然后以知识为武器去改造世界、建设人类社会，因此，知识是重组后的、系统化的信息，是非物质性的。文献是记载有知识的一切载体，信息、数据、知识一旦被记载于物体上，就成为了文献。情报是被传递的特定知识，情报来源于知识，知识必须被记载于物体上才能被传递，因此说情报也是文献。

受人类认知能力及物质条件的限制，人类历史上，必然有大量的信息未能转化为知识，大量的知识未能被记载下来成为文献，大量的文献未能得以流传下来，也有大量的信息、知识与文献未能及时传递而发挥效用。面对浩瀚精深的中医学，如何继承与发展，是摆在我们面前的迫切而严肃的课题。

二、信息源及其类型

（一）信息源

信息源即信息的来源。信息的来源广泛，可简单分为自然界与人类社会两大类。在人类社会的各种活动中，主要的信息来源是人类社会自身，因此，我们在谈论信息源时，主要是指人们在科研、生产经营或其他活动中所产生的各种成果和原始记录，以及对这些成果和原始记录加工整理得到的成品，这些都是借以获得信息的源泉。

信息源内涵丰富，不仅包括各种信息载体，也包括各种信息机构；不仅包括传统印刷型文献资料，也包括现代电子图书报刊；不仅包括各种信息存储和信息传递机构，也包括各种信息生产机构。根据存在形式划分，信息源主要有以下 4 种形式。

1. 人体信息源 人体信息源指信息来源于我们的身体，最常见的有口语信息源和体语信息源。口语信息源是指存在于人脑记忆中，人们通过语言进行传播交流。体语信息源是通过人的体态动作（如表情、手势、姿态等）表述出来。还有以其他方式所展示出来的信息，如体味、pH值、心电等。在医疗活动中，医师进行诊断、治疗所依据的信息主要来自人体信息源。

2. 实物信息源 实物信息源指以实物为载体的信息源，信息存在于实物（如工业产品、文物、文艺作品等）中，人们通过采集、实地考察和举办展览等方式加以交流传播。

3. 文献信息源 文献信息源指信息来自文献。将知识用文字、符号、图形、图像等非数字方式记录在某种载体上，形成文献以交流传播。文献信息源包括各种类型的文献，是信息源的主体部分，是信息收集、存储、检索和利用的主要对象，获取这种信息必须借助于文献收藏机构，如图书馆、文献信息中心、网络数据库等。

4. 数字信息源 数字信息源指用计算机等技术进行电子化处理的，可通过计算机系统、通信系统等识别、传递、浏览、处理的信息资源。数字信息资源有数据库和网络信息资源两种形式。数据库以

特定方式编制和存储数据资料，提供专业化的信息服务，数据可靠、使用方便。网络信息资源是指以计算机技术、通信技术、多媒体技术相互融合而形成的，以网络为传输渠道的信息资源的总和。

（二）常见文献信息源

文献信息源是人类使用最多的一类信息来源，根据不同的特性有不同的分类标准。目前使用最多的分类形式有两种：一是根据出版形式划分，可分为常见文献（图书、期刊）与特种文献（政府出版物、科技报告、专利文献、标准文献、会议文献、学位论文、档案与产品资料）；二是根据文献内容和加工程度划分，可分为零次文献、一次文献、二次文献和三次文献。

1. 根据出版形式划分

（1）**图书** 图书是一种成熟定型的出版物，目前仍是出版物中品种最多、数量最大的一种，也是图书馆的主要馆藏之一。联合国教科文组织对图书的定义是"凡由出版社（商）出版的不包括封面和封底在内的 49 页以上的印刷品，具有特定的书名和著者名，编有国际标准书号（ISBN），有定价并取得版权保护的出版物称为图书"。

图书所记载的知识多是各学科总结性的系统知识，具有内容系统、全面、成熟、可靠的特点，是学习与研究中不可或缺的知识来源，它可以帮助人们对较大范围的问题获得比较系统、全面的认识。图书还具有权威性，如教材、字典、词典等。由于图书所记载的知识丰富、涉及面广等，导致图书出版周期长、难度大。

（2）**期刊** 期刊是指有固定的刊名、编辑出版单位和内容范围，定期或不定期的连续性出版物。期刊以刊登学术论文为主，系统而详细地报道最新知识和研究成果，是理论研究成果最主要的展示平台。期刊的主要特征有期刊名称、国际标准刊号（ISSN）、国内统一刊号（CN）和期刊出版的年、卷、期等。

期刊要求投稿的学术论文从未正式发表过，因此，其内容新颖，对于科研工作者来说，可以掌握科研进展、了解科研动态、开阔研究思路、借鉴科研方法。相较于图书，期刊的篇幅短小、主题单一、出版周期短、报道速度快。数字化的发展，缩短了期刊的出版周期，使其反应速度大大提升，获得性更加便捷，影响力不断扩大。

报纸是一种特殊形态的期刊，以一般性的新闻报道和时事评论为主，其出版周期常以天为单位。

核心期刊是学术界通过一整套科学的方法，对于期刊质量进行跟踪评价，并以情报学理论为基础，将期刊进行分类定级，把最重要的一级称为核心期刊。目前，国内较著名的核心期刊（或来源期刊）遴选体系有北京大学图书馆"中文核心期刊"、南京大学"中文社会科学引文索引（CSSCI）来源期刊"、中国科学院文献情报中心"中国科学引文数据库（CSCD）来源期刊"、中国科学技术信息研究所"中国科技论文统计源期刊"（中国科技核心期刊）、中国社会科学院中国社会科学评价研究院"中国人文社会科学核心期刊"。核心期刊与非核心期刊是相对的、动态变化的。

（3）**政府出版物** 政府出版物指各国政府部门及其所设机构出版的文件。政府出版物内容广泛，可分为行政文件和科技文献。政府工作报告、政策法令、决议指示等属于行政文件。政府部门的研究报告、标准文献、专利文献、公开后的科技档案等属于科技文献。政府出版物材料充实、数据可靠，具有权威性，是了解各国或各地政治、经济、科学技术方面的方针政策及其发展状况的重要信息来源。

（4）**科技报告** 科技报告是描述一项科学技术研究的结果或进展，或一项技术研制试验和评价的结果，或是论述一项科学技术问题的现状和发展的文件。内容包括科研进展过程中的系列研究报告，其专业性强、论述深刻、完整可靠，能及时反映某一领域科研进展状况、发展动态，具有较高的学术价值。由于科技报告涉及的内容具有一定的专门性和保密性，因此，一般只在一定范围内以特定形式流通，不易获取原文。

（5）专利文献 专利文献是指围绕专利制度而产生的一系列文献资料，包括专利说明书、专利公报、专利检索工具及相关的法律性文件，以专利说明书为核心。在检索专利文献时，主要检索的是专利说明书。专利文献的技术内容广泛、新颖、详尽可靠，是集技术、法律、经济信息于一体的特殊类型的文献，是科研人员选择研究方向、学习和引进先进技术、解决技术难题、开展创新活动等需要参考和借鉴的重要文献。

（6）标准文献 标准文献是指按规定程序编制，经公认权威机构（主管机关）批准的一整套在特定范围（领域）内实行的规格、规划、技术要求等规范性文献。标准文献具有计划性、协调性和法律约束性等特点，可以使产品与服务规范化、系列化和产品质量标准化，对提高生产与服务水平和产品质量，合理利用资源，推广研究成果，增强行业交流，促进科技发展等有着非常重要的意义。标准文献因其所涉及行业与内容的不同，其法律约束力各异。与人类生命攸关的技术、行业的标准是强制性的，必须遵守，如药品、医疗器械及生物制品等的标准。其目的是规范行业行为、促进行业发展、加强行业沟通、协调内外关系，使得医药行业能够健康发展。

（7）会议文献 学术会议是进行学术交流的重要方式和渠道，每年有大量的各学科各专业的学术会议举行。由于参会者是本专业或相关专业的从业人员，参会者所提交的学术论文均要求未正式发表，因此，大部分会议文献具有专业性强、学术水平高、内容新颖、传播高效快捷的特点，能够反映专业领域最新研究成果及发展趋势。

（8）学位论文 学位论文是作者为获得某种学位，根据其从事科学研究取得的创造性成果和创新见解撰写而成的学术论文。根据学位的不同，可分为学士学位论文、硕士学位论文和博士学位论文。通常情况下，学位论文指硕士学位论文和博士学位论文。学位论文具有专业性强、内容新颖、阐述详细等特点，具备一定的独创性和学术价值，对科学研究与学习有重要的作用。随着我国高等教育规模的扩大，学位论文的数量越来越多，影响力也越来越大。

（9）档案（科技档案、病历、医案） 档案是指人们在各项社会活动中直接形成的各种形式的具有保存价值的原始记录，具有客观性、真实性和保密性，是研究历史、了解现状的可靠资料，要求统一管理。

在科研、生产、基本建设等活动中所形成的应归档保存的相关文件称为科技档案，如课题任务书、计划、大纲、合同、试验记录、研究总结、工艺规程、设计图纸、施工记录、交接验收文件等。其内容准确、真实、可靠、详尽、具体，保密性强，是科研和生产建设工作的重要依据，通常保存在各类档案部门。科技档案一般为内部使用，不公开出版发行，有些有密级限制，因此，在参考文献和检索工具中极少引用。

病历是医疗活动中所形成的档案。国家卫生健康委员会 2020 年颁布的《病历书写基本规范》中将病历定义为"医务人员在医疗活动过程中形成的文字、符号、图表、影像、切片等资料的总和"，包括门（急）诊病历和住院病历。病历能如实反映疾病发生、发展、诊治过程、治疗效果、预后转归及医师思路。因此，病历能反映医院的管理能力、医疗服务质量和医师业务状态。在临床教学、科研时，病历是重要的基本资料。在医疗服务质量评价、医疗保险赔付时，病历是主要的参考依据。当涉及医疗纠纷与法律诉讼时，病历又是极为重要的法律文书。因此，病历书写要求严格，必须真实、详细、及时、规范、干净、整洁。实物形态的病历多保存在医院与病人的手里，呈一种弥散的状态，查询、利用都不方便，电子病历的出现，在一定程度上解决了这个问题。

中医之病历，古称医案、脉案、病案等，是医家的临证经验记录，是医家个人学术思想的结晶。中医医案的历史悠久，现存最早的医案是《史记》中所记录的淳于意的"诊籍"。数量众多的历代名家医案是传统中医文献的一个重要组成部分。

（10）产品资料 产品资料一般指产品说明书，是各厂商为推销产品而印发的一种宣传性资料。好的产品说明书含有丰富的内容，包括产品规格、性能、特点、产品专利号、构造原理、用途、使用方法、操作规程等具体说明。产品资料一般向厂商直接索取，有些以汇编形式正式出版的可以在图书馆查到。

2. 根据文献内容和加工程度划分

（1）零次文献 零次文献主要包括两个方面的内容：一是形成一次文献之前的知识信息，即未经记录、未形成文字材料的口头交谈；二是未正式发表的原始文献，或未正式出版的各种书刊资料，如书信、手稿、记录、笔记和一些内部使用的书刊资料。

零次文献一般通过口头交谈、参观展览、参加报告会等途径获取。由于中医药学知识具有较强的个性经验和言传意会的特点，故对中医药学零次文献的收集与利用十分重要。

（2）一次文献 一次文献是著者以本人在科研、生产、工作中取得的科技成果为依据而撰写的文献，不论其载体形式、出版类型如何，都属于一次文献。大部分期刊论文、科技报告、专利文献、会议文献、学位论文等都是一次文献。一次文献直接记载了科研和生产中创造发明成果的原始资料，具有创新性、实用性和学术性等特征，是文献检索利用的主要对象。

（3）二次文献 二次文献是对一次文献进行加工整理后的产物，即对无序的一次文献进行收集、分析、整理，按照其外部特征（如题名、作者、出处等）或内容特征进行著录，或将其内容压缩，并按照一定的学科或专业加以有序化编排而形成的文献形式，是检索一次文献的工具。其主要类型有目录、索引、文摘等，如《全国报刊索引》《中国中医古籍总目》等。

二次文献具有检索与通报一次文献的双重功能，又称通报性文献或检索性文献。它的主要作用在于系统地反映原始文献信息，帮助读者用较少的时间浏览较多的文献信息，提供检索所需要的文献线索。

（4）三次文献 三次文献是根据二次文献所提供的文献线索，对某一范围的一次文献加以集中、浓缩、系统整理并概括撰写而成的文献。三次文献可分为综述研究类和参考工具类。综述研究类文献是在大量原始文献成果的基础上对科学技术的发展趋势进行分析、综合评述的产物，如专题述评、总结报告、动态综述、进展通讯、信息预测等；参考工具类文献是在大量原始文献反映的原理、定律、事实、方法、公式、数据及统计资料的基础上，筛选出稳定、可靠而有用的知识，编写成供查阅参考的工具书，如手册、大全、年鉴、指南等。

从零次文献到一次文献、二次文献、三次文献，是一个由博到约、由分散到集中、由无序到系统的发展过程。零次文献是科学研究过程中最原始的资料；一次文献是掌握信息的直接对象；二次文献是检索原始文献信息的主要工具；三次文献是掌握情报源的主要资料，是开展科研活动不可缺少的基础条件。

第三节 文献检索策略

检索策略就是在分析课题内容的基础上，确定检索工具、检索途径和检索词，并科学安排各检索词之间的逻辑关系、位置关系和查找步骤等。在检索工具和功能相同的前提下，检索策略是否考虑周全，在检索过程中能否根据实际情况修改原来的检索策略，使其更加切题，都会影响检索文献的查全率和查准率。所以检索策略的构建与调整在文献检索过程中极为重要。

一、文献检索定义、原理

（一）文献检索定义

文献检索是收集、组织、存储一定范围的知识信息，并可供用户按需查检信息的过程。广义的文献检索包括存储和检索的过程和技术，称为信息存储和检索。狭义的文献检索是从用户的角度理解，仅指从已经存储的具有检索功能的信息集合中查检所需文献的过程。

（二）文献检索原理

文献检索包括文献的存储和文献的检索两个过程。为了使海量文献能够被有效利用，使用户在无序文献中准确、快速、全面地获取特定文献，需对分散的文献进行搜集整理、加工标引和组织存储，建成各种类型、各种功能的检索工具。在存储过程中，使用检索语言规范统一检索标识，使用户的检索提问与检索工具中的检索标识高度一致，以达到最佳的检索效果。存储与检索是密不可分的两个过程，存储是手段，而检索是目的。

二、文献检索类型

（一）根据文献检索的对象和性质划分

1. 数据检索　数据检索是以具有数量性质，并以数值形式表示的数据为检索目的和对象，检索的结果是经过测试和评价过的各种数据，可直接用于比较分析或定量分析。例如，各种统计数据、工程数据和检验数据等都属于数据检索的范畴。

2. 事实检索　事实检索是以事项为检索目的和对象，检索的结果是有关某一事物的具体答案。人物、地名、术语、时间等都属于事实检索的范畴。

3. 文献检索　文献检索是指从一个或多个文献集合中查检出包含所需信息的文献，是以文献为检索对象的检索类型。检索的结果是与用户需求相关的文献的线索或原文。

数据检索与事实检索是一种确定性检索，检索的结果是可直接使用的信息。文献检索是一种相关性检索，检索的结果是文献线索，还必须进一步查检才能得到有关的一次文献。一般情况下，文献检索主要利用检索工具来实现，数据检索和事实检索则通过参考工具来完成。

（二）根据文献检索的手段划分

1. 手工检索　手工检索简称手检，是指通过手工的方式进行文献的存储和检索。其使用的检索工具主要是书本型或卡片式的检索工具。手工检索是传统的检索方式，便于控制检索结果的准确性，但工作量大、检索速度慢。目前多用于查找古籍资料。

2. 计算机检索　计算机检索简称机检，是指利用计算机进行文献的存储和检索。具体地说，就是指人们在计算机或计算机检索网络的终端机上，使用特定的检索指令、检索词和检索策略，从计算机检索系统的数据库中检索出所需文献的过程。随着计算机技术、通信技术和高密度存储技术的迅猛发展，利用计算机进行文献检索已成为人们获取文献的重要手段。

三、检索方法、途径与策略

（一）检索方法

常用的检索方法有直接法、追溯法和综合法。

1. 直接法　直接法是指直接利用检索工具查找文献的方法，又称工具法。根据检索的时间顺序，可分为顺查法、倒查法和抽查法。

（1）顺查法　顺查法是从检索课题研究的起始年代，按时间顺序由远及近查找文献的方法。优点是查全率较高，查到的文献比较系统、全面；缺点是效率低、费时费力。

（2）倒查法　倒查法是按由近及远的时间顺序查找文献的方法。优点是便于掌握近期该课题的研究进展和动向，省时省力；缺点是查全率较低，容易漏掉早期有价值的文献。

（3）抽查法　抽查法是针对课题文献发表比较集中的年限，有选择性地检索文献的方法。优点是以较少时间获得较多的文献，检索效率较高；缺点是必须准确把握学科发展特点，否则会漏检。

2. 追溯法　追溯法又叫参考文献法，是指以文献所列的参考文献为线索进行追溯查找文献的方法。优点是简单方便，通过滚雪球式的追踪检索获取所需的文献；缺点是检索到的文献不够全面，查全率较低。

3. 综合法　综合法又称为循环法、交替法、分段法，它是把直接法、追溯法加以综合运用的方法。首先利用直接法，即利用检索工具，检索出一批文献，然后再利用文献后所附的参考文献进行追溯，扩大检索范围，获得更多的相关文献。如此循环使用直接法和追溯法，直到检索到的文献满足检索要求为止。

（二）检索途径

检索途径即检索工具提供的、用以检索文献的各种标识。不同的检索工具因编制方法不同，检索方法和检索途径也不同。检索工具根据文献的外部特征和内容特征来编排，形成了特定的检索途径。

1. 基于文献外部特征的检索途径　文献外部特征是指文献检索对象外部标识上可见的特征，如题名、著者、序号，它们直接来源于文献本身，与文献存在一一对应的关系。

（1）题名途径　题名途径是利用图书、期刊、资料等的题目名称中的名词术语进行检索的途径，是检索中最常用的途径。由于文献题名一般能反映文献的主要内容，所以利用题名中的名词术语可以比较准确地查找到所需文献。

（2）著者途径　著者途径是利用文献的著者（个人与团体作者、编者、译者、专利权人、专利权申请人等）姓名和名称进行检索的途径。利用著者检索能够比较全面地了解某一著者或团体的研究成果。

（3）序号途径　序号途径是利用文献的序号（专利号、标准号、ISBN、ISSN、药品审批号等）进行检索的途径。序号检索具有明确、简短、唯一性的特点。

2. 基于文献内容特征的检索途径　文献内容特征是指文献表达的主题概念，反映文献的实质内容，是重要的检索途径。

（1）分类途径　分类途径是以文献内容在特定的学科分类体系中的位置（类目名称或分类号）作为检索入口进行检索的途径，可满足从学科、专业等内容出发获取文献的需求。

（2）主题途径　主题途径是通过文献的主题内容进行检索的途径，主要有主题词途径和关键词途径。

1）主题词途径　主题词途径是通过揭示文献内容的、经过规范化处理的主题词进行检索的途径。主题词表是标引人员和检索用户交流信息的共同依据。与医学相关的主题词表有《医学主题词表》（Medical Subject Headings，MeSH）《中国中医药学主题词表》。主题词途径能满足特性检索，是一种高效率的检索途径。

2）关键词途径　关键词途径是以文献的篇名、文摘或全文中抽出来的能表达文献实质内容、起关键作用的名词术语作为检索标识进行检索的途径。其重要特征是取词未经规范化处理，能及时标引最新名词术语，编制、更新速度较快。但由于同一概念可能用不同的关键词来表述，在检索时应多考虑多义词、同义词的关系，尽量减少漏检。

（三）检索策略

文献检索的过程是一个整体，检索策略就是在分析课题内容的基础上，确定检索工具、检索途径和检索词，并科学安排各检索词之间的逻辑关系、位置关系和查找步骤等。检索策略制定是否考虑周全，在检索过程中能否根据实际情况修改原来的检索策略，使其更加切题，都会影响文献检索的查全率和查准率。所以检索策略的构建与调整在检索过程中极为重要。

1. 分析研究课题　首先要分析检索目的，制定检索目标，分析所需文献涉及的学科，确定检索的学科范围。检索前应尽可能了解课题的基本知识、目前的研究进展、常用的名词术语、领域专家等。其次要明确检索的文献类型、检索年限、研究对象的性别及年龄、期望文献数量等。

2. 选择检索工具　要正确选择检索工具，除了应考虑检索工具的学科范围、语种及其所收录的文献类型外，还应考虑检索工具的类型、收录文献的规模、收录的年限、时差、收费情况等。选择检索工具要以专业性检索工具为主，若追求查全，应选择多个相关检索工具。

3. 选择检索途径　一般的检索工具都根据文献的外部特征和内容特征提供多种检索途径。手工检索主要有主题途径、分类途径和著者途径。计算机检索的检索途径是与其可检索字段相对应的，即有多少个可检索字段就有多少个检索途径。检索途径越多，就越方便读者从不同途径获得有关文献，提高文献的查全率。

4. 确定检索标识　确定检索词是整个检索过程中较难把握且容易出错的环节，拟定的检索词必须与记录中的检索标识一致才能检索命中。如选择主题途径检索，就要利用主题词表查找相应的主题词作为检索标识；选择关键词途径检索，除了要选择相应关键词外，还要注意考虑同义词、近义词，以防漏检。

5. 构建检索表达式　检索表达式又叫检索提问式或检索式，是在计算机检索中用来表达检索提问的一种逻辑运算式，是检索策略的具体表现。检索表达式由检索词和检索系统允许使用的各种运算符（如布尔逻辑运算符、位置运算符及系统规定的其他组配连接符号）组合而成。构建检索式就是用一定的逻辑关系把各个检索标识连接起来组成检索提问式，以表达各种复杂的概念关系，准确地表达文献需求。

6. 调整检索策略　文献检索是一个不断探索和发现的过程，从检索结果的反馈中得到启发和提示，调整检索策略，如采用扩展检索、缩小检索、调整检索词和检索途径等方法，甚至重新选择检索工具，最终完成检索。

（四）检索效果评价

检索效果就是利用检索工具进行检索时产生的有效结果。衡量检索结果对用户需求的满足程度，是检索工具性能的直接反映。目前，普遍认同的检索效果的评价标准主要有查全率、查准率、收录范围、响应时间、用户负担、输出格式等，其中以查全率和查准率最为重要。

1. 查全率 查全率是指在进行某一检索时，检出的相关文献量与检索工具中相关文献总量的比率，是衡量检索工具检出相关文献能力的尺度，反映该检索工具中实有的相关文献量在多大程度上被检索出来。假设在该检索工具中共有相关文献 100 篇，而只检索出来 80 篇，那么查全率就只有 80%。

2. 查准率 查准率是指检出的相关文献量与检出文献总量的比率，是衡量检索工具精确度的尺度，反映每次从该工具中实际检出的全部文献中有多少是相关的。假设检出的文献总篇数为 100 篇，经分析确定其中相关的只有 80 篇，那么查准率就只有 80%。

查全率反映所需文献被检出的程度，查准率则反映检索工具拒绝非相关文献的能力，两者结合起来反映检索系统的检索效果。研究表明，查全率与查准率之间存在互逆关系，即提高查全率，会使查准率下降，反之亦然。因此，在检索中要根据课题的实际需求，确定是以查准为主还是以查全为主，或是寻求查准与查全之间的平衡。

3. 提高查全率、查准率的措施 当检出的文献量过少时，应考虑提高检索结果的全面性，提高查全率。如减少逻辑"与"组配，删除某个不甚重要的检索词；多用逻辑"或"组配，选用同义词、近义词等以逻辑"或"的方式加入检索式；进行扩展检索或族性检索，如主题词检索时选择下位词一并检索或采用分类检索时选择其上位类；放宽限制条件，如取消字段限定检索、增加检索年限、增加查找的文献类型，尽可能多选用一些检索工具进行检索。当检索出的文献量过多时，应考虑提高检索结果的相关性，提高查准率。如提高检索词的专指度，采用下位词和专指性较强的检索词进行检索；增加逻辑"与"组配；减少逻辑"或"组配；限制检索词出现的字段，如限定在题名、主题词等字段进行检索；增加更多的限定条件，如限制检索的文献类型、出版年限、语种、作者等。

第四节 检索语言和检索技术

检索语言是一种专门的人工语言，有许多类型，但任何一种类型都必须具有词汇和语法手段，能准确有效地用于文献标引与检索，真正起到文献检索的语言保障作用。为了提高检索效率，计算机检索常采用一些运算方法，从概念相关性、位置相关性等方面对检索提问实行技术处理。文献检索语言与技术是文献检索（特别是计算机检索）知识中重要的内容，必须掌握。

一、检索语言

检索语言是文献标引者和文献检索者之间的纽带，是沟通文献存储和检索的桥梁。检索语言的合理使用能尽量避免误检和漏检，提高检索质量。

（一）分类语言

分类语言能较好地体现学科的系统性，反映事物之间的联系，把内容性质相近的事物聚集在一起，较好地满足按学科检索的需要，族性检索功能较强。它直接体现知识分类的概念等级，以学科、专业集中文献，从知识分类角度揭示文献在内容上的区别和联系，提供以学科为出发点的检索途径。分类语言广泛用于图书、资料的分类和检索，是图书情报界使用最普遍的一种检索语言。比较有影响的分类法有《国际十进分类法》《杜威十进分类法》《中国图书馆分类法》等。

分类法是一种体现知识分类等级概念的标识系统，具有按学科或专业集中、系统揭示文献信息内容的功能，用分类法检索文献具有较高的查全率。分类法的等级结构，便于扩大和缩小检索范围，最适用于系统检索与浏览查询。但对于新学科、边缘学科等不能及时反映，不易反映学科交叉、渗透的情况，也不易准确标引或检索主题概念复杂的文献。

（二）主题语言

主题语言是直接运用词语作为表达主题概念的标识，并按字顺排列标识和参照系统等方法来间接表达各种概念之间的相互关系的检索语言。主题语言可分为规范语言和非规范语言。目前，常用的规范语言也称叙词语言，非规范语言有关键词、自由词、文本词等。

1. 叙词语言　叙词又称主题词，是以概念为基础，经过规范化处理，具有组配功能并能显示词间语义关系的动态的词或词组。经过规范化处理后，还具有语义的关联性、动态性、直观性。叙词语言综合了多种检索语言的原理和方法，具有多种优越性，适用于计算机检索和手工检索，是目前应用较广的一种语言。

叙词语言是以叙词表作为词汇规范化的工具。叙词表又称主题词表，是按照主题词语义关系的规律排列而成的词典，为文献标引和检索提供规范化词语的词汇表，是主题法的具体表现形式和进行文献标引、检索的工具。

在医学文献检索领域，最具代表性的主题词表是美国国立医学图书馆（National Library of Medicine，NLM）编制的《医学主题词表》（Medical Subject Headings，MeSH），以及中国中医科学院中医药信息研究所编制的《中国中医药学主题词表》。

2. 关键词语言　关键词是指出现在文献标题、文摘、正文中，对表征文献主题内容具有实质意义的词语，是揭示和描述文献主题内容重要的、关键性的词语。关键词语言主要用于计算机自动抽词编制索引，这种索引又称关键词索引。

关键词语言易标引、快速、直观，但是词语不规范，误检率和漏检率都很高。因此，关键词语言适合于随意性较大的浏览性查找或对查准率要求不高的查找。

主题语言具有专指性、直接性、组配灵活的特点，分类语言则具有系统性、间接性、严密性的特点，分类语言和主题语言一体化将是检索语言的发展趋势。

（三）代码语言

代码语言是指根据事物某方面的特征，用某种代码系统来表示和排列事物概念，从而提供检索的检索语言。例如，根据化合物的分子式，可以构成分子式索引系统，允许用户从分子式出发，检索相应的化合物及其相关的文献信息。

二、《中国图书馆分类法》

《中国图书馆分类法》（简称《中图法》）是以科学分类和知识分类为基础，并结合文献内容特点及形式特征进行逻辑划分和系统排列的类目表，是类分文献、组织文献分类排架、编制分类检索系统的工具。它不仅被我国各级各类型图书馆、信息部门广泛使用，而且在各类数据库乃至互联网中也得到了广泛应用，是目前我国影响最大、使用最广泛的一部综合性分类法。1975 年《中图法》第 1 版问世，2010 年出版第 5 版，《中图法》第 5 版的网络版也已正式发行，需付费才能使用。

《中图法》的结构由基本大类、简表、详表和通用复分表等组成。

1. 基本大类 《中图法》首先以科学分类为基础，结合图书资料的内容和特点，将知识门类分为哲学、宗教和社会科学、自然科学 3 大部类；马克思主义、列宁主义、毛泽东思想、邓小平理论是指导我们事业的理论基础，故作为一个基本部类列于首位；考虑到文献本身的特点，将一些内容庞杂、类无专属，无法按某一学科内容性质分类的图书，概括为"综合性图书"，作为一个基本部类，置于最后。在 5 大部类的基础上，将社会科学和自然科学再进行扩展，共分为22 个基本大类，分类号表示相应的学科类目，分类号采用字母与阿拉伯数字相结合的混合号码，用一个字母代表一个大类（如"医药、卫生"类号标识为 R），以字母顺序反映大类的次序（表1–1），在字母后用数字做标记。

表 1–1 《中图法》基本大类

A	马克思主义、列宁主义、毛泽东思想、邓小平理论	N	自然科学总论
B	哲学、宗教	O	数理科学和化学
C	社会科学总论	P	天文学、地球科学
D	政治、法律	Q	生物科学
E	军事	R	医药、卫生
F	经济	S	农业科学
G	文化、科学、教育、体育	T	工业技术
H	语言、文字	U	交通运输
I	文学	V	航空、航天
J	艺术	X	环境科学、安全科学
K	历史、地理	Z	综合性图书

2. 简表 简表是《中图法》中一级类目下进一步划分出来的二级类目，基本为独立科目。如"R 医药、卫生"下设 17 个二级类目，其分类号以 R 和阿拉伯数字组成，其中 R2 为中国医学的分类标识。

3. 详表 详表由各级类目组成，是分类表的主体，也是文献标引和分类检索的依据。它是简表内容和结构的扩展，类目的排列严格按照概念之间逻辑隶属关系逐级展开，划分出更专指、更具体的类目。

《中图法》整个类目表以基本大类为起点，依次逐级细分为二级、三级、四级……直到不宜再细分为止。如"R2 中国医学"下设 16 个三级类目，"R24 中医临床学"下设 9 个四级类目，"R241 中医诊断学"下设 9 个五级类目，"R241.2 四诊"下设 4 个六级类目（图 1–1）。详表的类目之间呈现倒树状的线性排列，排列的原则是从整体到部分、从大概念到小概念、从抽象到具体、从上位到下位，层层划分到最小类目，各类目之间表示的是并列、属分或相关关系。

例如："R241.5 舌诊"的分类号从上而下的查找顺序是 R 医药、卫生→R2 中国医学→R24中医临床学→R241 中医诊断学→R241.2 四诊→R241.25 舌诊。

R1　预防医学、卫生学
R2　中国医学
R3　基础医学
R4　临床医学
R5　内科学
R6　外科学
R71　妇产科学
R72　儿科学
R73　肿瘤学
R74　神经病学与精神病学
R75　皮肤病学与性病学
R76　耳鼻咽喉科学
R77　眼科学
R78　口腔科学
R79　外国民族医学
R8　特种医学
R9　药学

R21　中医预防、卫生学
R22　中医基础理论
R24　中医临床学
R25　中医内科学
R26　中医外科学
R271　中医妇产科学
R272　中医儿科学
R273　中医肿瘤科学
R274　中医骨伤科学
R275　中医皮肤科学与性病学
R276　中医五官科学
R277　中医其他学科
R278　中医急症学
R28　中药学
R289　方剂学
R29　中国少数民族医学

R241　中医诊断学
R242　中医治疗学
R243　中草药治疗学（八法论治）
R244　外治法
R245　针灸学、针灸疗法
R246　针灸疗法临床应用
R247　其他疗法
R248　中医护理学
R249　医案、医话（临床经验）

R241.1　脉学
R241.2　四诊
R241.3　八纲辨证
R241.4　病因辨证
R241.5　六经辨证
R241.6　脏腑辨证
R241.7　经络辨证
R241.8　营卫气血和三焦辨证
R241.9　其他诊法

R241.24　色诊
R241.25　舌诊
R241.26　腹诊
R241.29　其他

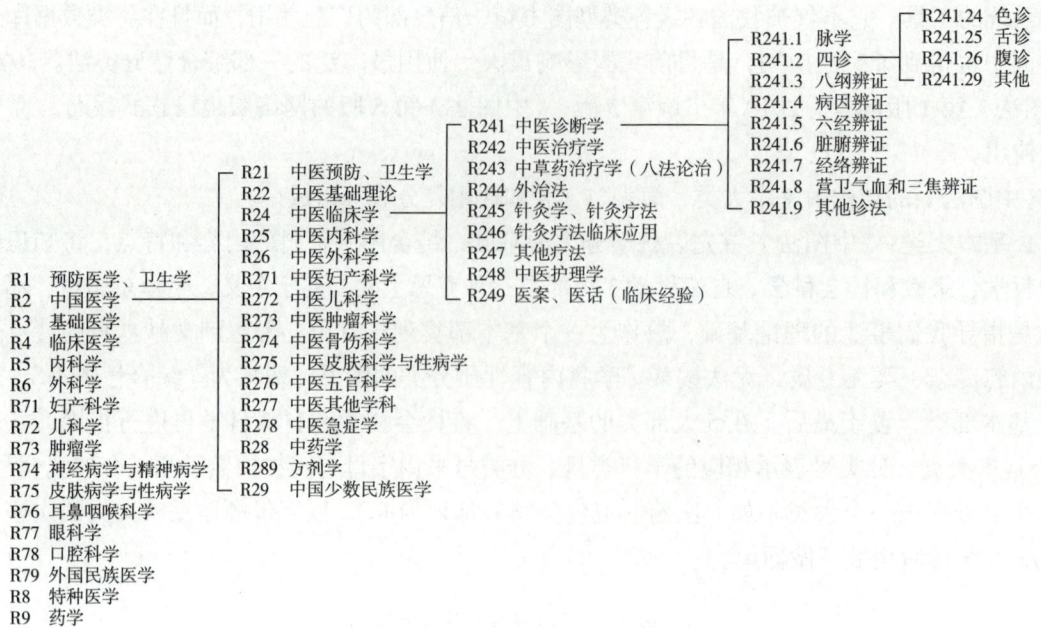

图 1-1　《中图法》的分类体系示例

三、《医学主题词表》

《医学主题词表》（Medical Subject Headings，MeSH），是目前较权威、较常用的医学主题词表，由美国国立医学图书馆（National Library of Medicine，NLM）创建并负责更新。MEDLINE/PubMed、中国生物医学文献服务系统（SinoMed）及很多医学图书情报单位用它编制馆藏图书和期刊的主题目录。该词表不仅收词丰富、注释详尽，而且动态性强，伴随生物医学的发展和进步，NLM 每年都要对其进行增删修订。从 2004 年开始，NLM 每年更新网络版《医学主题词表》浏览器（MeSH Browser，网址为 https://meshb.nlm.nih.gov/search），MeSH Browser 是在因特网上利用电子版 MeSH 来确定主题词、副主题词，以便检索 MEDLINE 及其相关数据库的必备工具（图 1-2），它包括注释字顺表、树形结构表、轮排表及补充的化学记录等内容。

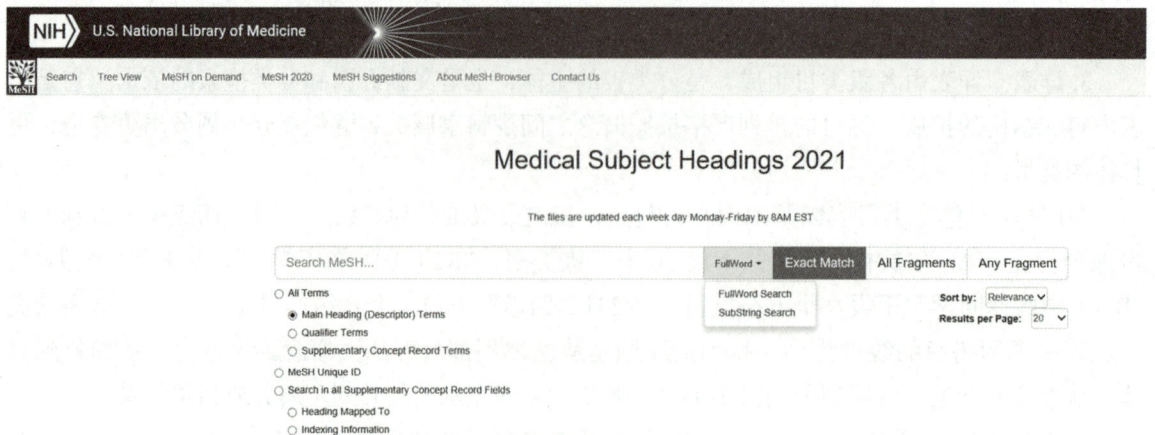

图 1-2　MeSH Browser 主页

（一）使用方法

MeSH Browser 提供了全词搜索（FullWord Search）和字符串搜索（SubString Search）两种方式来确定所需的主题词、副主题词。全词搜索仅查找完整的条目，不查找属于术语、单词或句子的字符串。字符串搜索将查找包含字符串的记录作为完整的术语，或嵌入术语、单词或句子中。

1. 输入检索词　在输入框中，输入检索词或词根，选择目标词类型，点击检索词与目标词匹配模式，选择排序方式和每页显示的条数，即可获得包括检索词在内的目标词列表。

2. 目标词类型限制　所检索的目标词可在相应类型中选择。所有术语（All Terms）包括主题词［Main Heading（Descriptor）Terms］、副主题词（Qualifier Terms）、补充概念词（Supplementary Concept Record Terms）、主题词表 ID 号（MeSH Unique ID）、在所有补充概念词字段检索（Search in all Supplementary Concept Record Fields）、药理作用（Pharmacological Action）、相关注册表和化学物质登记号 / 国际酶学委员会编号 / 独特的成分标识符编码 /NCBI 分类 ID 编号搜索［Search Related Registry and CAS Registry/EC Number/UNII Code/NCBI Taxonomy ID Number（RN）］、在所有自由文本字段中搜索（Search in all Free Text Fields）。

3. 检索词与目标词匹配模式　输入的检索词或词根与目标词之间有精确匹配（Exact Match）、全部检索词（All Fragments）和任一检索词（Any Fragment）3 种匹配模式：①精确匹配要求检索到的目标词与输入的检索词之间完全一致，如输入检索词 Acupuncture，限定 Exact Match，只能检索到 Acupuncture 一个主题词。②全部检索词会以任何特定顺序查找包含搜索字符串的所有片段的术语，检索到的目标词包括输入的全部检索词或词根的词，检索词或词根之间是逻辑“与”的关系。如输入检索词 Blood Pressure，限定 Main Heading（Descriptor）Terms，点击 All Fragments，可以检索到包含 Blood Pressure 在内的所有主题词，如 Blood Pressure Determination 等共 10 条检索结果。③任一检索词会查找包含搜索字符串的至少一个片段的术语，多数主题词由两个以上的词构成，只要输入的检索词或词根，无论其位置在开始还是中间都可以检索到，检索词或词根之间是逻辑“或”的关系。如输入检索词 Blood Pressure，限定 Main Heading（Descriptor）Terms，点击 Any Fragment，可以检索到包含 Blood 或 Pressure 的所有主题词，共 194 条检索结果。

（二）主题词注释表

主题词注释表显示该主题词及其注释。通过注释、参照系统与树形结构号，表达主题词的历史变迁、主题词的族性类别、揭示主题词之间语义关系，用于选择规范化主题词和扩大检索范围。如输入检索词 Hypertension 时可获得该主题词相关信息（图 1–3）。

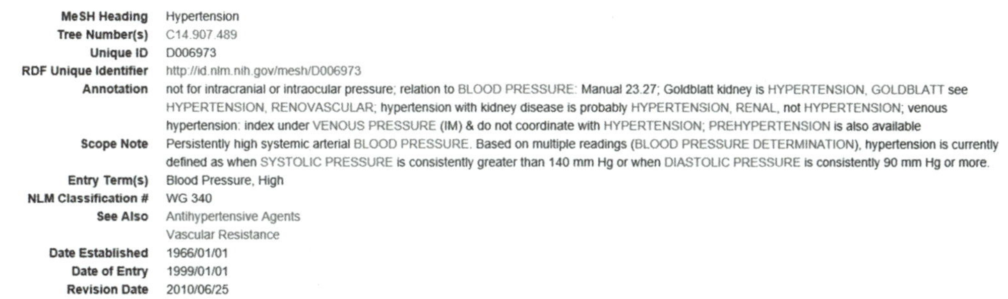
Hypertension MeSH Descriptor Data 2021

Details　Qualifiers　MeSH Tree Structures　Concepts

MeSH Heading	Hypertension
Tree Number(s)	C14.907.489
Unique ID	D006973
RDF Unique Identifier	http://id.nlm.nih.gov/mesh/D006973
Annotation	not for intracranial or intraocular pressure; relation to BLOOD PRESSURE: Manual 23.27; Goldblatt kidney is HYPERTENSION, GOLDBLATT see HYPERTENSION, RENOVASCULAR; hypertension with kidney disease is probably HYPERTENSION, RENAL, not HYPERTENSION; venous hypertension: index under VENOUS PRESSURE (IM) & do not coordinate with HYPERTENSION; PREHYPERTENSION is also available
Scope Note	Persistently high systemic arterial BLOOD PRESSURE. Based on multiple readings (BLOOD PRESSURE DETERMINATION), hypertension is currently defined as when SYSTOLIC PRESSURE is consistently greater than 140 mm Hg or when DIASTOLIC PRESSURE is consistently 90 mm Hg or more.
Entry Term(s)	Blood Pressure, High
NLM Classification #	WG 340
See Also	Antihypertensive Agents Vascular Resistance
Date Established	1966/01/01
Date of Entry	1999/01/01
Revision Date	2010/06/25

图 1–3　主题词注释表示例

（三）树形结构表

点击 Tree View，网页就会显示树形结构表的 16 个一级类目（图 1-4）。

Anatomy [A] ✪

Organisms [B] ✪

Diseases [C] ✪

Chemicals and Drugs [D] ✪

Analytical, Diagnostic and Therapeutic Techniques, and Equipment [E] ✪

Psychiatry and Psychology [F] ✪

Phenomena and Processes [G] ✪

Disciplines and Occupations [H] ✪

Anthropology, Education, Sociology, and Social Phenomena [I] ✪

Technology, Industry, and Agriculture [J] ✪

Humanities [K] ✪

Information Science [L] ✪

Named Groups [M] ✪

Health Care [N] ✪

Publication Characteristics [V] ✪

Geographicals [Z] ✪

图 1-4　树形结构表

选择类目可以逐级浏览并选择所需主题词。若树形结构号后面有"+"，则表明该主题词还有下位主题词。树形结构表中主题词共分为 16 个大类，大类可分为若干个小类，以此类推，最多可细分成 11 级。树形结构号由代表该类的字母与数字组成，每级的数字以小数点隔开，示例如下。

Diseases[C]

　Neoplasms[C04]

　　Cysts[C04.182]

　　　Bone Cysts[C04.182.089]

　　　　Jaw Cysts[C04.182.089.530]

　　　　　Odontogenic Cysts[C04.182.089.530.690]

　　　　　　Periodontal Cyst[C04.182.089.530.690.790]

　　　　　　　Radicular Cyst[C04.182.089.530.690.790.820]

通过树形结构表可以了解主题词在主题词表中的位置及隶属关系，可以从学科体系中查找主题词。检索时若找不到适当的主题词，可根据检索课题的学科范围，在结构表中找到满意的主题词。在检索中如果需要扩大或缩小检索范围，可根据树形结构表中主题词的上下位等级关系选择主题词，需扩大检索范围时，就选择其上位概念的主题词；需要缩小检索范围时，则选择其下位概念的主题词。

（四）副主题词

副主题词（Subheading）是限定主题概念的规范化词汇，对主题词起细分作用或揭示多个主题词之间的关系。副主题词单独检索无实际意义，其作用是对主题词进行限定，提高主题词的专指度，从而提高查准率。在 MeSH Browser 主页，目标词类型选择 Qualifier Terms 即可进行副主题词的查询。查询方法同主题词检索，如输入 abnormalities，即可得到该副主题词的详细结果页面（图 1–5）。

abnormalities MeSH Qualifier Data 2021

Details Concepts

MeSH Qualifier	abnormalities
Unique ID	Q000002
RDF Unique Identifier	http://id.nlm.nih.gov/mesh/Q000002
Annotation	subhead only; congenital & structural only: does not include abnormal function (= /physiopathology or disease heading); includes "deformity", "malformation", "anomalous", includes agenesis, aplasia, atresia, ectopy, hypoplasia, etc.; includes more or less than the normal number of organs (as one ureter, six fingers); see MeSH scope note in Introduction; indexing policy: Manual 19.8.1; DF: /abnorm or /AB
Scope Note	Used with organs for congenital defects producing changes in the morphology of the organ. It is used also for abnormalities in animals.
Entry Version	ABNORM
Abbreviation	AB
Entry Term(s)	agenesis anomalies aplasia atresia birth defects congenital defects defects deformities hypoplasia malformations
Online Note	search policy: Online Manual; use: main heading/AB or AB (SH) or SUBS APPLY AB
History Note	66; used with Category A 1966-74; A1-9 & A13-15 1975-88; A1-9, A13-15 & B2 1989; A1-10, A13-14, A16 & B2 1990 forward
Date Established	1966/01/01
Date of Entry	1973/12/27
Revision Date	2015/07/01

图 1–5 副主题词检索示例

四、《中国中医药学主题词表》

《中国中医药学主题词表》由中国中医科学院中医药信息研究所编制，1987 年第 1 版问世，1996 年、2008 年先后两次发行修订版，是一部规范的动态检索语言词表，适用于中医药学文献数据库的标引、检索及中医药学书籍的编目等领域。内容主要包括前言、使用说明、字顺表、树形结构表、副主题词表、出版类型表、附表和索引表等。2008 年版《中国中医药学主题词表》共收录主题词 13905 条，其中正式主题词 8307 条，入口词 5598 条。

（一）字顺表

字顺表又称主表，是本词表的主体部分。主表与 MeSH 结构基本相同，收录全部正式主题词和入口词。主题词和入口词按汉语拼音顺序排列，同音字按字形集中，首音字相同者按第二字拼音排列，依次顺推。主题词款目结构包括汉语拼音、主题词英译名、树形结构号、主题词注释和参照项等。

1. 主题词款目结构

（1）汉语拼音　汉语拼音是排列词序的依据。

（2）主题词名称　主题词一般采用顺装形式，为便于相似词形的集中，亦有少数用倒装形式。

（3）主题词英译名　主题词一般采用意译，如疾病、证候、治则、治法、病因、病机等均用意译。个别难以表达者用汉语拼音音译等，主要有四种情况：①中草药、药用动植物及矿物名称用拉丁译名。凡某一主题词既是中草药名，又是药用植物名，则纲目科属名称用拉丁学名，药名与《中华人民共和国药典》命名一致，用拉丁药材名，即含有药用部位的拉丁名。②方剂与中成药名称采用汉语拼音音译。③穴位名称采用汉语拼音及国际标准化代码作为译名，但在穴位名称前加"穴"字。④典籍名称、地名、人名均采用汉语拼音音译。

（4）树形结构号　树形结构号采用双字母和阿拉伯数字相结合的形式表达，表明主题词在树形结构表中的位置，并反映词间的属分关系，是联系字顺表和树形结构表的桥梁。根据所属范畴不同，一个主题词有时有一个以上树形结构号。凡树形结构号带"+"号者，表示该主题词尚有下位词，否则为最低一级的词。

（5）主题词定义　给出定义的目的是明确词义，主题词必须具有单义性即一词一义，才能保证文献标引和查找的准确性与一致性。本词表主题词定义来源于权威词典、国家及行业标准、《中华人民共和国药典》、新版中医药学教材和 MeSH。

（6）主题词注释　注释是标引与检索手册在主题词表中的简略反映，起到明确词义和指导标引、检索、编目的作用。本词表有 4 种注释：①标引注释：指出其所属上位词及其与副主题词组配的限制、简要的标引提示、做印刷本词或非印刷本词的提示。②编目注释：对书籍主题编目的提示。③历史注释：凡新增主题词或原词词型有改变者均有历史注释，说明增词年代及原词形。④检索注释：凡原词词型改变的词均有检索注释，作为检索的提示。

（7）参照项　参照项是揭示词间关系的重要方法。本词表参照项有 3 种：用（Y）、代（D）、参（C），其中用（Y）项列在入口词之后，指明该入口词用以标引和检索的主题词。

2. 入口词　入口词也称款目词，是非正式主题词，大多为中医药学习用术语，俗称自由词。通过入口词可引见到正式主题词，如肝火亢盛 Y 肝火上炎，即肝火亢盛不是主题词，须转查肝火上炎。

3. 类目词　类目词只作为树状结构表设置的类目，不用于标引。

（二）树形结构表

根据中医药学学科体系，将全部主题词按学科门类划分成 15 个类目 68 个子类目，分类体系仿 MeSH 分类，分类号、大类号与 MeSH 相同，仅在其前冠以 T 组成双字母，如 TC 表明收录的是中医病症名词。该表明确地显示了每一个正式主题词的隶属关系，呈树状结构，示例如下。

中医病症	TC+
症状体征和证候	TC23+
证候	TC23.005+
八纲证候	TC23.005.005.+
寒热证候	TC23.005.005.010+
热证	TC23.005.005.010.020+
风火热毒	TC23.005.005.010.020.005

（三）副主题词表

副主题词表分为专题副主题词表和编目副主题词表，均按汉语拼音顺序排列。专题副主题词表收录了 93 个副主题词，其中 10 个为中医药学专用，如中医药疗法、中西医结合疗法、针灸疗法等；83 个为 MeSH 副主题词，为中西医学共用。编目副主题词表收录了 154 个类目词，为中医学书籍编目所用。

1. 中医药疗法　中医药疗法与疾病、症状及证候主题词组配，指以中医基础理论为指导，投予中药或正骨、刮搓、割治、刮痧、发泡等治疗疾病。

2. 中西医结合疗法　中西医结合疗法与疾病、症状及证候主题词组配，指同时采用中西医两法或综合应用中西药物治疗疾病。

3. 针灸疗法　针灸疗法与疾病、症状及证候主题词组配，指按照中医理论和经络学说，用针刺、灸法（包括电针、耳针、头针、艾卷灸、艾炷灸等）治疗疾病，但不包括穴位埋藏、激光、微波、穴位按压等非针的穴位疗法和穴位贴敷、穴位注射等，此时用"穴位疗法"。除体针疗法外，其他需组配专指的针灸疗法主题词。

4. 按摩疗法　按摩疗法与疾病、症状及证候主题词组配，指用按摩、推拿、捏脊等手法治疗疾病，但穴位按压用"穴位疗法"。

5. 穴位疗法　穴位疗法与疾病、症状及证候主题词组配，指在穴位上施用各种刺激，如激光、微波、红外线、指压或穴位贴敷、穴位注射、穴位埋线、穴位埋药、穴位磁疗等物理、化学刺激方法以治疗疾病。针刺及灸法用"针灸疗法"。

6. 气功疗法　气功疗法与疾病、症状及证候主题词组配，指运用气功（如外气）或指导病人练功，以达到治疗疾病的目的。

7. 气功效应　气功效应与器官、组织、内源性物质、生理或心理过程主题词组配，指气功对其产生的效应。

8. 针灸效应　针灸效应与器官、组织、内源性物质、生理或心理过程主题词组配，指针灸对其产生的效应。

9. 中医病机　中医病机与脏腑、器官、疾病、症状、证候主题词组配，指按照中医基础理论对疾病、脏腑、器官、组织、气血等病理生理过程及其机理的认识。

10. 生产和设备　生产和设备与中草药、中成药、剂型等主题词组配，指中药生产、加工、炮制和制备。如为中草药的炮制，应再组配主题词"炮制"。

五、计算机检索技术

常用的计算机检索技术主要有布尔逻辑检索、截词检索和字段限定检索等。

（一）布尔逻辑检索

布尔逻辑检索是现代信息检索中最常用的方法，即用布尔逻辑运算符来表达检索词之间逻辑运算关系。在实际检索中，检索提问涉及的概念往往不止一个，而同一个概念又涉及多个同义词或相关词。为了正确地表达检索提问，采用布尔逻辑运算符将不同的检索词组配起来，用以表达用户比较复杂的信息检索要求。基本的布尔逻辑组配有逻辑"与"、逻辑"或"、逻辑"非"3 种。它们的用法和意义可用示意图表示（图 1-6）。

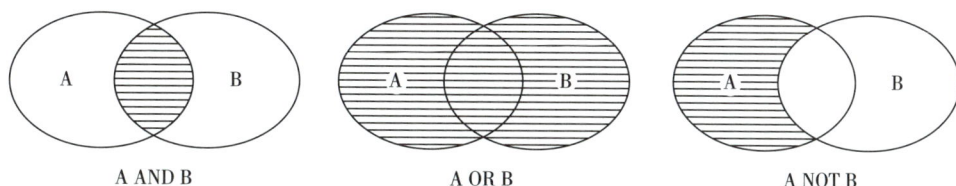

图 1-6　布尔逻辑组配示意图

1. 逻辑"与"　逻辑"与"是反映概念之间交叉和限定关系的一种组配，常用"AND"或"*"表示。A AND B，表示一篇文献中 A、B 两者必须同时存在。其作用是缩小检索范围，提高查准率。如查找有关"六味地黄丸治疗糖尿病"方面的文献，布尔逻辑检索表达式为六味地黄丸 AND 糖尿病。

2. 逻辑"或"　逻辑"或"是反映概念之间并列关系的一种组配，常用"OR"或"＋"表示。A OR B，表示一篇文献中 A、B 两者有一即可，也包括两者同时存在。其作用是扩大检索范围，提高查全率。如查找"甲型肝炎或乙型肝炎"方面的文献，布尔逻辑检索表达式为甲型肝炎 OR 乙型肝炎。

3. 逻辑"非"　逻辑"非"是表示不含某种概念关系的一种组配，即从检出的文献中剔除部分文献。常用"NOT"或"－"表示。A NOT B，表示一篇文献中包含 A 但不包含 B。逻辑"非"也是一种缩小检索范围的概念组配，用来增强专指性，或减少文献数量。逻辑"非"运算是一种排除性运算，用来排除指定的某类信息，以提高查准率，但使用时要谨慎，容易造成漏检。如查找"哮喘"但不包含"小儿"的文献，布尔逻辑检索表达式为哮喘 NOT 小儿。

4. 运算次序　对于同一个检索式，检索系统的处理是从左至右，现行所有检索系统在这一点上基本是一致的。而当多个布尔逻辑运算符在一个检索式中出现时，它们的运算"级别"是不同的，且在各个检索系统中也可能不一致，通常在检索系统的帮助文件中都会有说明。在一个检索式中，如果含有两个以上的布尔逻辑运算符，大部分系统的运算次序是"NOT"优先级最高，"AND"次之，"OR"最低；在有括号的情况下，先执行括号内的逻辑运算；有多层括号时，先执行最内层括号中的运算，即（）>NOT>AND>OR。

（二）截词检索

截词检索是指利用检索词的词干或不完整词形进行查找的过程。截词检索可以扩大检索范围，提高查全率，减少检索词的输入量，节省检索时间。尤其在英文检索系统中检索时，若遇到名词的单复数形式、词的不同拼写法、词的后缀变化时，均可采用此方法。

不同的检索系统所用的截词符可能不同，常用的有 ?、$、* 等。截词检索根据截断的位置分，有前截词检索、中截词检索和后截词检索 3 种；根据截词的字符数量分，有无限截词检索和有限截词检索 2 种。无限截词即一个截词符可代表 0～无限个字符；有限截词即一个截词符只代表一个字符，N 个截词符代表截断 0～N 个字符。

1. 前截词检索　前截词检索即截去某个词的前部，使词的后方一致，也称后方一致检索。如输入 *magnetic 能够检出含有 magnetic、electromagnetic、paramagnetic、thermomagnetic 等词的记录。

2. 中截词检索　中截词检索即截去某个词的中间部分，使词的两边一致，也称两边一致检索。如输入 organi?ation 可以检出含有 organisation、organization 词的记录。

3. 后截词检索　后截词检索即截去某个词的尾部，使词的前方一致，也称前方一致检索。如输入 biolog* 能够检出含有 biological、biologic、biologist、biologize、biology 等词的记录。

任何一种截词检索，都隐含着布尔逻辑检索的"或"运算。采用截词检索时，既要灵活、又要谨慎，截词的部位要适当，如果截得太短，将影响查准率。另外，不同的检索系统使用的截词符可能不同，在实际检索中要加以注意。

（三）位置检索

位置检索反映两个检索词在文献中的位置邻近关系，因此又称邻近检索，是逻辑"与"的延伸，适用于两个检索词在同一篇文献中需要指定间隔距离或出现顺序的检索表达式。常用的位置运算符有"Near""With"和"SAME"。

1. Near　Near 表示该运算符两侧的检索词同时出现在记录中，两词次序可以颠倒，但两词之间不允许有任何字母或词语。如检索表达式 traditional near chinese 可检索出含有 traditional chinese、chinese traditional 和 chinese–traditional 的文献。near 后加正整数（N）表示检索词间可插入 0 ～ N 个词，且不论次序。如检索表达式 cancer near 2 cells 可以检索出含有 cancer cells、cells of cancer 和 cells of lung cancer 的文献。

2. With　With 表示该运算符连接的两个检索词在记录中的先后顺序不能颠倒。如检索表达式 woman with migraine 可检索出含 woman migraine 的文献。with 后加正整数（N）表示检索词间可插入 0 ～ N 个词，而前后顺序不能颠倒。

3. SAME　SAME 一般用在地址检索字段，在其他字段和 AND 的用法一样。

位置运算符可以说是特殊的逻辑"与"，逻辑"与"在功能上不限制两个词出现的位置和顺序，而位置运算符则弥补了逻辑"与"的这种不足。

（四）字段限定检索

字段限定检索是指限定检索词在数据库记录中的一个或几个字段范围内查找的一种检索方法。数据库的每条记录通常由多个代表不同信息内容的字段组成，大部分检索系统中均设置了字段限定检索功能，可以指定检索某一字段或某几个字段从而使检索结果更为准确，减少误检。

（五）加权检索

数据库对每个检索词赋予一个数值表示其重要程度，这个数值就是"权"。权值的大小可以表示为被检出文献的切题程度。权值越大，检出的文献命中程度越高。运用加权检索可以命中核心概念文献，是一种缩小检索范围，提高查准率的有效方法。

【思考题】

1. 简述文献及其相关概念的含义和关系。

2. 什么是信息源？常用的文献信息源有哪些？

3. 简述文献检索的概念及类型。

4. 简述文献检索的方法和途径。

5. 简述"补阳还五汤治疗中风后遗症"的检索策略。

6. 什么是查全率和查准率？提高查全率和查准率的方法有哪些？

7. 常用的计算机检索技术有哪些？

8. 什么是检索语言？常用的检索语言有哪些？

9. 简述《医学主题词表》《中国中医药学主题词表》《中国图书馆分类法》的内容与使用方法。

第二章
中医药古代文献检索

扫一扫，查阅本章数字资源，含PPT、音视频、图片等

在漫长的 5000 余年的历史征程中，中华民族创造出无比灿烂的文化，并取得过许多值得华夏大地炎黄子孙引以为自豪的科学发明和发现。回顾世界历史我们不难发现，在古代相当长的一段历史时期内，中国的科学文化一直处于世界领先地位，中国的文明和进步为世界增添了耀眼的光辉。那么，这些先贤们智慧凝结的累累硕果是如何传承至今的呢？除了极少数言传身教外，更多的是通过各种方式记录并保存下来，由此形成了我国浩如烟海的古代文献。中医药古代文献也不例外，在我国古代文献中数量极其庞大，为今人临床治病和科学研究提供了诸多启发。2015年 10 月，屠呦呦因发现青蒿素而获得诺贝尔生理学或医学奖，离不开我国古代青蒿素善治疟疾的记载。因此，学习古代文献知识、充分利用古代文献资源是十分必要的。

第一节　中医药古籍检索

中医药古籍浩如烟海，内容广，种类多，充分显示了中医药伟大宝库内容之丰富。中医药学的主要理论和临床经验都保存在这些文献之中。想全面、迅速、准确地了解中医药图书的出版、存佚、收藏及学术内容、学术价值等情况，就需要利用有关的书目来检索。

一、书目的作用和类型

书目是图书目录的简称，是揭示和报道图书的工具。它是以文献的出版单元为著录对象，系统揭示图书的名称、著者、出版者、出版时间、收藏者及内容提要的检索工具。目录是目和录的总称，目指篇目，即一本书篇章或卷次的名称，将诸多篇章和书名汇集编排起来就称为"目"；录指叙录，又称序录、书录，是对目的说明，即逐一介绍某书或某篇的内容提要、学术源流等。

（一）书目的作用

1. 揭示刊行情况，提供流传线索　各个历史时期的著述，基本上反映在各个历史时期的各类书目之中。通过书目，可以从宏观上了解和掌握一定历史时期文献的著述、刊行、流传、存佚等基本情况。例如，据估计，我国现存古籍在 15 万种左右，就是根据《四库全书总目》《中国丛书综录》《贩书偶记》《中国地方志综录》等书目加以统计的。又如，通过《全国总书目》，可以了解中华人民共和国成立后历年中医药图书的出版情况。

2. 揭示图书特征，提供研究资料　书目著录了所收图书的书名、卷帙、著者、版本、提要等，这些内容使人们得以了解每种书的著述情况、著者生平、简要内容、书名异同、版本优劣、

学术价值，以及进一步研究的线索等。这些资料也是人们阅读、校勘和考证等不可缺少的。如《中国分省医籍考》对于各书的作者，凡是在方志中能查到的传记资料均予以全文载录，其内容往往比《中国医学人名志》还要详悉。

3. 评价图书得失，指导读书门径　清代学者王鸣盛在《十七史商榷》中指出："凡读书最切要者，目录之学。目录明，方可读书，不明，终是乱读。"书目通过对有关文献特征的集中反映，尤其是书目中的说明和提要，关于学术源流、类目条析和书籍内容的评价，对人们了解、选择和利用图书起着重要的指导作用。通过书目了解某一学科图书的全貌，了解某一图书在学科中的地位、价值和作用，也就是前人所说的"辨章学术、考镜源流"。

（二）书目的类型

书目的种类很多，不同的划分标准构成不同的书目类型，国内外的划分方法尚不统一。我国学术界根据编撰方式和时间等方面的特点，一般将书目分为古典书目和现代书目两种。

1. 古典书目　古典书目可概略地分为官修书目、史志书目、方志书目、私撰书目、专科书目和导读书目等。

（1）官修书目　官修书目是指封建王朝宫廷的藏书目录。此类书目由皇帝诏命大臣或知名学者专门修撰。西汉末年，刘向、刘歆父子编撰了中国最早的综合性官修书目——《别录》《七略》。《别录》《七略》不仅反映了先秦以来的丰富古籍，对当时学术界辨章学术、考镜源流起了推动作用，还奠定了我国目录学的基础，对两千多年来书目编制的原则、体例和方法产生了深远的影响。清乾隆年间（1781 年）编撰的《四库全书总目》，是中国历史上规模最大、体例最完善的一部官修书目。

（2）史志书目　史志书目是指史书里面记录图书的"艺文志"或"经籍志"。东汉班固编著《汉书》，依据刘歆《七略》改编而成"艺文志"，开创了根据官修书目编制正史艺文志的先例。《汉书·艺文志》是我国现存最早的一部史志书目。清代以来的学者纷纷补编其他没有"艺文志"的史书，形成了一个史志书目的流派，连贯起来就成为中国古籍的总目，基本反映从古代至清末的著述情况。

（3）方志书目　方志书目是指地方志中的图书目录。各省、州、府、县地方志，一般都编有"艺文志"或"经籍志"，主要收录当地历代人士的著作，或内容与本地有关的书籍。方志书目收录图书的数量远远超过正史，一般以县志记载最为详备。如《河北医籍考》一书就是根据河北省 91 种地方志辑成，其中医籍大多数为历来公私书目所未载；《中国分省医籍考》著录了全国近 3000 种地方志中的 8000 余种医籍。

（4）私撰书目　私撰书目主要是指个人编纂的目录和私人的藏书目录。这类目录大多出自藏书名家之手，有较高学术研究价值。现存最早、最负盛名的是宋代晁公武编的《郡斋读书志》。范行准先生的《栖芬室架书目录》记载藏书共计 760 种，7200 余册。其中医书 660 余种，2100 余册，内含善本 290 种，1500 余册。善本中有宋、元、明三代刻本、写本 90 余种。

（5）专科书目　专科书目是指围绕某一学科系统全面地收集文献而编制的书目。明末殷仲春的《医藏书目》是现存最早的医学书目。

（6）导读书目　中国古典书目中还有一种指导读书的推荐书目，这类书目又称导读书目。现存最早的是唐代末年编的《杂钞》，它以问答的形式给青年开列了一部包括数十种书的书目单。

2. 现代书目　现代书目可分为国家书目、综合性书目、馆藏书目、联合书目、个人著述书目、书目之书目、专题书目（专科目录）。

（1）国家书目　国家书目是揭示与报道一个国家在一定时期内出版的所有图书及其他出版物的目录，包括报道最近出版物的现行国家书目和反映一定时期内出版物的回溯性国家书目，如《中国国家书目》。

（2）综合性书目　综合性书目是将各个学科门类的图书汇总编成的一种图书目录。其内容广博、包罗万象，既有哲学、社会科学方面的书，又包括自然科学和应用技术方面的书；层次也不同，既有普及性读物，也有学术性著作。国家书目也属于综合性书目。

（3）馆藏书目　馆藏书目是反映一个图书馆收藏的全部或部分文献的目录，主要供读者了解图书馆的收藏情况及馆藏文献的内容，如《北京图书馆善本书目》《中国中医研究院图书馆馆藏中医线装书目》。

（4）联合书目　联合书目是揭示与报道多个文献收藏单位所藏文献的目录。联合目录能扩大读者检索和利用文献的范围，也便于图书馆藏书协调、馆际互借和实现图书馆资源共享，如《中国中医古籍总目》《全国中医图书联合目录》。

（5）个人著述书目　个人著述书目是专门收录某一作者的全部著述，并兼收研究该作者的资料的目录，在西方又称传记书目，如《鲁迅研究资料编目》。

（6）书目之书目　书目之书目是收录各种书目、索引等二次文献的目录，又称书目指南。

（7）专题书目（专科目录）　专题书目（专科目录）是按照特定专题（专科）以一定次序编排而成的一种目录。

二、中医药古籍的检索

怎样检索中医药古籍，是中医药教学、科研、医疗工作者经常遇到的问题，是检索中医药文献的一项重要内容。中医药古籍历史悠久、数量庞大、种类繁多、版本庞杂，在长期流传过程中存在许多复杂现象，如散佚、伪托、讹误及内容增删、书名变化等。只有掌握一定的检索规律和方法，才能全面、迅速、准确地检索中医药古籍。检索中医药古籍主要利用中医药专科书目、有关综合性丛书和馆藏目录等。

中医药古籍有两种划分方式：一是泛指 1911 年以前撰写的中医药图书，二是专指 1911 年以前刻印或抄录的中医药图书。这两种划分方式，因使用场合不同而异，前者侧重内容检索，后者侧重版本检索。

（一）中医经典检索

中医经典，通常指《黄帝内经》《难经》《神农本草经》《伤寒论》四部医籍。中医经典撰写年代久远，在流传过程中大都经历了编订、修改、增补、注解、校勘、译释等演变过程，因而在版本方面较一般的古籍更为复杂。此外，四部经典历来被认为是中医药学的元典，一直受到历代医家的高度重视，从而产生了大量的相关研究著作，这些著作对学习理解经典起到了重要的作用。因此，在古籍检索中，掌握检索中医经典版本源流的有关参考书，了解中医经典版本源流及其相关研究著作的情况是非常必要的。检索中医经典的版本源流及其相关研究著作的基本情况，可以利用书目。

1.《经典医籍版本考》　马继兴著，1987 年中医古籍出版社出版。该书是一部专门介绍医经版本源流的学术专著。其内容包括对《素问》《灵枢经》《黄帝内经太素》《针灸甲乙经》《难经》《神农本草经》《伤寒论》《金匮要略》《中藏经》《脉经》和《诸病源候论》11 种重要中医古籍版本源流的叙述与考证。全书资料翔实，引据精确，对查考中医经典的历史渊源及其版本特征具有较高的参考价值。

2.《中医古籍版本学》 吉文辉等编著，2000 年上海科学技术出版社出版。该书是我国首部中医古籍版本学专著。全书系统地论述了中医古籍版本学的功能、作用，以及版本鉴定的各种方法和途径，简要地介绍了中医古籍版本沿革与重要医籍版本系统，广泛吸纳古今中医古籍版本学研究成果，注意学术性与实用性相结合，对迅速增强古籍版本意识、提高版本鉴别能力、了解重要医籍版本源流，具有较高的参考价值。

3.《中医文献学》 马继兴著，1990 年上海科学技术出版社出版。该书是我国首部中医文献学专著。全书分为四篇，第一篇为中医文献范畴论，第二篇为中医文献源流论，第三篇为中医文献结构论，第四篇为中医文献方法论。其中第二篇中医文献源流论主要论述了中医古籍的起源与发展，各类医学著作系统的形成与其派生衍化的过程，古医籍的亡佚、缺损、改异、变动、保存情况与价值等，对查考中医经典的版本源流及其相关著作情况具有较高的参考价值。

4.《中医古籍文献学》 张灿玾著，1998 年人民卫生出版社出版。该书是一部中医古籍文献学专著。全书客观地反映了中医古代文献的基本情况与基本面貌，系统而科学地总结与概括了中医古籍整理研究的基本内容和方法。其中第二章中医文献源流与流别对中医古籍的起源与发展、各类医学著作系统的形成与其派生衍化过程进行了详细论述，为从总体上考察历代医籍的流传、版本沿革情况提供了很大的方便。

（二）中医专科书目检索

中医专科书目数量众多，择其要者，按照书目的时代、地域、性质等可以大致分为 3 种：①早期的中医专科书目：现存最早的中医专科书目，当推明末殷仲春的《医藏书目》，出版时间较早的还有曹禾的《医学读书志》和凌奂的《医学薪传》。②日本学者所撰中医专科书目：日本学者编撰的中医专科目录较多，主要有丹波元胤的《中国医籍考》、冈西为人的《续中国医学书目》和《宋以前医籍考》等。③其他中医专科书目：主要有《四部总录医药编》《三百种医籍录》《中国医籍通考》《中国分省医籍考》《中国医籍提要》《中国医籍大辞典》等。这些书目都从不同的角度体现了其学术价值与应用价值。

1.《中国分省医籍考》 郭霭春主编，1984 ～ 1987 年天津科学技术出版社出版，分上、下两册。上册包括河北、河南、山东、江苏、浙江、江西六省，下册包括除上述省以外的省、自治区（其中包括中国台湾在内，北京、天津属于河北省，上海市隶属江苏省）及全书的人名、书名索引。全书收录医籍的时间范围上始先秦，下至清末，著录了全国近 3000 种地方志中的 8000 余种医籍。各省医籍，按类编排。每类之下，按历史朝代及作者生卒年代的先后次序排列。每种书目标明卷数、作者朝代、作者姓名及作者小传。该书目不仅收罗丰富，而且首创分省著录的编排体例。每书之下附有医家小传，各省卷首有该省医学文献综述。

2.《中国医籍提要》 该书编写组编，分上、下两册，上册 1984 年吉林人民出版社出版，下册 1988 年吉林科学技术出版社出版。上册收录医籍 504 部，主要是清以前的著作，兼采日本、朝鲜比较著名的中医药著作。下册收录医籍 402 部，主要是清代至近现代（1960 年以前）的中医药著作。上、下册均分为基础理论、临床各科、综合，以及医史、法医、养生 4 大类，大类下分若干子目。每种书的著录项为书名、成书年代、作者、内容提要和版本。内容提要按原著卷目、章节、内容简介、学术成就、学术思想、学术源流及对后世的影响、作者生平传略等层次分段撰写。书后附书名、人名笔画索引。

3.《中国医籍考》 日本·丹波元胤编，原名《医籍考》，编于 1826 年，1956 年人民卫生出版社据《皇汉医学丛书》本重印出版，1983 年再版。该书收辑我国秦汉至清道光年间历代医书 2383 种。全书分为医经、本草、食治、藏象、诊法、经脉、方论、史传、运气 9 大类。大类之下再分小类，每小类所列医书以时代先后为序。每书之下注明其出处、卷数、存佚，并详列该书序跋、著者传略、诸家述评、历史考证等资料，有的还附有作者按语。按语大多是论述古医籍版本方面的问题。附有书名、人名索引。

4.《中国医籍通考》 严世芸主编，1990 ～ 1994 年上海中医学院出版社出版。该书是目前规模较大的一部辑录体中医药古籍目录，收辑上溯先秦，下迄清末，旁及日本、朝鲜的中医药古籍 9000 余种。全书分 4 卷，按类及成书年代编排。第 1 卷为医经、伤寒、金匮、藏象、诊法、本草、运气、养生；第 2 ～ 3 卷为温病、针灸、推拿、方论；第 4 卷为方论、医案医话、丛书、全书、史传、书目、法医、房中、祝由、补编。方论为临床著作（包括方书），按综合、妇科、儿科、外科、伤科、五官科顺序编排。每书大体按书名、作者、卷帙、存佚、序跋、作者传略、载录资料、现存版本等项著录，阙项付如。部分书还附有编者所作考证的按语。

（三）综合性书目检索

综合性书目一般也收录有中医药古籍，学习中医药学也需要研读参考有关的传统文化著作。检索中医药古籍和经史百家文献，利用综合性书目也是不可或缺的途径。常用的综合性书目主要有《四库全书总目提要》《中国丛书综录》等。

1.《四库全书总目提要》 清·纪昀等编纂，1965 年中华书局出版校定断句影印本，共 200 卷。《四库全书总目提要》（简称《四库全书总目》）是清乾隆年间所编大型丛书《四库全书》的总目录，收录书籍 3461 种，另有"存目"（有名无书者）6793 种。其中子部医家类提要著录医书 97 部，存目医书 94 部。

全书采用四部分类法，即分为经、史、子、集四部。经部收儒家经典及其研究著作，下分易、书、诗、礼、春秋、孝经、五经总义、四书、乐、小学诸类；史部收录历史地理方面的图书，下分正史、编年史、纪事本末、别史、杂史、诏令奏议、传记、史抄、载记、时令、地理、职官、政书、目录、史评诸类；子部收录诸子百家及释道方面的图书，下分儒家、兵家、法家、农家、医家、天文算法、术数、艺术、谱录、杂家、类书、小说家、释家、道家诸类；集部收历代作家的作品集，下分楚辞、别集、总集、诗文、词曲诸类。四部之下分 44 个小类，各小类又分 67 个子目。在四部之首，各有"总序"一篇。小类之首也各有"小序"一篇。某些子目或提要后面也附有按语，用来阐明各种学术思想的渊源、流派、相互关系，以及划分类目的理由。

2.《中国丛书综录》 上海图书馆编，1959 ～ 1962 年上海中华书局出版，共 3 册。该书目是我国目前最完备的一部丛书联合目录，收录了全国 41 个主要图书馆馆藏的历代丛书 2797 种，古籍 38891 种。

第一册是总目分类目录，也就是丛书目录。将 2797 种丛书分类编排，每种丛书详列书名、种数、编者、刻印年代及馆藏。子目（著有书名、卷数、作者）一一开列于后。全册分汇编和类编两个部分。汇编分杂纂、辑佚、郡邑、氏族、独撰 5 类；类编分经、史、子、集四部，各部之下再分若干细目。子部医家类中，共收医学丛书 139 种。书后附全国主要图书馆收藏情况表，又附丛书书名索引。

第二册是子目分类目录，收录子目 7 万余条，以子目为单位，分经、史、子、集四部，各部之下又分细类。每书著录书名、卷数、著者及所属丛书。某些子目本身又包括几种著作的，另编《别录》，附四部之后。医家类在子部，下分 22 类，内科、外科、五官科等加以细分，载录医书 1357 种。

第三册是为第二册服务的工具，包括子目书名索引、子目著者索引。书前附有四角号码检字法、索引字头笔画检字、索引字头拼音检字，以便读者多途径检索。

【检索示例】利用《中国丛书综录》查检《济生拔粹方》丛书的馆藏及所收图书情况。

检索步骤

第一步：用《中国丛书综录》第一册的"索引字头笔画检字"查"济"（17 划），对应四角号码为 30123。

第二步：用"丛书书名索引"查 30123"济"，得《济生拔粹方》的正文页码为 707，馆藏顺序号为 1843。

第三步：查正文第 707 页，得《济生拔粹方》所收图书情况。

第四步：用"全国主要图书馆收藏情况表"查馆藏顺序号 1843，得到《济生拔粹方》在北京图书馆有收藏，但收藏不全。

3.《中国丛书广录》 阳海清编撰，1999 年湖北人民出版社出版，分上、下两册。该书目是继《中国丛书综录》之后又一部规模宏大、体例完备的中国古籍丛书目录，共收录古籍丛书 3279 种（子目 40227 种），其中医学丛书 176 种。

上册由 4 部分组成：①丛书分类简目：包括序号、书名、编（撰）者、版本 4 项，实为本书主体之目次。②丛书分类详目：为本书之主体，所收条目分为汇编丛书和类编丛书两部分。汇编丛书又细分为杂著、地方、家族、自著 4 类；类编丛书分为经、史、子、集 4 类，各类之下再分若干细目，外加补遗。每种丛书详列书名、编者、版本、子目（含书名、卷数、著者、著作方式）及按注。③丛书书名索引。④丛书编撰者、校注者、刊刻者索引，均按首字四角号码排列。

下册由子目分类索引、子目书名索引、子目著者索引 3 部分组成，均按首字四角号码排列。全书各部分既各自独立又浑然一体，通过丛书分类简目和各个索引，均可径直查检丛书分类详目，获取所需线索。为方便读者检索，在上册末附有索引字头四角号码与笔画对照表，在下册前附有四角号码检字法。

该书目一是收书广泛，不仅收录目前实存的丛书，亦收录历史上曾经有过而今仅存目之丛书，不仅收录原刻本和影印本，也收录近几十年出版之整理本，并包括港、澳、台及国外印行本。对于已汇入大丛书的一些小丛书，其原刻本和抽印本亦予揭示。二是著录详尽，对一书的多种版本及多种异名都一一录出。尤其是各条目下之按注，对所收丛书从内容、学术价值、版本流传情况及编撰者生平等多方面进行了揭示。该书目与《中国丛书综录》参照使用，可全面了解中国古籍丛书之概貌。

（四）联合目录、馆藏目录检索

利用前面介绍的中医专科书目和综合性书目，我们基本上可以掌握中医药古籍的刊行、存佚、版本、内容及学术价值等问题。但要准确了解某种医籍的馆藏情况，则必须利用联合目录或馆藏目录。常用的联合目录有《全国中医图书联合目录》《中国中医古籍总目》，馆藏目录有《中国中医研究院图书馆馆藏中医线装书目》等。

1.《全国中医图书联合目录》 薛清录主编，1991 年中医古籍出版社出版。全书由 4 部分组成：凡例、参加馆代号表、类表；书目正文；附录；书名索引、著者索引。正文采用分类编年体例排序，以体现中医学术的发展源流和传承轨迹。每书著录内容包括类号、序号、书名、卷帙、成书年代、著者、版本、馆藏代号等。

该书目在目次的整体结构上能够反映出中医药学术发展的历史源流和传承轨迹。其分类体系的确定是根据现存中医药古籍的实际状况，以学科为主，兼顾中医药古籍的体裁特征，划分为医经、医史、综合性著作等12大类，大类之下又分成若干小类，有的还进一步展开形成三级类目。该书目冠有参加馆代号表，书末附有书名笔画索引、书名音序索引、著者笔画索引和著者音序索引。另有甲子表、历代建都简表、历代帝王名讳表和岁阳、岁阴表4种附录。

【检索示例】利用《全国中医图书联合目录》查检《妇科宗主》的作者、卷数、成书年代、版本及馆藏情况。

检索步骤

第一步：用"书名笔画索引"或"书名音序索引"查"妇"，得《妇科宗主》在目录中的流水号是07495。

第二步：用07495查正文，得《妇科宗主》作者为崔建庵、卷数五卷（《妇科宗主》四卷，附《续增胎产心法》一卷）、成书年代为公元1848年、版本为清道光二十八年戊申存诚堂刻本、馆藏代号为590（残）和799A。

第三步：用"收藏馆代号表"查馆藏代号，得《妇科宗主》被上海中医药大学图书馆（590）和湖北中医药大学图书馆（799A）收藏，其中上海中医药大学图书馆（590）藏本为残本。

2.《中国中医古籍总目》 薛清录主编，2007年上海辞书出版社出版。该书目是一部迄今为止收录范围最广、种类最多的大型中医古籍联合目录。共收录全国150个图书馆（博物馆）1949年以前出版的中医图书13455种，其中不乏明以前珍稀善本医籍。它是对《全国中医图书联合目录》的补充和修订，增加了2263种图书和3652个古籍版本。

3.《中国中医研究院图书馆馆藏中医线装书目》 中国中医研究院图书馆编，1986年中医古籍出版社出版。该书目是我国第一部公开出版的中医古籍馆藏目录，共收录中医古籍4200余种、7500余部，其中乾隆以前刻本1000余部。正文部分按类编排，所设类目与《全国中医图书联合目录》大致相同。每书按序号、书名、卷帙、成书年代、著者、版本、附录等项著录。附有书名、人名索引。书末附范行准等人献书目录，以资纪念。

【检索示例】利用《中国中医研究院图书馆馆藏中医线装书目》查检《灵枢经》的作者、卷数、成书年代、版本情况。

检索步骤

第一步：用《中国中医研究院图书馆馆藏中医线装书目》的目次索引查"医经"，得"灵枢"相关图书在目录中的编号为0072至0077，在书目的第7页。

第二步：在书目第7页，得《灵枢经》的编号为0076。

第三步：查0076号，得《灵枢经》作者为（清）张志聪注，成书于1672年。该馆收藏的两个版本为清光绪十六年庚寅（1890年）浙江书局刻本和清刻本。

习题

1. 利用《中国医籍考》查检清代医家魏荔彤的医学著作及生平。

2. 利用《四库全书总目提要》查检《奇经八脉考》的编撰者和提要。

3. 利用《中国丛书综录》查检《医津一筏》的别名及被何种丛书所收录。

4. 利用《中国中医古籍总目》查检清代医家金纯煦的著作、成书年代及其收藏馆。

5. 利用《全国中医图书联合目录》查检国内现存多少种古代医家李言闻（李时珍之父）的著作。

第二节　中医药古代专题资料检索

在学习和研究中医药学的过程中，经常需要对某一专题的古代资料进行检索，如历代有关阴阳五行学说的论述、有关消渴的诊疗方法、临床特效药物的筛选、方剂最佳配伍，或某一医家的临证经验、传记资料等。这些专题资料大多分散在历代各类医学著作中，检索起来很不方便。这就需要利用有关的中医药类书进行检索。

类书是采辑多种古籍的内容，将其分门别类加以研究整理，重新编次排比从属于设定的类目之下，以便于读者阅览研究和检索之用的一类图书。中医药类书是专门辑录中医药文献的专科性类书，从内容上又分为综合性和专科性两类。如《备急千金要方》《古今图书集成医部全录》，内容涉及中医药学各科，属综合性类书；《本草纲目》内容主要涉及中药学，属专科性类书。

中医药类书一般都汇编了多种古医籍的内容，特别是综合性中医药类书，内容丰富、门类齐全，包括医学理论、诊断、辨证、各种疾病、药物、针灸、气功、医案、医家等多方面的内容，并且按类编排，便于检索，是查考古代专题资料的首选工具书。此外，一些汇编性大部头的医学全书、索引、史书、方志及中医、中药、方剂、人物辞典等也是经常需要利用的。

一、医理和临证资料的检索

综合检索中医理论和临证资料，如阴阳五行、藏象经络、气血津液、病因病机、论治原则、五运六气、四诊、脉学等理论，以及内外妇儿各科疾病的证治、方药、针灸、推拿等方面的内容，除了利用有关专著外，主要是利用综合性中医药类书。常用的有《备急千金要方》《古今医统大全》《六科证治准绳》等。

1.《备急千金要方》　唐·孙思邈撰，简称《千金要方》或《千金方》，成书于652年，共30卷。该书是孙思邈结合50余年临证经验和历代医药典籍编撰而成的，是古代中医学经典著作之一，被誉为中国最早的临床百科全书，是综合性临床医著。孙氏以为"人命至重，有贵千金，一方济之，德逾于此"，故以"千金"命名。本书包括中医基础理论和临证各科的诊断、治疗、针灸、食治、预防、卫生等，并把妇科病和小儿护理放在重要地位，计233门，合方5000余首。该书系统地总结和反映了自《黄帝内经》至唐初中国医药学的发展情况，具有较高的学术价值，对国内外均有较为深远的影响。该书集唐以前诊治经验之大成，对后世医家影响极大。

2.《古今医统大全》　明·徐春甫辑，又名《古今医统》，成书于1556年，共100卷。该书辑录明以前医籍及有关文献282种，包括历代医家传略（明以前历代医家，共270人）、《内经》要旨、各家医论、脉候、运气、针灸、经穴、各科病证诊治、医案、验方、本草、救荒本草、制药、通用诸方及养生等。各科病证诊治包括中风、伤寒、暑证、湿证、内伤证、瘟疫、皮肤等141证与妇科、儿科疾病及老年保养等，每一病证基本上按病机、脉候、治法、方药等依次论述。例如，查找"伤寒"，通过目录检索"伤寒门"在卷十三、十四，分病机、脉候、治法、证候、补遗、药方。

3.《六科证治准绳》　明·王肯堂编撰，又名《证治准绳》，成书于1602年，共44卷。该书以证论治，故总称《证治准绳》，内容包括杂病、杂病类方、伤寒、疡医、幼科、女科6个部分。论及的科目和病种广泛，每一证先综述历代医家治验，后阐明己见，条理分明，且立论平正，不偏执于一家，故广为流传，多为后人所习用。例如，查找"伤寒"，见《伤寒证治准绳》8卷。卷1为伤寒总例；卷2～7为六经病证、合病、坏病、狐惑、百合病、瘥后诸病、阴阳易、春温、夏暑、秋疟等及妇人、小儿伤寒，论述以《伤寒论》方论为主，广集各家治法，并注明出处；卷8分析伤寒脉法及伤寒治疗常用药的药性。

4.《古今图书集成医部全录》 清·陈梦雷等编，成书于1726年，共520卷。该书是《古今图书集成》的抽印本（原隶属于博物汇编艺术典下的医部），全书约950万字，收录文献上自《黄帝内经》，下迄清初，共120余种，是我国历史上最大的一部医学类书。全书分为以下8个部分。

（1）医经注释（卷1～70）　此部分内容包括《黄帝内经素问》《灵枢经》《扁鹊难经》3部医经的注释。

（2）脉法、外诊法（卷71～92）　此部分共汇集34种重要医籍的有关内容，按内容和时间先后系统地介绍望、闻、问、切等中医的诊断方法。

（3）脏腑身形（卷93～216）　此部分共汇集了58种重要医著中的有关内容，系统地论述中医的脏腑、经络、运气及身形等学说。

（4）诸疾（卷217～358）　此部分主要介绍各种内科疾病的证治，共分风、寒、暑、湿、咳嗽、呕吐、泄泻等52门，将历代重要医籍的有关论述依次列出。在治疗方面，除介绍方药外，还介绍针灸、导引、医案等内容。

（5）外科（卷359～380）　此部分内容主要包括外科的一般疾病，具体分为痈疽、疔毒、附骨流注等11门。在治疗方面，除介绍有关复方外，还介绍单方、针灸等。

（6）妇科（卷381～400）　此部分主要包括妇科的有关疾病，分为经脉（月经）、子嗣、胎前、产后等11门。辑录的文献除取材于医学名著外，还有一部分录自比较少见的妇科专著。

（7）儿科（卷401～500）　此部分主要介绍小儿一般疾病，包括未生胎养、出生护养、诊断等25门，并详细地叙述中医对天花、麻疹的治疗经验。辑录的文献除来自医学名著外，亦有一部分录自现已少见的古代儿科名著。

（8）总论、医术名流列传、艺文、纪事、杂录、外编（卷501～520）　此部分主要包括从《易经》《周礼》《素问》《灵枢》等书中辑录的有关医学的概论性资料，从史书、地方志及有关医学著作中辑录的清以前的著名医家的传记（1200余则），历代医药书籍中的有研究价值的序和医学家的诗文，历代史书、笔记中有关医药的记事，有关书籍中记载的医学事迹和寓言，非医学书籍中记载的有关医学的传说等。

5.《中国医药汇海》 蔡陆仙编辑，1937年中华书局出版，1985年北京中国书店据中华书局版影印出版。该书采集上自炎黄、下迄民国的文献，包括历代医家数百人的医学论著，摘其精要，汇集成24册出版。内容分为经部、史部、论说部、药物部、方剂部、医案部和针灸部7编，其中药物部附于经部《神农本草经》之后。每部又细分若干类，层次清晰。经部详列原文，广搜博引，互相引证，以辨其真伪。论说部取各家学说中理旨纯正、切合初学者，去其芜杂，撷其精要，熔各家学说于一炉。医案部以病分类，精选各家医案，相互校勘，取其有效者而录之。凡引用文献，都注明出处，方便查考。

【检索示例】利用《古今图书集成医部全录》查检"虚劳"。

检索步骤

第一步：判断为内科疾病，在《古今图书集成医部全录》（人民卫生出版社点校本）的第七册《诸疾（下）》。

第二步：通过本册的目录检索"虚劳门"（第25～31页）。

第三步：在第25～31页可见《黄帝素问》《灵枢经》《扁鹊难经》《金匮要略》等20部医书中有关"虚劳"疾病的证治。在治疗方面，收录有一般方药，如桂枝加龙骨牡蛎汤、天雄散、薯蒻丸、酸枣汤等 150 种，另有单方、针灸、导引、医案。

二、本草和方剂资料的检索

（一）本草资料检索

本草资料检索是指综合查检有关中药的历代研究资料，主要包括中药性味、产地、炮制、功效及临床应用、各家学说等。解决这一问题，可借助于综合性本草著作（类书）和有关的中药学参考工具书。常用的有以下几种。

1.《经史证类备急本草》 简称《证类本草》，宋·唐慎微撰，成书于 1082 年，共 31 卷。该书是在北宋官修本草的基础上，又参考了 247 种医药文献和经、史、子、集各部古籍中的相关资料编撰而成。卷 1 ~ 2 为序例，主要收录历代重要本草著作的序文、凡例、药物炮制、药性理论、方剂组成、诸病通用药及药物的配伍禁忌等药物总论方面的内容。卷 3 ~ 29 为各论，共收药物 1748 种，按属性分为 10 类，每类又按上、中、下三品排列。每药首列该药图形，次引历代文献中有关该药的记载，内容包括正名、别名、性味、毒性、药效、主治、产地、形态、采制方法及临床有效方剂、医案等。其中所附方剂达 3000 余首。卷 30 为有名未用类，系将《神农本草经》《名医别录》等书中的 194 种药物后世已不详其用途者辑录出原文，以供参考。卷 31 收录了《（嘉祐）本草图经》中增入的 98 种植物药的原文及图形。该书囊括了北宋及北宋以前本草学之精华，资料丰富，体例完备，是检索古代本草资料的重要参考书。

2.《本草纲目》 明·李时珍撰，成书于 1578 年，共 52 卷。该书是一部系统总结明以前医药经验的医药学巨著。全书引据历代本草凡 84 家，古今医家书目 277 种，经、史、子、集各部著作 800 余种，收载药物 1892 种（其中 347 种为李氏所增），收录方剂 11096 首，插图 1109 幅。

该书以《证类本草》为蓝本，采用"物以类从，目随纲举"的编撰体例，将各种资料加以分类。卷 1 ~ 2 辑录各家本草序例，内容为引用书目和药性理论。卷 3 ~ 4 为百病主治药，列病证 110 余种。卷 5 ~ 52 为药物各论，按药物自然属性分为水、火、土、金石、草、谷、菜、果、木、服器、虫、鳞、介、禽、兽、人 16 部，每部又分小类，共 60 类。每药按释名、集解、正讹、修治、气味、主治、发明、附方等项详细论述。

3.《中华本草》《中华本草》编委会编，1999 年上海科学技术出版社出版，共 34 卷。该书全面总结了中华民族两千多年来的传统药学成就，并集中反映 20 世纪中药学科发展水平。前 30 卷为传统中药，包括总论 1 卷、药物各论 26 卷、附编 1 卷、索引 2 卷，共计载药 8980 味，插图 8542 幅；后 4 卷为民族药专卷，藏药、蒙药、维药、傣药各 1 卷。前 30 卷应用古今文献 10000 余种，内容涉及中药品种、栽培、药材、化学、药理、炮制、制剂、临床应用等中医药学科的各个方面。总论分 14 个专题，系统论述中药学各分支学科的主要学术内容。各论药物分为矿物药、植物药、动物药 3 大类别，药物分列正名、异名、释名、品种考证、来源、原植（动、矿）物、栽培（养殖）要点、采收加工（制法）、药材及产销、药材鉴别、化学成分、药理、炮制、药性、功能与主治、应用与配伍、用法与用量、使用注意、附方、制剂、现代临床研究、药论、集解 23 个项目依次阐述，资料不全者项目从略。

【检索示例】利用《本草纲目》查检关于"潦水"的记载。

检索步骤

第一步："潦水"属于"水部"，查目录得"水部"在该书的第五卷。

第二步：查第五卷得关于"潦水"的记录。

【释名】时珍曰：降注雨水谓之潦，又淫雨为潦。韩退之诗云，潢潦无根源，朝灌夕已除，是矣。

【气味】甘，平，无毒。

【主治】煎调脾胃、祛湿热之药（时珍）。

【发明】成无己曰：仲景治伤寒瘀热在里，身发黄，麻黄连轺赤小豆汤，煎用潦水者，取其味薄则不助湿气。

（二）方剂资料检索

方剂资料检索，是指综合查检有关方剂的历代研究资料，主要包括方剂来源、组成、用法、用量、功用、主治及配伍、临证应用、各家论述等。解决这一问题，可借助于大型综合性方书（类书）和有关的方剂学参考工具书。

1.《外台秘要》 唐·王焘撰，成书于752年，共40卷。该书广泛汇集唐以前医著及民间单方、验方6000首，分为1104门，是集我国唐以前医学大成的综合性方书。每篇首列有关病候、次叙各家方药，内容包括内、外、妇、儿、五官等各科病证。所引录的大量医学著作均一一注明出处。在医学著作中，标明资料来源，以本书为最早。该书所集资料皆属于唐以前被视为"秘密枢要"的秘方，许多古医籍，如《范汪方》《小品方》均赖以保存下来。

2.《太平圣惠方》 宋·王怀隐等编，成书于992年，共100卷。该书是我国第一部由政府编修的大型综合性方书。全书分1670门，收方16834首。首列为医之道，次详述诊脉辨阴阳虚实法，再叙处方用药之法则。然后以《千金要方》和《外台秘要》为蓝本，采用脏腑病证的分类方法，按类分叙各科病证的病因、病机及方剂的适应证、药物、用量。方随证设，药随方施，以说明病因、病机、症候与方剂药物的关系。所论病因病机多出自《诸病源候论》，并引录了《内经》《伤寒论》等诸家论述。该书虽为方书，但包括了中医理、法、方、药4个方面的基本内容。

3.《圣济总录》 宋·赵佶撰，成书于1117年，共200卷。该书是在广泛收集历代方书及民间方药的基础上，连同"内府"所藏的医方整理编撰而成。全书分为66门，载方20000余首，分为3部分。其中卷1～4论运气、治法等；卷5～184为临床各科病证的病因、病机及方药治疗；卷185～200为补益、食治、针灸、符禁、神仙服饵等。全书分类方法和体例与《太平圣惠方》相同，但内容更加全面，补充了许多前代方书中未载的方剂。

4.《普济方》 明·朱橚等编，成书于1390年，共168卷。该书是我国现存最大的一部综合性方书。全书共1960论，2175类，载方61739首，分为7部分。第一部分为方脉总论、运气、脏腑；第二部分为身形，分头、面、耳、鼻、口、舌、咽喉、牙齿、眼目9门；第三部分为诸疾，包括诸风、伤寒、时气、热病及杂治等39门；第四部分为诸疮肿，分疮肿、痈疽、瘰疬、瘿瘤、痔漏、折伤、膏药等13门；第五部分为妇人，分妇人诸疾、妊娠诸疾、产后诸疾、产难4门；第六部分为婴孩，先载儿科诊断法，次为新生儿护理法及新生儿常见疾病，后列各种儿科病候；第七部分为针灸，分总论、经络腧穴、各种病候针灸疗法。此外还附有本草药品畏恶和药性异名两卷。

5.《医方类聚》 朝鲜·金礼蒙等编，成书于1445年，共266卷。该书据我国明以前153种医籍中的方剂分类整理而成，共分92门，收载方剂5万余首。包括医学总论、藏象、诊法、临床各科证治等。该书分类详细，有论有方，诸方以朝代先后，分门编入，不分细目，每方悉载出处。每门除收录论治方药外，并附食治、禁忌、导引等。书中除博引历代各家方书外，亦兼收其他传记、杂说及道藏、佛书中有关医药的内容。其辑录的多为原文，有二三十种医籍在我国已经失传，而部分内容在该书中保存下来。

【检索示例】利用《太平圣惠方》查检"脾胃病"方药。

检索步骤

第一步：用《太平圣惠方》查"脾脏论"，得"脾脏论"在本书的第五卷。

第二步：查第五卷，得治疗"脾胃病"的方药有治脾虚补脾诸方、治脾实泻脾诸方、治脾气不足诸方、治脾脏中风诸方、治脾脏风壅多涎诸方、治脾胃冷热气不和诸方、治脾气虚腹胀满诸方、治脾胃气虚冷水谷不化诸方、治脾胃气虚弱不能饮食诸方、治脾实热咽喉不利诸方、治脾胃气虚弱呕吐不下食诸方、治脾脏冷气攻心腹疼痛诸方、治脾脏冷气腹内虚鸣诸方、治脾胃壅热呕哕诸方、治脾胃气虚弱肌体羸瘦诸方、治脾脏虚冷泻痢诸方、治胃虚冷诸方、治胃实热诸方。

三、针灸和养生资料的检索

（一）针灸资料检索

针灸（包括推拿）是中医学独特的医疗方法，其内容主要包括经络、腧穴理论和针法、灸法及其适应病证。在中医历代文献中，针灸推拿类文献数量很多，既有专著，也有散见于其他医学著作中的有关资料。因此，要综合检索历代有关针灸推拿某一方面的研究资料，除了利用相关专著外，还需要借助一些综合性针灸著作（类书）。

1.《针灸甲乙经》 晋·皇甫谧编撰，成书于 282 年，共 12 卷。该书是我国现存最早的综合性针灸著作，其内容可分为两大类：卷 1～6 为中医基本理论和针灸基本知识，卷 7～12 为各科病证的针灸治疗，列腧穴主治 800 余条。该书是皇甫氏在《灵枢经》《素问》《明堂孔穴针灸治要》三书的基础上，使"事类相从，删其浮辞，除其重复，论其精要"，分类编撰而成。其内容丰富，系统连贯，在全面总结晋以前针灸治病经验的基础上多有发明。

2.《针灸大全》 明·徐凤编，又名《徐氏针灸大全》，成书于 1439 年，共 6 卷。该书是一部以介绍针灸资料为主的著作。内容包括针灸经穴、针灸宜忌、周身折量法、窦文真公八法流注、八法主治各种疾病及配穴，以及徐氏本人之金针赋及子午流注针法、点穴、艾炷、壮数避忌、灸疮保养、要穴取法及经穴别名等。除此之外，书中还附有治疗歌诀、标幽赋、十二经穴位置七言诗及插图。

3.《针灸大成》 明·杨继洲、靳贤撰辑，又名《针灸大全》，成书于 1601 年，共 10 卷。该书由靳贤选录明以前的重要医学、针灸学著作中的有关针灸内容，结合杨继洲的诊治经验编辑而成。内容包括针道源流、征引原文、针灸歌赋、针刺补泻理论及方法、经脉及经穴部位与主治、诸证针灸取穴法（内、外、妇、儿等 23 门）、各家针法及灸法（附杨氏验案）、历代名家针灸医案。书后附录《陈氏小儿按摩经》。

该书以《内经》《难经》为源，历代诸家之说为流，全面总结了明以前针灸学的经验与成就，内容丰富，别具特色，是查考历代针灸学资料的重要参考书。

4.《针灸集成》 清·廖润鸿编撰，又名《勉学堂针灸集成》，成书于 1874 年，共 4 卷。该书由廖氏收集历代医书中的针灸内容分类编撰而成，其中卷 1～2 为针灸集成，载针法、灸法、点穴、辨穴、针刺补泻等针灸学基本知识，以及各种疾病的针灸疗法；卷 3～4 为经穴详集，详述十四经穴和奇穴的位置、主治及腧穴配伍的治疗作用，并摘要节录历代有关某穴的歌赋作为治疗的验证。

【检索示例】利用《针灸甲乙经》查检"手太阳经的穴位"。

检索步骤

第一步：查目录，得"诸穴"在该书的第三卷。

第二步：在第三卷中查找"手太阳凡一十六穴"，得"小肠上合手太阳，出于少泽。少泽者，金也。一名小吉，在手小指之端，去爪甲下一分陷者中，手太阳脉之所出也，为井。刺入一分，留二呼，灸一壮……"

（二）养生资料检索

中国养生学内容广泛，方法众多。其中怡精神、调饮食、慎起居、适劳逸是养生学的基本观点，导引、按摩、食疗、服药等是常用的养生方法。这些资料不仅量多，而且分散，在中国传统儒、释、道各家及各类文、史古籍中均有记载。因此，检索有关养生学的专题资料，主要利用综合性的养生著作（类书）及有关辞典类参考工具书。常用的有以下几种。

1.《养生类纂》 宋·周守忠编撰，成书于1220年，共22卷。该书系周氏将南宋以前130余种古籍中的养生内容进行整理类编而成。全书包括养生总叙、天文、地理、人事、毛兽、鳞介、米谷、果实、菜蔬、草木、服饵等部，涉及养生理论及导引、适时、起居、食疗、服药等具体方法。该书资料丰富，繁简得宜，条理清晰，便于实用，而不少散佚的养生古籍资料亦借此书得以保存。

2.《遵生八笺》 明·高濂撰，成书于1591年，共19卷。全书分为8个部分：第一部分为清修妙论笺，载历代各家的养生观点及养性格言；第二部分为四时调摄笺，详述四季吐纳、导引、方药等修养调摄的方法；第三部分为起居安乐笺，分恬适自足、居室安处、晨昏怡养等项，介绍节嗜欲、慎起居、远祸患、得安乐等调养方法；第四部分为延年却病笺，载述导引、按摩、八段锦及戒色欲、修身心、择饮食等养生之道；第五部分为饮馔服食笺，详述饮茶、汤粥等食疗方法及养生药物，载食品400余种，服饵方剂40余种；第六部分为燕闲清赏笺，介绍书画鉴赏、文房四宝及养花赏花等；第七部分为灵秘丹药笺，选录益寿延年的效验方30余种，并载各种单方100余种；第八部分为尘外遐举笺，介绍历代百余位隐逸名士的事迹。

3.《中国养生说辑览》 沈宗元编，成书于1929年，共18篇。该书以历代著作和人物为纲，前15篇辑录《庄子》《吕氏春秋》《素问》《灵枢经》及董仲舒、张仲景、葛洪、孙思邈、苏轼、李东垣、汪昂、石成金、曾国藩诸家养生学说与方法。后3篇采录、汇集各家养生格言、名言及历代养生诗歌。该书精选切实可行之说，摒弃虚玄不经之论，理法兼备，儒道兼容。

四、医案和医话资料的检索

（一）医案资料检索

医案是中医诊疗实践的记录，综合体现了中医理法方药的应用。在众多的医案中，既有丰富的医学理论，又有大量的医疗经验；既有成功的案例，又有失败的教训；既有常见病证的不同诊治方案，又有疑难杂证的独特治疗方法。因此，学习和研究医案不仅能丰富和深化中医理论知识，而且可以开阔视野，启迪思路，有利于临证诊疗水平的提高。检索医案著作可以利用书目，一般的中医书目都设有医案、医话类目。但是要综合检索历代医案资料，尤其是散见于经典、临床各类医著中的医案资料，就需要利用一些综合性医案著作（类书）。

1.《名医类案》 明·江瓘父子编辑，成书于1549年，共12卷。该书是我国第一部带有总结性质的大型综合性医案类书。全书辑录自《史记》迄明嘉靖前历代医学著作和经、史、子、集所载之验案 2400 余则，按病证分类编排为 205 门。卷 1 ～ 6 为内科案，卷 7 为五官科案，卷 8 ～ 10 为外科案，卷 11 为妇科案，卷 12 为小儿科案。这些医案主要是宋、元、明三代 141 位最著名医家治验案或失误误案，案中记录或详于脉，或详于证，或详于因，或详于治，均有依据。江氏父子并常于案前、案中、案后一些紧要处采用出注、按语、圈点等方式以明诊断之精、遣方之妙、治验之所在、失误之因由，指点迷津，方便后学。

2.《续名医类案》 清·魏之琇编，成书于 1770 年，共 36 卷。该书是《名医类案》的续补，编写体例悉依《名医类案》。全书分 345 门，一方面补辑清以前历代名医治病的验案，另一方面大量增录当时各家医案，包括伤寒、温病、内科杂病及外、妇、儿、五官诸科病案 5800 余则。其所载病案，往往一病数例，使人更明了各病的辨证及相应的治疗方法。全书分类清楚，选案广泛，特别是对温热病的病案记载更为详细，反映了各种流派的学术经验。书中所附分析治案尤为精辟，对读者颇有启发。

3.《宋元明清名医类案》 徐衡之、姚若琴主编，成书于 1933 年。该书收辑自宋代许叔微迄近代丁甘仁共 46 位名医之医案。全书以人为纲，以证为目，分类清晰。每家医案之前，各冠列传一篇，介绍该医家生平事迹、师承关系、学术特点，供研读医案时了解其学术渊源。书中所收录的医案，多辑自丛书典籍、家藏秘本，十分珍贵，且各具特点。并附有名贤之评注。

4.《清代名医医案精华》 秦伯未撰辑，成书于 1928 年。全书共辑清代名医叶天士、薛生白、吴鞠通、尤在泾迄近代金子久、丁甘仁等 20 余位医家，以内科为主，辑理法并重、按语透辟精警的医案 2069 则。该书以医家为纲，以病证为目，每一医家均冠以小传，明其师承及学术渊源。每家医案均按其特点收集数十种病证，包括常见病及疑难杂证。每病案前又均加按语阐发病理、分析证治要点，颇能启迪后学。该书撷菁采华，列案广备，充分反映了清代名医的学术特点和治病经验。

【检索示例】利用《续名医类案》查检"头晕"的医案。

检索步骤

第一步：查目录，得"头晕"在该书的第三卷。

第二步：查书的第三卷，得"头晕"的医案：窦材治一人，头风发则旋晕呕吐，数日不食。为针风府穴，向左耳入三寸，去来留十三呼，病患头内觉麻热，方令吸气出针，服附子半夏汤，永不发。华佗针曹操头风，亦针此穴，立愈。但此穴入针，人即昏倒。其法向右耳横下针，则不伤大筋而无晕，乃千金妙法也（此针法奇妙，须与高手针家议之，方得无误。）。

（二）医话资料检索

医话（又称医论）是历代医家的随笔记录，内容包括读书体会、临证心得、学术评论等。尤其是以学术评论为主的医话，或阐发经旨，或辨别是非，或提出新论，或质疑旧说，均足以补群经之缺，正先贤之误，发前人未发，开启研究思路。多读医话能增长知识、广开视野，常可得到意外收获。要检索历代医话，尤其是散见于临床各类医著及文、史、哲等非医学文献中的医话资料，需要借助一些综合性医话著作（如类书）。

1.《医说》 宋·张杲撰，成书于 1224 年，共 10 卷。该书广泛收集南宋以前我国文史著作及医籍中有关医学人物、典故、传说、轶事方药、疗法等资料，以及个人经历或耳闻之医事，是现存最早的综合性医话著作。全书内容丰富，史料翔实，所集资料分类编排，且注明出处，有很高的文献参考价值。《慈云楼藏书志》赞曰："读之足以扩充耳目，增长知识，诚医部中益人神智之书。"

2.《医说续编》 明·周恭著，成书于 1493 年，共 16 卷。该书着重从医书、针灸、脉法、用药、养生等多方面论述了作者的学术见解，同时介绍了 50 余种疾病证治经验。书中医案所占篇幅较多，叙述中多插有议论，且较精辟独到，对医者尤多启迪。

3.《续医说》 明·俞弁撰，成书于 1522 年，共 10 卷。该书仿《医说》体例，引录补充历代文献中的医学掌故及本人耳目所及之医事得失辑录成书，是为《医说》续集。全书分 27 门，载历代医话 228 则，内容涉及医德医事、医家医著、诊法辨证、治疗原则、处方用药、临床各科证治及本草性味功用等。全书搜罗广博，内容丰富，叙述简练，编排有序，出处明确，既补《医说》之未备，又多作者之阐发，实为学医者之良师益友。

4.《医衡》 清·沈时誉述，梅鼎等辑，约成书于 1661 年，共 4 卷。该书是一部综合性医论著作，系摘取李南丰、张景岳等 39 人的 81 篇医论编辑而成，分为统论、证论、附论三部分。统论议养生、运气、奇经八脉等内容；证论以风、寒、暑、湿、燥、火、气血、痰积、虚损等为序，列论各种病证；附论述子嗣生育之道。沈氏选辑前人有关病脉证治之精论，删繁补阙，诸篇均附有沈氏及其门人所写按语。该书网罗宏富、抉择精严，所选医论大多立论持平公允，较少偏激之词。

【检索示例】利用《医衡》查检"奇经八脉大旨"。

检索步骤

第一步：查目录，得"奇经八脉大旨"在该书的卷上，作者是李时珍。

第二步：在卷上查找"奇经八脉大旨"，得记录如下：人之一身，有经脉，有络脉。直行曰经，旁行曰络。凡经有十二，手足三阴三阳是也……

五、中医药人物传记资料的检索

中医学是一种以个性化治疗为特色的医学，对个人临证经验的高度依赖是其学术承传的重要特征。正是这一特征，决定了历代名医的传记资料，如别名、字号、籍贯、历史背景、生平经历、师承脉络、学术专长、行医风范、社会交往、重要著作及近人研究成果等，对于后学者有着重要的参考、研究价值。因此，在专题资料检索中，掌握中医药人物传记资料的检索途径也是必要的。

（一）人名辞典

1.《中医人物词典》 李经纬主编，1988 年上海辞书出版社出版。该词典收录与中医有关的古今人物词目共 6200 余条，介绍有关人物的生卒年（或朝代）、字号、别号、籍贯、主要学历和经历、学术思想及医学成就、著作、授徒门生、学医亲属等。词目释文的详略，主要依人物贡献大小、学术成就及著作多少而定。素材多取自历代医著、经史典籍、文集笔记、簿录方志、佛书道藏等，特别对现存中医药古籍的作者都依据原书做了分析考订，予以介绍。书末附有中医书名索引和人名、字号、别名、师徒及后裔索引。

2.《中医人名辞典》 李云主编，1988 年国际文化出版公司出版。该辞典共收载中医药人物 10000 余人，重点介绍清以前医学家、现代中医界名人。凡在世者未收。扼要介绍人物姓名、生卒年、字、号、时代、籍贯、简历、著作、师承关系等情况。每个条目后均列有资料出处。所录人物按姓氏笔画排列，冠有姓氏首字索引，附有别名索引。

3.《中国历代医家传录》 何时希编，1991 年人民卫生出版社出版，分为上、中、下三册。

该辞典引据了正史、通志、类书、医书、辞书、地方志、传记等有关文献 3000 余种，介绍了上古至清末民初 20000 余名医家的生活年代、师承脉络、学术专长、道德操行等。所录医家之多、收集资料之丰均为前所未有。书前编有首字检索及目录，书后附有历代医家师承传授表、医家别名斋号表、历代医书存目。

【检索示例】利用《中医人名辞典》查检李时珍的信息。

检索步骤

第一步：用总目录姓氏笔画查找"李"，查七画，得"李"在人名目录的第 39 页。

第二步：在人名目录的第 39 页，查李时珍，得李时珍在书的第 352 页。

第三步：在第 352 页查找李时珍的相关信息，得李时珍生平信息及出处。

（二）中医药类书

历代出版的中医药类书也辑有医家人物资料，尤以清代陈梦雷等编的《古今图书集成医部全录》最为丰富。该书卷 504～517 "医术名流列传"中收录史书、地方志及有关医学著作中清初以前著名医家的传记资料共 1200 余则，按朝代先后为序，并注明原文出处。对一些重要医家，则引用大量的资料。例如，介绍后汉医家华佗时，引用了《后汉书·方术传》《三国志·本传》《佗别传》《魏志》《中藏经·序》《甲乙经·序》《志怪》《襄阳府志》《独异志》等书中有关的记载；介绍明代医家滑寿时，辑录了《明外史·本传》《仪真县志》《浙江通志》《绍兴府志》《医学入门》等书中有关内容的原文。利用该类书，能够详细地了解某医家生平事迹、学术源流，通过有关医案，可进一步了解其医疗经验。

（三）史书、方志

1. 史书　我国古代许多著名的医家传记都记载于正史（通常指二十四史，外加《新元史》《清史稿》共二十六史）中。例如，《史记》有扁鹊仓公列传，《三国志》有华佗传，《金史》有刘完素传、张元素传，《元史》有李杲传、滑寿传等。查找正史中有关医学人物的资料，可利用各种史书人名索引，也可通过陈邦贤编撰的《二十六史医学史料汇编》。该书把二十六史中与医学有关的资料（含医学人物）全部摘录出来，分类排列，汇集成册，为检索历代史书中医家的史料提供了方便。

2. 方志　方志是我国传统的记述地方情况的志书。方志以地区为中心，内容广泛，遍及各地，有总志、通志，还有州、郡、府、县、乡、镇等不同的地方志，材料比一般正史更为丰富。方志特别重视记载本地人物和与本地有关的人物，所记事项一般都比较翔实，可为研究地方的历史事件、历史人物提供十分珍贵的资料。所以，方志亦是检索医学人物资料的重要途径。检索方志中的医学人物资料，可通过其籍贯和生平活动的地区去查阅相关的地方志。

习题

1. 利用《古今图书集成医部全录》查检历代医著中有关"中医脏腑学说的论述和临床应用"的资料。

2. 利用《针灸甲乙经》查检"足少阳胆经的穴位"。

3. 利用《本草纲目》查检中药"蒲公英"明以前的有关资料。

4. 利用《普济方》查检明以前治疗"脚气病"的验方及有关论述。

5. 利用《续名医类案》分类目录查检"鹤膝风"的外治医案。

第三节　中医药古代文献数据库

一、古今医案云平台

中医医案是医生诊治疾病时对病人症状及辨证、立法、处方用药全过程的连续记录。自汉代淳于意创造性地撰写《诊籍》始，到宋代许叔微的第一部医案专著《伤寒九十论》，再到明清时期出现大量的个人医案及医案选集，医案都是中医古籍中重要的组成部分。中华人民共和国成立以后，中医医案的撰写更加标准化、规范化。近年来，各个医疗机构每年产生的医案数量都不可胜数。由于医案浓缩、涵盖了中医基础理论和临床各方面的知识，又是临床实践的真实反映。因此，学习和研究医案，不仅能丰富和深化理论知识，提高临床诊疗水平，还能总结和继承名老中医的学术思想和临床经验。知识发现技术对于古今的海量医案分析具有极大的优势，很多用于收集、整理、分析中医医案的知识发现平台先后被开发应用。这里，我们以古今医案云平台为例，介绍中医医案的检索方法。

（一）平台客户端概述

古今医案云平台（原名中医医案知识服务与共享系统）是由中国中医科学院中医药信息研究所开发的，集成诸多大数据、云计算等应用模式及智能信息处理技术，从临床科研需求出发，为名医传承与经验总结中的方法学问题提供的便利的技术工具。该平台涵盖了 40 余万例古今医案，用户可以录入个人医案，并且将所录入医案与库中已有医案联合分析。同时，该平台实现了手机 APP 及 PC 端多终端数据采集和同步管理的功能，使用起来更加便利。更重要的是，该平台还具有强大的数据分析功能，集成多种数据挖掘算法，可以较为简便地进行医案中相关信息的分析。古今医案云平台有医案大数据分析、专病医案库、专题服务、热点关注、学术成果、产品专区和定制化服务七大模块。目前有古今医案云平台客户端（机构版）、古今医案云平台客户端（个人版）、医案大数据分析平台（WEB 服务）和云医案 APP 4 种访问模式。其中个人版适用于整个互联网内应用，并可以脱网使用，机构版只能在机构 IP 段内服务。

（二）平台检索功能

古今医案云平台的医案数据中心分为现代医案库、古代医案库、共享医案库和名医医案库 4 个子数据库，用户可以根据需求进行单库或跨库的医案检索。常用的检索入口有医案检索、名医检索和方剂检索 3 种。此外还具有较为复杂的，能够满足较高需求的高级检索功能。

1. 医案检索

（1）简单检索　医案数据中心存储了 40 余万例名医医案、古今医案，供用户进行检索、查询和阅读。用户可通过主页面的检索区域进行检索。如检索"眩晕"的古今医案，需要在主页面的检索区内输入"眩晕"，然后单击" $\bigcirc$ "，即可显示检索结果（图 2-1）。

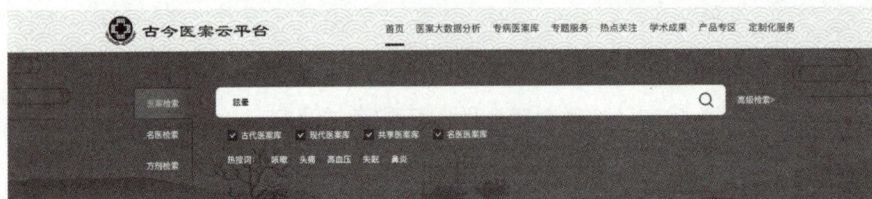

图 2-1　简单检索实例界面

页面正中是检索到的医案，其中每一行是一例医案。从左到右每一列分别对应的是该医案的序号、标题、摘要、点击次数及一些操作功能。其中操作功能又分为 3 种，从左向右依次为"查看详情""加入收藏夹"和"加入分析池"。查阅医案可以选择查看详情，如本例中欲阅读国医大师邓铁涛治疗眩晕的医案，可以点击相应医案的"查看详情"选项。点击"加入收藏夹"和"加入分析池"选项，可以将该医案加入用户的收藏夹和分析池中，加入分析池后可参与数据挖掘与分析。平台规定，查看医案、收藏医案、医案加入分析池等操作都会扣除积分，但不重复扣除。检索结果页面的左侧区域是精炼选项，可以对检索结果进行限定缩小检索范围，使之更加精确，相当于二次检索。系统提供医案库信息（包括现代医案库、古代医案库、名医医案库和共享医案库）、名医、中医疾病、西医疾病和中医证候 5 种精炼功能（图 2-2）。

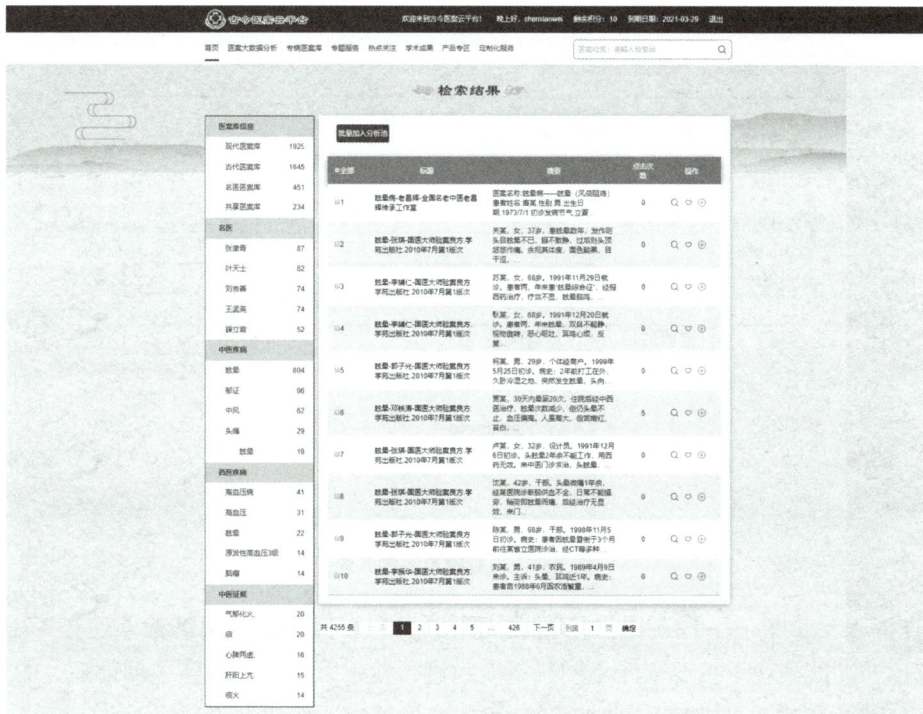

图 2-2　检索结果实例界面

（2）高级检索　点击检索框右侧"高级检索"选项，即可进入高级检索页面。高级检索提供多项检索词逻辑组合检索功能，检索入口更为丰富，可以提高检索医案的准确性。可以通过临床表现、中医疾病、西医疾病、中医证候、治法、方剂名称、中药组成、医案来源、医案原文、医师姓名进行多字段检索，不同检索词之间可以应用逻辑"与"、逻辑"或"和逻辑"非"3 种逻辑组配进行连接。

需要注意的是，高级检索的运算顺序是自上而下的，要注意合理排列检索词的顺序。此外，该平台与一般检索系统不同，在同一个检索框内的空格会按照逻辑"或"算法处理，如【医生姓名：叶天士　吴鞠通】表示查检叶天士或吴鞠通的医案数据；使用中英文的逗号、分号、句号、冒号、顿号都会被按照逻辑"与"的算法处理，如【中医证候：喘；痰】表示查检证候有喘并且有痰的医案数据。

【检索示例】查检叶天士治疗咳嗽，处方中含有郁金的相关医案。

检索步骤

第一步：在高级检索页面，中医疾病入口输入"咳嗽"，中药组成入口输入"郁金"，医师姓名入口输入"叶天士"（图2-3）。

第二步：3项逻辑关系均选逻辑"与"，检索方式选择"精确检索"。点击检索按钮，共检出5则医案。

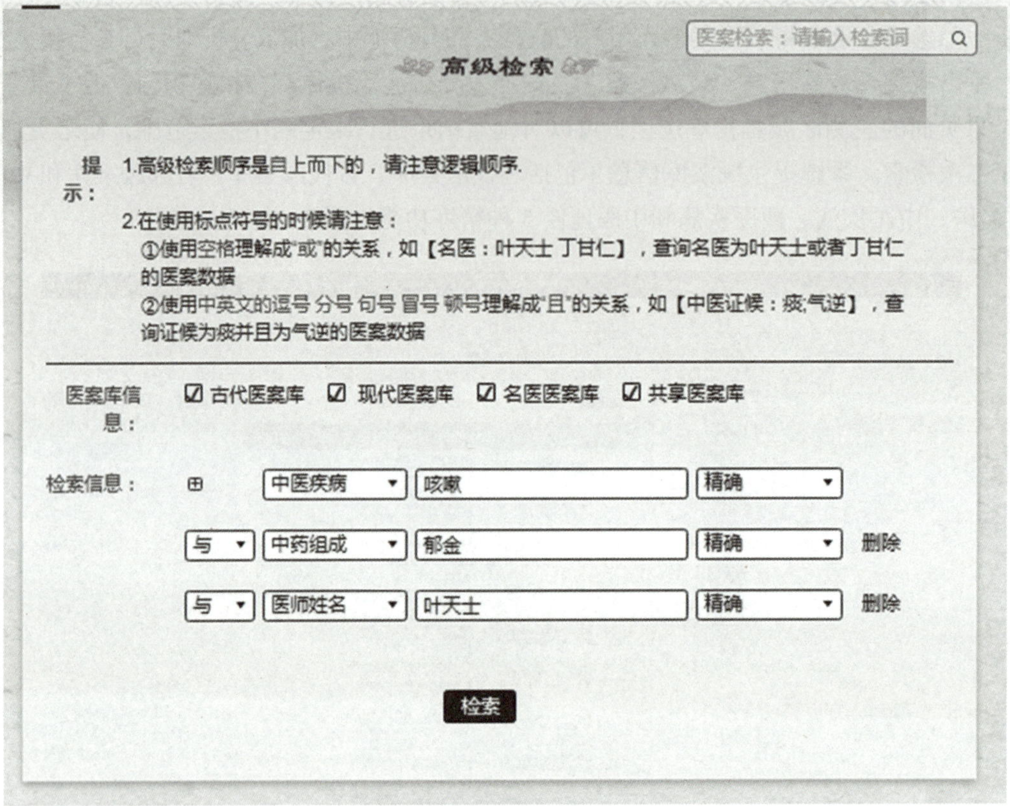

图2-3　高级检索实例界面

（3）专病医案检索　平台还提供依据现代医学病名查找相关医案的检索途径。用户可以在"专病医案库"功能模块下按照临床不同科室疾病进行检索医案。如检索"抑郁症"的相关医案，可以在"专病医案库"中先找到"精神科"，点击"抑郁症"按钮即可。

2. 名医检索　医案数据中心存储了约3000位名医信息，包括国医大师、首都国医名师、国家中医药管理局1~5批师带徒专家等。在主页面的检索区选择名医检索，在检索框内输入关键词即可直接检索，支持模糊检索。检索结果以列表的形式展示，包括医师姓名、摘要信息、职位荣誉及名医地区。点击医师姓名的链接，会出现较为详细的医师信息，包括对医者基本信息、学术影响（学术思想、学术荣誉、研究成果、医德医风）及职业荣誉等详细的介绍。点击该页面右上角的"关联医案"按钮，系统会将该医师的相关医案列表显示。

3. 方剂检索　医案数据中心存储了约10000条方剂信息，可在主页面的检索区选择方剂检索，在检索框内输入关键词，单击"检索"即可。检索结果以列表的形式展示，包括名称、组成、主治及出处。点击名称的链接，会出现较为详细的方剂信息，包括方名、出处、组成、功用、主治、用法、禁忌、方解、化裁、附方、附注、相关文献等。点击该页面右上角的"关联医案"按钮，系统会将该方剂的相关医案列表显示。

（三）平台其他功能

1. 医案数据采集　平台支持手动录入、语音录入、批量导入、OCR识别多个采集方法对医案进行采集。

2. 我的医案管理　平台支持用户对本地医案数据进行采集、集中存储与管理，包括医案增加、医案编辑、医案删除、医案共享、医案导出和医案查找等。

3. 医案统计分析　医案标准化模块支持对医案数据中的中医疾病、西医疾病、中药组成、中医证候、症状、舌质、舌苔、脉象、治法、穴位 10 个字段的数据进行标准化、规范化的处理。数据挖掘分析模块可对加入分析池的医案数据进行分析和挖掘，模块加载各类数据挖掘工具，可对医案信息进行挖掘，从而探寻医案信息中所包含的诊疗思想等。

二、中国中医药数据检索系统

1.《中华医典》　《中华医典》是由中国中医药学会、湖南电子音像出版社及嘉鸿科技开发有限公司携手合作推出的，对中医古籍进行全面系统整理而成的大型电子丛书。汇集了中华人民共和国成立前的历代医学古籍 1000 余部，卷帙上万，共 4 亿余字，其中不乏罕见的抄本和孤本，是迄今为止规模最为宏大的中医类电子丛书，被列为"九五"国家重点电子出版规划项目。《中华医典》按分类法将收录的 1000 余部历代中医古籍分为医经、诊法、本草、方书等 12 个大类，基本涵盖中医学的所有学科。其检索方法包括书名搜索、目录搜索和内容搜索，操作简单便捷，只要在输入框中输入检索词，点击不同检索方式即可完成检索。

2. 中医古籍类书库　中医古籍类书库是根据中国古代医学类书整理而成，几乎囊括了我国古代的主要医学巨著，是当今最完整、最权威的综合性古代医学百科数据库。该数据库不仅汇聚了医学理论和临床各科病症的治疗经验，还包含丰富的药物本草、养生方法、解剖生理、气功导引、卫生防疫、医药制度及医籍文献等各方面的资料。这些丰富的内容不仅取材于历代医药典籍，还征引了大量的经、史、子、集、笔记杂著及地方志等文献史料，可以帮助读者开阔视野、拓宽思路和启发思维。该数据库使用灵活方便，既可以按目录进行浏览，也可以用任意字、词、句进行全文检索。该数据库涵盖原版古籍影像图片、不带标点的数字化全文和带标点的数字化全文 3 个版本，可以满足不同用户的古籍研究需求。

3.《瀚堂典藏》古籍数据库　《瀚堂典藏》古籍数据库是目前唯一采用基于九万汉字国际标准 Unicode 四字节编码和自然语言全文检索的通用浏览器模式的古典文献类数据库。该数据库以精准校对的小学工具（文字、音韵、训诂）、古代类书、出土文献类资料为基础，大量纳入包括经、史、子、集、中医药典籍、古典小说与戏曲、敦煌文献、儒、释、道等历代传世文献，以及大型丛书、史书、方志等，涵盖文史哲等专业教学和研究工作中常用的专业古籍文献资料。该数据库可供医药学、政治学、经济学、社会学及从事研究文字、音韵、训诂、历史文献、文学戏曲等相关专业人员检索使用。经过 20 余年的积累，目前《瀚堂典藏》精细加工入库的古籍种类达到 20000 余种，文字总量约 60 亿字，读者可在通用浏览器条件下进行全文跨库检索和连续图文对照阅读的记录条目数超过 5000 万条。

4. 中华经典古籍库　中华经典古籍库是中华书局 2014 年推出的大型古籍数据库。该数据库目前已收录近 4000 种中华书局及其他古籍出版社正式出版的整理本古籍图书，所收图书涵盖经、史、子、集、类书各部，共约 17.5 亿字。代表性资源主要有点校本"二十四史及《清史稿》""通鉴系列""新编诸子集成""十三经清人注疏""史料笔记丛刊""学术笔记丛刊""古典文学基本丛书""佛教典籍选刊"等，以及大型古籍《全上古三代秦汉魏晋三国六朝文》《全唐文》《全宋文》《全元文》《全元诗》等，基本保留了图书完整的前言、注释、校勘等整理成果，数据准确，内容权威。目前该数据库陆续推出了镜像版、网络版（在线版）、微信版、微信专业版 4 款产品。这 4 款产品的功能和价格各异，充分考虑到了机构用户和个人用户的差异性需求，也满足了专业学者和非专业人士的检索需求。

5. 书同文古籍数据库 书同文古籍数据库是由北京书同文数字化技术有限公司开发的一系列古籍资源全文检索数据库。数据库内容包括《大清历朝实录》《大清五朝会典》《四部丛刊》《十通》《中国历代石刻史料汇编》《中医中药古籍大系》和明代史料、金石书画等，该数据库使用的资源均是版本最好、使用价值最高的古籍、档案或报刊等，具有文献内容齐全、底本优良、数据质量高、全文检索强、关联技术多、支持生僻字、在线功能丰富等重要特点。数据库提供跨库与单库全文检索、时间检索等多种检索与导航模式，其中全文检索版的文献资料经过高精度全文数字化过程，文献内容字字可查、句句可检，并且设置了精致仿古的用户页面，读者在检索浏览的同时还能获得精品般的视觉感受。书同文古籍数据库现已成为读者研究古籍史料有力的检索工具。

6. 中医药基本古籍数据库 中医药基本古籍数据库是目前规模最大的可全文检索的中医古籍类数据库，汇集了 2000 余种近百万册中医药类古籍，涵盖了国内及收藏于日本、朝鲜半岛、欧洲等国外地区的古籍文献。该数据库包括"医经""基础理论""伤寒金匮""诊法""针灸推拿""本草""方书""临证各科""养生"等 13 个部分，是目前中医药研究和古籍版本、古代文学、古代历史研究等领域常用的基础文献数据库。该数据库支持全文检索，读者可输入任意关键词检索所有文献资料。同时数据库采用原文献影印图片与录入文字对应显示的格式，读者在阅读时可以随时核对原始文献，极大地提高了文献资料引用的准确性和权威性。数据库还具备批注、纠错、标签等辅助功能，便于读者使用。

7. 中国基本古籍库 中国基本古籍库是由北京爱如生数字化技术研究中心开发制作、黄山书社出版发行的综合性全文检索版大型古籍数据库。该数据库共收录自先秦至民国历代典籍 10000 种，17 万卷，全文 18 亿字，版本 12000 余个，数据量约 400G，内容总量相当于 3 部《四库全书》，不仅是目前世界上最大的中文数字出版物，也是中国有史以来最大的历代典籍总汇。该数据库所收历代典籍及所附重要版本的收录标准为千古流传、脍炙人口的名著；或虽非名著，但为各学科的基本文献；或虽非基本文献，但有拾遗补阙意义的特殊著作。该数据库包括 4 个子库、20 个大类、100 个细目，方便读者查阅。

8. 中医典海古籍数据库 中医典海古籍数据库是由北京爱如生数字化技术研究中心开发，博采精选，删重去复，收录自先秦至民国最具学术价值、实用价值和版本价值的历代中医药典籍 2000 种，内容广及医经、本草、诊法、方书、针灸、临症各科、养生及医案、医话、医论等，同时按照完本、母本和后出转精本标准，慎选宋元明清各级善本及日本、高丽刊本，其中孤本和稀见本近三成。堪称医籍渊海，珍本集林。该数据库提供中医药古籍的分类检索、条目检索、全文检索、对照阅读等功能。

9. 中医药在线 中医药在线是由中国中医科学院中医药信息研究所创办的国内提供中医药学信息服务的专业化信息网站。中医药在线专注于中医药信息化建设，是中医药行业科技文献及信息资源最丰富的网站之一，覆盖全国 17 个省市的 19 个网络分中心，同时也覆盖了同行业中政府、医疗、科研、教育等多方面的信息。中医药在线建立了同行业中最大的文献数据库，包括中医药期刊文献数据库、疾病诊疗数据库、民族医药数据库等相关数据库，以及中国中药数据库、中国中药药对数据库、方剂现代应用数据库等事实型数据库，目前提供服务的数据库总数有 60 余种，能够将中医药动态信息快速准确地进行网上传递交流。中医药在线已经成为集信息共建、组织管理、语言支撑、检索共享为一体的信息化系统集成平台。

习题

1. 应用古今医案云平台检索国医大师路志正治疗高血压的相关医案。

2. 应用古今医案云平台检索主方为酸枣仁汤的相关医案，并回答在平台的现有数据中，哪位医生用该方的医案最多。

【思考题】

1. 请思考古今医案云平台对医案的高级检索可否涵盖名医检索和方剂检索的功能。

2. 列举目前常用的中医古籍数据库。

3. "中医药在线"目前提供服务的数据库包括哪些?

中文生物医学文献数据库

查找生物医学文献信息，主要通过专业数据库检索系统，如中国生物医学文献服务系统等，以及综合性数据库检索系统，如中国知网、中文科技期刊数据库、万方数据知识服务平台、读秀学术搜索等，它们是查找医学文献信息的重要信息源，应重点掌握并灵活运用。

第一节　中国生物医学文献服务系统

一、资源概述

中国生物医学文献服务系统（简称 SinoMed，网址为 http://www.sinomed.ac.cn），由中国医学科学院/北京协和医学院医学信息研究所/图书馆研发。该系统整合了中国生物医学文献数据库（CBM）、西文生物医学文献数据库（WBM）、中国医学科普文献数据库（CPM）、北京协和医学院博硕学位论文库（PUMCD）、中国生物医学引文数据库（CBMCI）5 种资源，是集检索、分析、开放获取、原文传递、个性化服务于一体的生物医学中外文整合文献服务系统。

（一）收录范围

1. 中国生物医学文献数据库（CBM）　收录 1978 年至今 2900 余种中国生物医学期刊的文献题录 1080 余万篇（截至 2021 年 3 月）。全部题录均进行主题标引、分类标引，同时对作者、作者机构、发表期刊、所涉基金等进行规范化加工处理。2019 年起，新增标识 2015 年以来发表文献的通讯作者，全面整合中文 DOI（数字对象唯一标识符）链接信息，以更好地支持文献发现与全文在线获取。

2. 中国医学科普文献数据库（CPM）　收录 1989 年以来国内出版的医学科普期刊近百种，文献总量 43 万余篇，重点收录养生保健、心理健康、生殖健康、运动健身、医学美容、婚姻家庭、食品营养等与医学健康有关的内容。

3. 北京协和医学院博硕学位论文库（PUMCD）　收录 1981 年以来北京协和医学院培养的博士、硕士研究生学位论文，学科范围涉及医学、药学各专业领域及其他相关专业，内容前沿、丰富。

4. 西文生物医学文献数据库（WBM）　收录世界各国出版的重要生物医学期刊文献题录 2900 余万篇，其中协和馆藏期刊 6300 余种，免费期刊 2600 余种。年代跨度大，部分期刊可回溯至创刊年。

5. 中国生物医学引文数据库（CBMCI）　收录 1989 年以来中国生物医学学术期刊文献的原始引文 2000 余万篇，引文总量达 640 余万篇。所有期刊文献引文与其原始文献题录关联，以更好地支持多维度引文检索与引证分析。

（二）系统特点

1. 数据规范化处理 根据美国国立医学图书馆《医学主题词表》（MeSH）（中译本）、中国中医科学院中医药信息研究所《中国中医药学主题词表》及《中国图书馆分类法·医学专业分类表》对收录文献进行主题标引和分类标引，深入、全面地揭示文献内容。对 CBM 的作者、作者机构、发表期刊、所涉基金等进行规范化处理，标识第一作者、通讯作者，使作者、机构、期刊、基金的检索准确、全面。

2. 提供多功能检索 提供跨库检索、单库检索、快速检索、高级检索、主题检索、分类检索、智能检索、多维限定检索、多维筛选过滤、多知识点链接等文献检索功能，以及引文检索、期刊检索等功能。

3. 提供多样化服务 提供在线阅读协和医学院博士、硕士研究生学位论文，通过链接中国知网、万方医学网、万方数据知识服务平台、编辑部、出版社等多种途径获取文献原文（含 OA 期刊），还可通过申请付费方式进行文献传递。

4. 提供个性化服务 注册个人账号后便能拥有"我的空间"，提供检索策略定制、检索结果保存和订阅、检索内容主动推送及邮件提醒，以及学术分析定制等个性化服务。

二、检索途径与方法

（一）检索规则

1. 主要字段 包括常用字段、全部字段、核心字段、中文标题、英文标题、摘要、关键词、主题词、特征词、分类号、人名主题、作者、第一作者、通讯作者、作者单位、通讯作者单位、地区、刊名、出版年、ISSN、基金、研究生姓名、授予学位、授予学位单位、导师、第一导师、研究专业等。

其中常用字段由中文标题、摘要、关键词、主题词 4 个检索项组成；核心字段由中文标题、关键词、主题词 3 个检索项组成。

2. 逻辑组配检索 利用布尔逻辑运算符 AND（逻辑"与"）、OR（逻辑"或"）、NOT（逻辑"非"）进行逻辑组配检索，运算优先级为 NOT>AND>OR。

3. 截词检索 又称通配符检索，支持使用单字通配符（?）和任意通配符（%）进行截词检索，通配符的位置可以置首、置中或置尾。

4. 短语检索 检索词含有特殊符号"–""（"时，如需将检索词作完整概念检索，必须用英文半角双引号标识检索词，如 "1,25–（OH）$_2$D$_3$"。

5. 智能检索 智能检索是基于词表系统，将输入的检索词转换成表达同一概念的一组词的检索方式，即自动实现检索词及其同义词（含主题词、下位主题词）的同步检索，是基于自然语言的主题概念检索。

6. 限定检索 可限定文献的年代、文献类型、年龄组、性别、对象类型等检索条件，减少二次检索操作，提高检索效率。

7. 精确检索与模糊检索 精确检索表示检索词与命中检索字符串完全相同，分类号、作者、刊名等字段可进行精确检索。模糊检索亦称包含检索，即输入的检索词包含在命中文献的检索字符串中。例如，检索作者为"张明"的文献，在不勾选"精确"选项时，可检出作者为"张明""张明琇"等的文献。SinoMed 默认进行模糊检索。

8. 检索历史 检索历史记录每次检索的步骤，包括序号、检索表达式、检出文献量、时间及推送服务。通过检索历史可以显示检索过程，调用检索结果，多个历史检索表达式还可以进行逻辑组配检索。系统最多能保存 200 条检索表达式，检索策略可以保存到"我的空间"和邮箱订阅。

（二）首页检索

首页检索是 SinoMed 提供的简单检索方式，方便检索者直接选择全库或单库进行快速或高级检索，检索结果直接进入文献检索页面，可进一步进行深度检索。首页检索输入框默认在全部字段执行智能检索，支持逻辑组配检索、截词检索、短语检索等（图 3–1）。

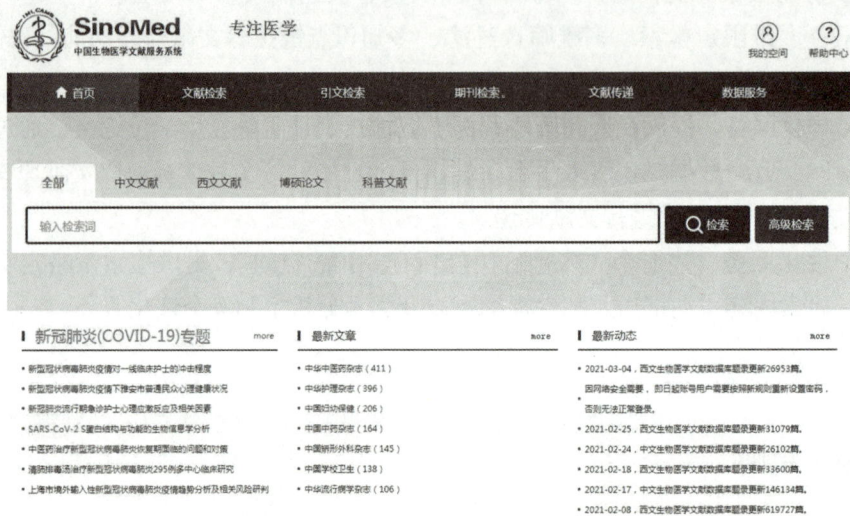

图 3–1　SinoMed 首页检索界面

（三）文献检索

文献检索提供跨库检索及中国生物医学文献数据库、西文生物医学文献数据库、北京协和医学院博硕学位论文库、中国医学科普文献数据库 4 个单库选择的检索。检索方式包括快速检索、高级检索、主题检索和分类检索 4 种（图 3–2）。下面以中国生物医学文献数据库（CBM）为例对 SinoMed 文献检索检索方式进行介绍。

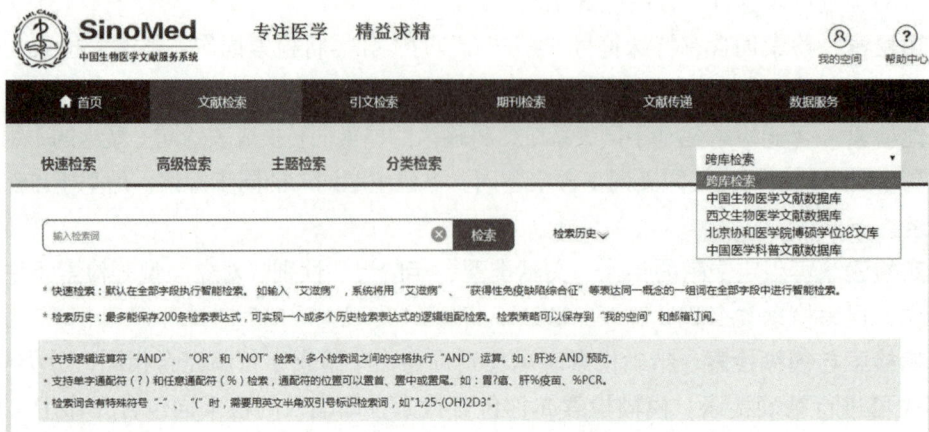

图 3–2　SinoMed 文献检索界面

1. 快速检索　快速检索是一种默认检索方式，默认在全部字段执行智能检索。优点是方便快捷，不需要进行字段限定，使用起来难度较低；缺点是检索结果数量较多，检索的准确性较差。如果还要进行年代和限定检索，则需在检索结果页面进行。在检索结果页面的输入框中，可在常用字段、标题、摘要、关键词、主题词、作者、作者单位7个字段中进行字段限定检索或二次检索。

【检索示例】用快速检索方式检索辽宁中医药大学人员发表的针灸治疗中风的有关文献。

检索步骤

第一步：根据检索要求分析有"辽宁中医药大学""针灸""中风"3个检索词，其中"辽宁中医药大学"需限定为作者单位字段，"针灸"和"中风"可以进行逻辑"与"组配，同时借助快速检索默认的智能检索功能，自动查找它的同义词、相关词、主题词等，以减少漏检。

第二步：在快速检索输入框中，输入"针灸AND中风"或"针灸 中风"，点击"检索"按钮，即可进入快速检索结果页面（图3-3）。

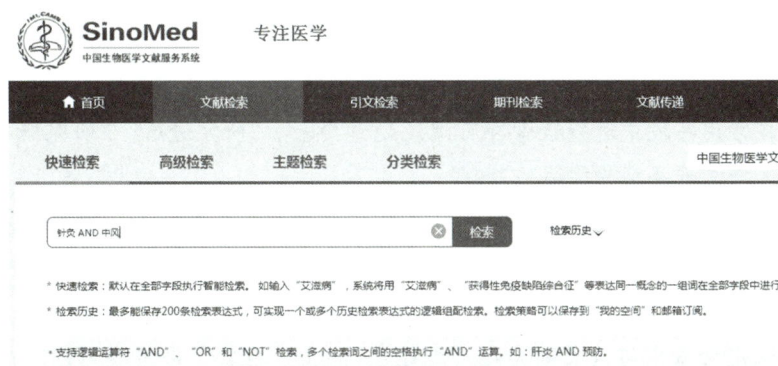

图3-3　快速检索实例界面

第三步：快速检索结果页面显示出"针灸AND中风"的详细检索表达式："针灸"[全部字段]AND（"中风"[全部字段]OR"卒中"[全部字段]OR"风痱"[全部字段]OR"中风"[主题词]），说明智能检索的全过程符合题意。点击页面输入框，选择作者单位字段，键入"辽宁中医药大学"，勾选二次检索，再点击"检索"按钮，即可查到所需文献（图3-4）。

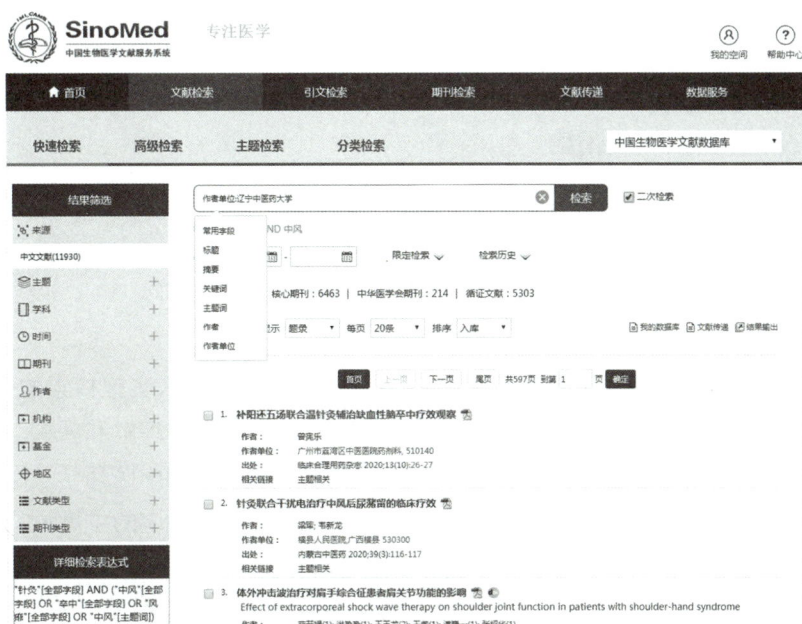

图3-4　快速检索结果实例界面

2. 高级检索　高级检索是通过构建较为复杂的检索表达式来实施检索的一种检索方式。优点是检索入口多，检索限定灵活，查准率较高。

（1）选择检索入口　构建检索表达式时可进行常用字段、全部字段、核心字段等20余个字段的选择。

（2）键入检索词　同一检索框可以按检索规则输入多个检索词，检索词之间只支持同时输入AND、OR、NOT或空格中的一种逻辑运算符；不同检索框可以根据需要选择不同的字段进行限定。

（3）构建检索表达式　检索框之间可通过选择 AND、OR、NOT 进行逻辑组配检索；勾选"优先"，可优先进行运算，勾选"精确"或"智能"，可进行精确检索或智能检索；检索表达式实时显示编辑，检索表达式构建完成后可直接点击"检索"或点击"发送到检索历史"。

（4）限定检索　提供年代、限定检索及检索历史功能，方便检索表达式的进一步限定及查看。

【检索示例】 用高级检索方式检索新型冠状病毒肺炎中医药研究进展的有关文献。

检索步骤

第一步：根据检索要求分析有"新型冠状病毒""肺炎""中医药"3个检索词，均表示文献内容特征，选择在常用字段中进行检索即可满足题意要求。"研究进展""研究概况""研究现状"等类的文献，需选择文献类型为综述。

第二步：在"构建表达式"输入框中，选择"常用字段"，键入"新型冠状病毒 AND 肺炎 AND 中医药"，勾选"智能"。也可分3个检索行均选择常用字段并分别输入"新型冠状病毒""肺炎"和"中医药"，均勾选"智能"，选用 AND 连接（图3-5）。

第三步：在限定检索中勾选文献类型"综述"，点击"检索"即可查到所需文献；点击"发送到检索历史"，即可查看检索表达式、检索结果等检索历史。

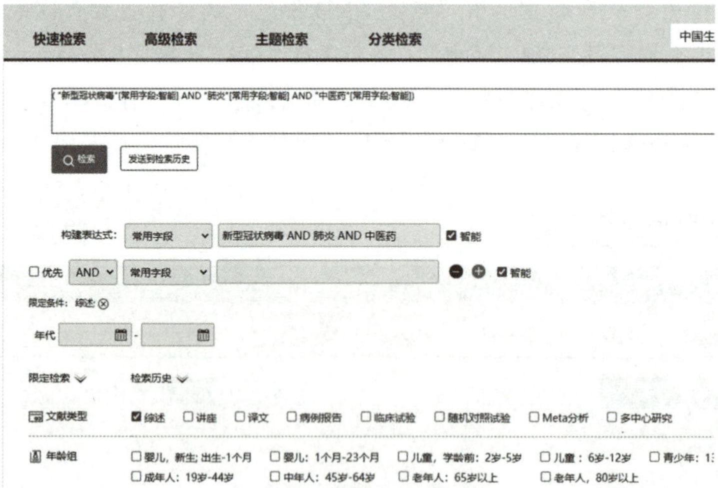

图3-5　高级检索实例界面

3. 主题检索　主题检索是通过查找代表文献主题概念的主题词来实施检索的一种检索方式。优点是概念检索，查全率及查准率较高；缺点是专业性较强，不容易理解和掌握。主题检索的关键是查找主题词，主题词是经过《医学主题词表》（MeSH）和《中国中医药学主题词表》两个词表规范化后的词汇，输入检索词后，系统将自动在两个词表中查找对应的主题词。如输入"糖尿病"，点击"查找"按钮，系统出现有关糖尿病的主题词列表（图3-6），左侧显示糖尿病及相关款目词，中间显示糖尿病对应主题词，右边显示命中文献数。也可通过"主题导航"，浏览主题词树查找对应的主题词。

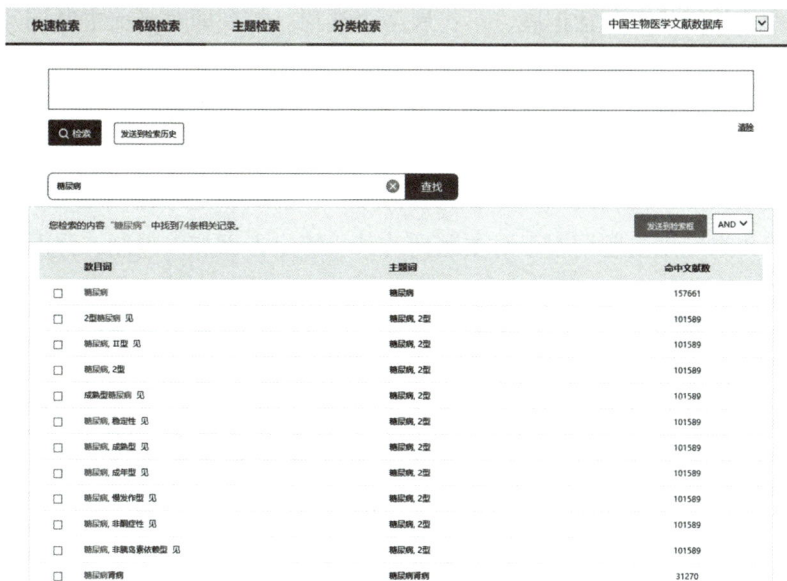

图 3-6 主题词列表实例界面

在主题词列表页面，可勾选一个或多个主题词，选择所需逻辑关系，直接发送到检索框实施检索。也可点击主题词，进入主题词注释及检索页面（图 3-7），浏览主题词注释及主题树，明确主题概念；选择扩展检索、加权检索及勾选副主题词进行组配检索，提高查全率和查准率。

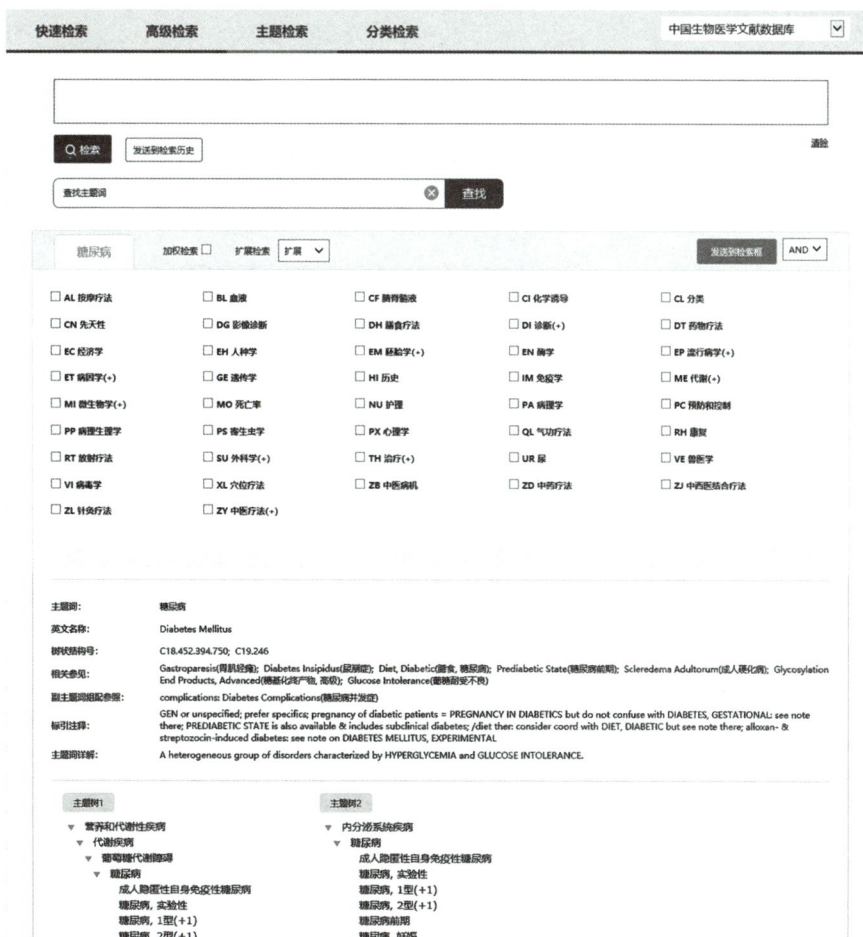

图 3-7 主题词注释及检索界面

（1）扩展检索　扩展检索包括扩展、不扩展两个选项。扩展即对当前主题词及其下位主题词进行检索，不扩展则只检索当前主题词，系统默认为扩展。

（2）加权检索　加权检索仅对主要概念主题词（加"*"的主题词）进行检索，非加权检索则对加"*"号的主题词和不加"*"号的主题词都进行检索。加权检索可以提高查准率。系统默认为非加权检索。

（3）副主题词组配　副主题词用于对主题词的某一特定方面加以限制，强调主题词概念的某些专指方面。CBM列出《医学主题词表》（MeSH）和《中国中医药学主题词表》中的所有副主题词，用于限定同一主题的不同方面。主题词组配副主题词，可以更准确地表达文献内容，使概念更为专指。如检索"糖尿病并发症的治疗"的文献就需要用主题词"糖尿病并发症"与副主题词"治疗"组配进行检索。副主题词列表中带有"（＋）"的副主题词，说明有下位副主题词，勾选时系统自动将全部下位副主题词一并勾选，即对当前副主题词及其下位副主题词进行组配检索。组配时允许去除不符合检索要求的副主题词。不选择任何副主题词，系统默认对组配副主题词及不组配副主题词的文献全部进行检索。

【检索示例】用主题检索方式检索糖尿病并发症的有关文献。

检索步骤

第一步：根据检索要求分析有"糖尿病""并发症""治疗"3个检索词。选择主题检索方式检索，首先要确定检索词对应的主题词及副主题词，然后实施检索。

第二步：在主题检索页面的输入框中键入检索词"糖尿病"，点击"查找"按钮进入主题词列表页面（图3-8）。

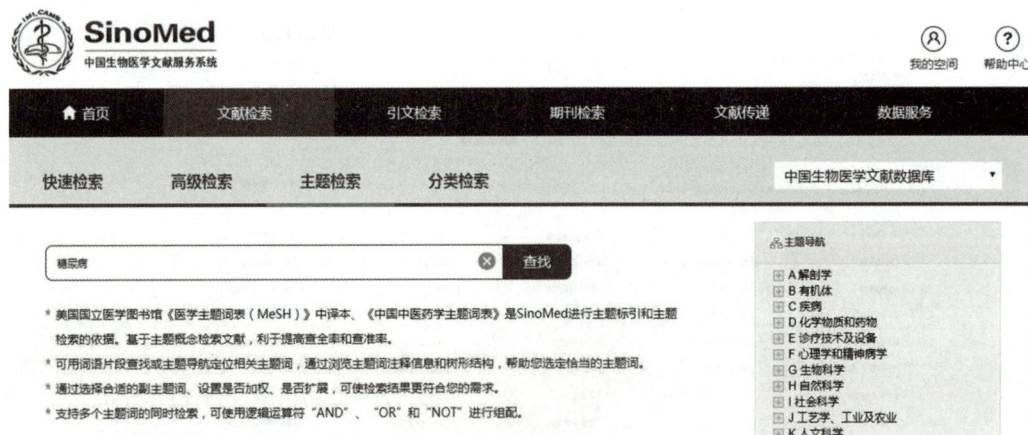

图3-8　主题检索实例界面

第三步：浏览主题词列表，发现先组主题词"糖尿病并发症"（既主题词表将经常在一起使用的一组词组配成一个主题词，使概念的表达更加专指），选择"糖尿病并发症"作为"糖尿病""并发症"两词对应的主题词更符合题意。点击主题词"糖尿病并发症"进入主题词注释及检索页面（图3-9）。

第四步：浏览主题词注释，发现糖尿病并发症包括糖尿病血管病变、糖尿病昏迷、糖尿病肾病、糖尿病神经病变等下位主题词，均符合题意，故选择扩展检索；为提高查准率，勾选加权检索；勾选副主题词"治疗（＋）"，其所有下位副主题词如中医疗法、外科学、放射疗法等均自动勾选。点击"发送到检索框"按钮，检索表达式在检索框形成；继续点击"检索"按钮，即可查到所需文献。

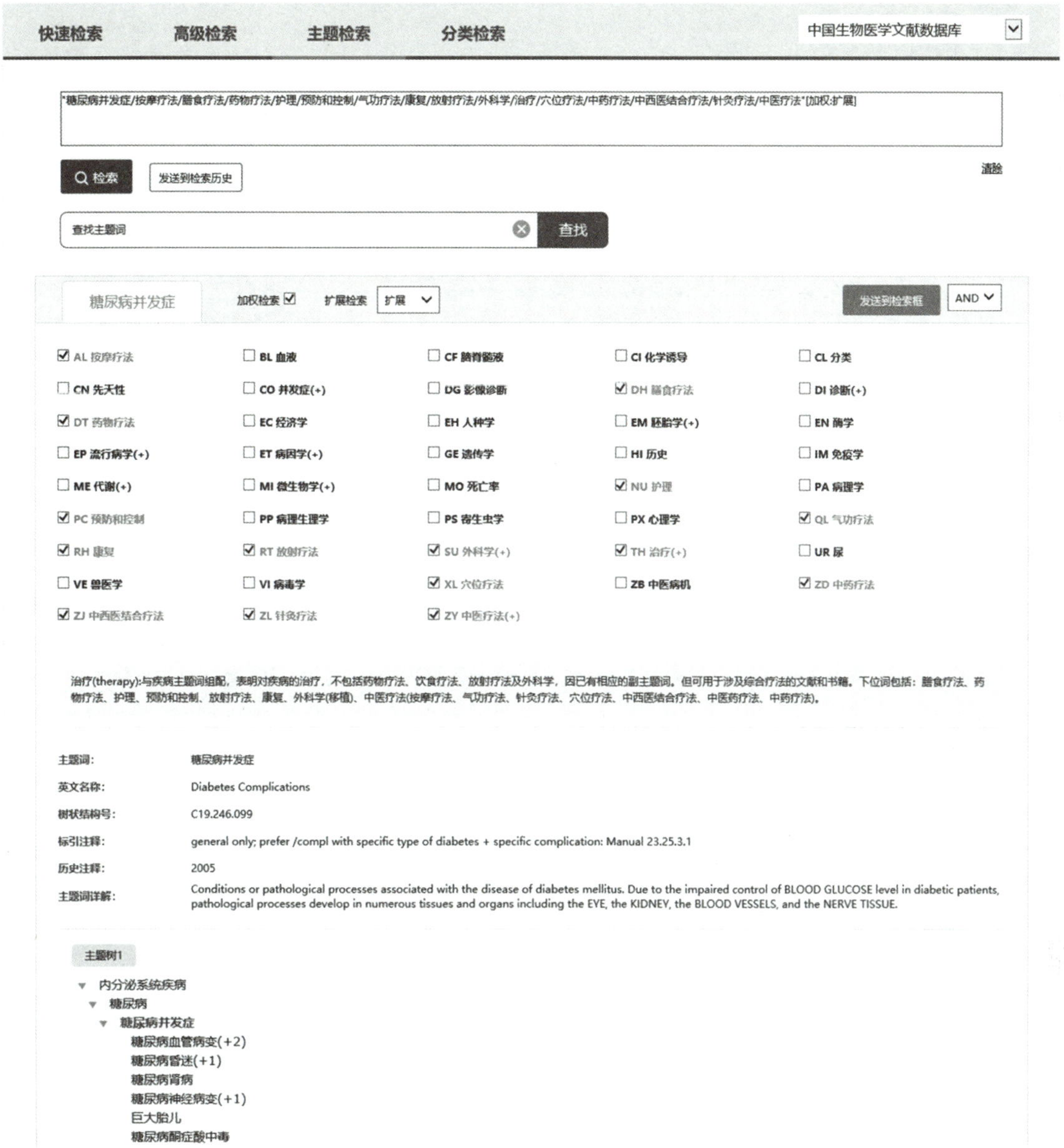

| 快速检索 | 高级检索 | 主题检索 | 分类检索 | | 中国生物医学文献数据库 ▽ |

"糖尿病并发症/按摩疗法/膳食疗法/药物疗法/护理/预防和控制/气功疗法/康复/放射疗法/外科学/治疗/穴位疗法/中药疗法/中西医结合疗法/针灸疗法/中医疗法"[加权:扩展]

清除

🔍 检索 | 发送到检索历史

查找主题词 ⊗ | 查找

| 糖尿病并发症 | 加权检索 ☑ | 扩展检索 扩展 ▽ | 发送到检索框 | AND ▽ |

☑ AL 按摩疗法 | □ BL 血液 | □ CF 脑脊髓液 | □ CI 化学诱导 | □ CL 分类
□ CN 先天性 | □ CO 并发症(+) | □ DG 影像诊断 | ☑ DH 膳食疗法 | □ DI 诊断(+)
☑ DT 药物疗法 | □ EC 经济学 | □ EH 人种学 | □ EM 胚胎学(+) | □ EN 酶学
□ EP 流行病学(+) | □ ET 病因学(+) | □ GE 遗传学 | □ HI 历史 | □ IM 免疫学
□ ME 代谢(+) | □ MI 微生物学(+) | □ MO 死亡率 | ☑ NU 护理 | □ PA 病理学
☑ PC 预防和控制 | □ PP 病理生理学 | □ PS 寄生虫学 | □ PX 心理学 | ☑ QL 气功疗法
☑ RH 康复 | ☑ RT 放射疗法 | ☑ SU 外科学(+) | ☑ TH 治疗(+) | □ UR 尿
□ VE 兽医学 | □ VI 病毒学 | ☑ XL 穴位疗法 | □ ZB 中医病机 | ☑ ZD 中药疗法
☑ ZJ 中西医结合疗法 | ☑ ZL 针灸疗法 | ☑ ZY 中医疗法(+)

治疗(therapy):与疾病主题词组配,表明对疾病的治疗,不包括药物疗法、饮食疗法、放射疗法及外科学,因已有相应的副主题词。但可用于涉及综合疗法的文献和书籍。下位词包括:膳食疗法、药物疗法、护理、预防和控制、放射疗法、康复、外科学(移植)、中医疗法(按摩疗法、气功疗法、针灸疗法、穴位疗法、中西医结合疗法、中医药疗法、中药疗法)。

主题词:	糖尿病并发症
英文名称:	Diabetes Complications
树状结构号:	C19.246.099
标引注释:	general only; prefer /compl with specific type of diabetes + specific complication: Manual 23.25.3.1
历史注释:	2005
主题词详解:	Conditions or pathological processes associated with the disease of diabetes mellitus. Due to the impaired control of BLOOD GLUCOSE level in diabetic patients, pathological processes develop in numerous tissues and organs including the EYE, the KIDNEY, the BLOOD VESSELS, and the NERVE TISSUE.

主题树1

▽ 内分泌系统疾病
　▽ 糖尿病
　　▽ 糖尿病并发症
　　　糖尿病血管病变(+2)
　　　糖尿病昏迷(+1)
　　　糖尿病肾病
　　　糖尿病神经病变(+1)
　　　巨大胎儿
　　　糖尿病酮症酸中毒

图 3-9 主题词注释及检索实例界面

4. 分类检索 分类检索是从文献所属学科的角度进行检索的一种检索方式。优点是学科族性检索效果好;缺点是专指性较差,易产生无关文献。SinoMed 以《中国图书馆分类法•医学专业分类表》作为文献分类标引和检索的依据,通过类名查找或分类导航定位具体类目,可浏览分类词注释及分类树,明确学科概念及分类体系。勾选扩展检索或复分类,提高查全率、查准率。支持多个类目同时检索,方便一次性检索所需类目文献。

【检索示例】用分类检索方式检索中医养生方面的文献。

检索步骤

第一步:根据检索要求分析中医养生隶属"中国医学"类里的"中医预防、卫生学"类,可通过分类导航或输入类名来查找。

第二步:在分类检索页面的输入框中键入"养生"点击"查找"按钮,即可查到养生的类名及分类号,然后点击类名"养生",或在分类导航中逐级浏览,点击"R212 养生",均可进入分类注释及检索页面(图 3-10)。

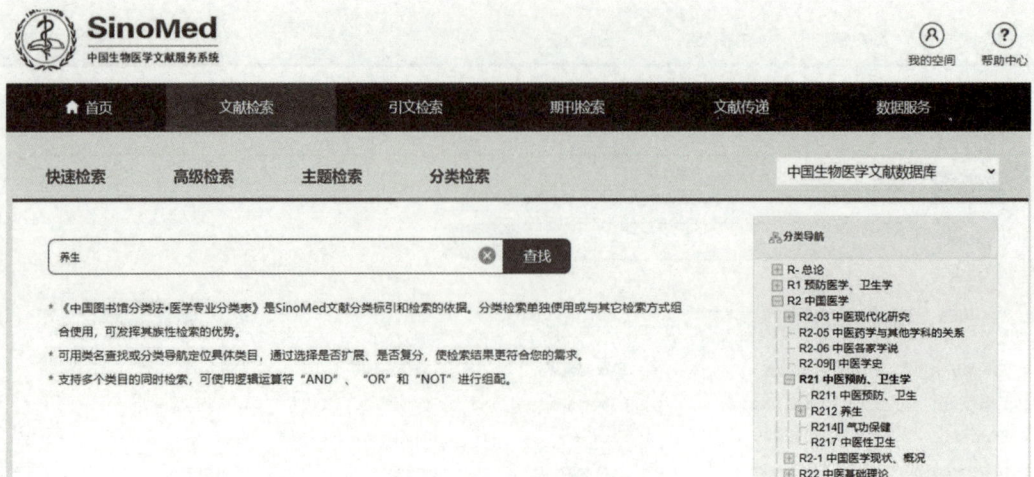

图 3-10 分类检索实例界面

第三步：浏览注释及分类树，明确养生不仅包括综合性养生（R212），如中医美容和中老年保健，还包括食养和食疗（R247.1）。勾选"扩展检索"，点击"发送到检索框"，首先构建出"R212"[分类号：扩展]检索表达式；再查找"食养、食疗"类名，同样操作，选择逻辑"OR"发送到检索框，构建出"R212"[分类号：扩展] OR "R247.1"[分类号：扩展]检索表达式，点击"检索"按钮，即可查到所需文献（图 3-11）。

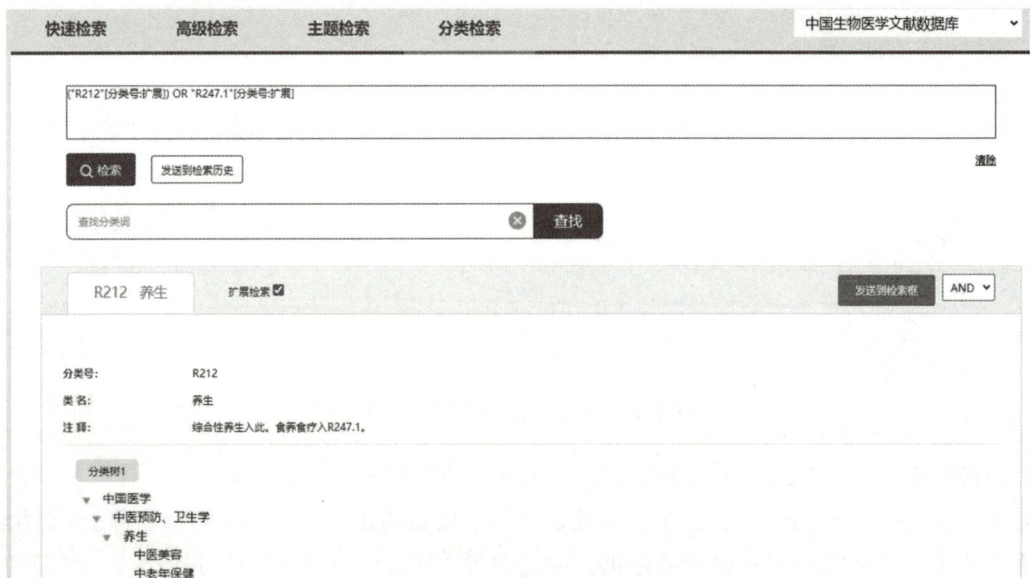

图 3-11 分类注释及检索实例界面

（四）引文检索

引文检索是针对中国生物医学引文数据库（CBMCI）所进行的检索。以常用字段、被引基金及被引文献题名、主题、作者、第一作者、出处、机构、第一机构作为检索入口查找被引文献（图 3-12），帮助查检者了解感兴趣的文献在生物医学领域的引用情况，以及文献关联课题的研究源头和脉络。其中，常用字段是由被引文献题名、关键词、主题词、被引文献出处和出版社 5 个字段组成；被引文献主题由被引文献题名、关键词和主题词 3 个字段组成。在引文检索结果页面，点击"创建引文报告"，即可对检索结果的所有引文进行分析，生成引文分析报告。引文分析报告由检索结果的发文和被引时间分布、引证综合指标统计和论文近 5 年被引情况统计 3 部分组成。

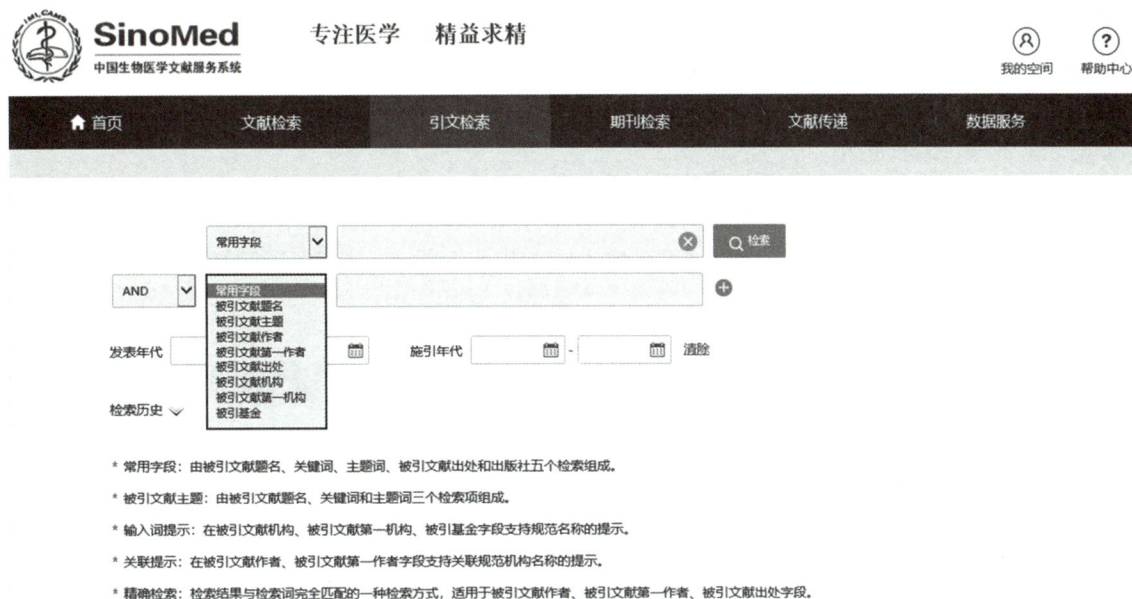

图 3-12　引文检索界面

（五）期刊检索

期刊检索用于查找和浏览 SinoMed 收录的期刊信息及特定期刊上的文献。在期刊检索页面，可浏览 SinoMed 收录了哪些中国生物医学学术期刊、中国生物医学科普期刊、西文生物医学学术期刊；可通过首字母浏览期刊的刊名、出版单位及核心期刊情况；还可以通过检索入口选择刊名、出版地、出版单位、期刊主题词、ISSN 字段，直接查找特定的期刊（图 3-13）。

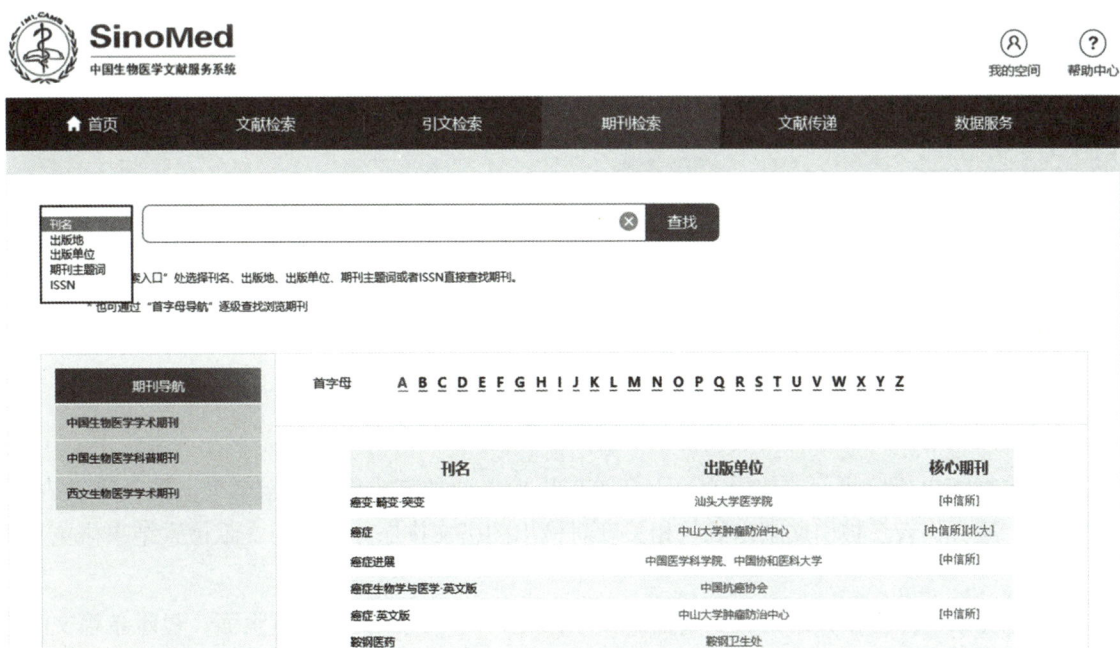

图 3-13　期刊检索界面

点击欲查看期刊的刊名，即进入期刊信息浏览界面，可浏览期刊图片、期刊收录汇总及期刊信息情况；可查看该期刊某年、某期的目录及具体文献；还可在该期刊中检索相关主题文献。

三、检索结果的处理

(一) 检索结果显示

1. 概览显示　文献检索结果概览页面，可以显示检索结果的记录数，系统默认每页显示 20 条；按题录、文摘两种方式显示检索结果；按入库、年代、作者、期刊、相关度、被引频次对检索结果排序（图 3-14）。

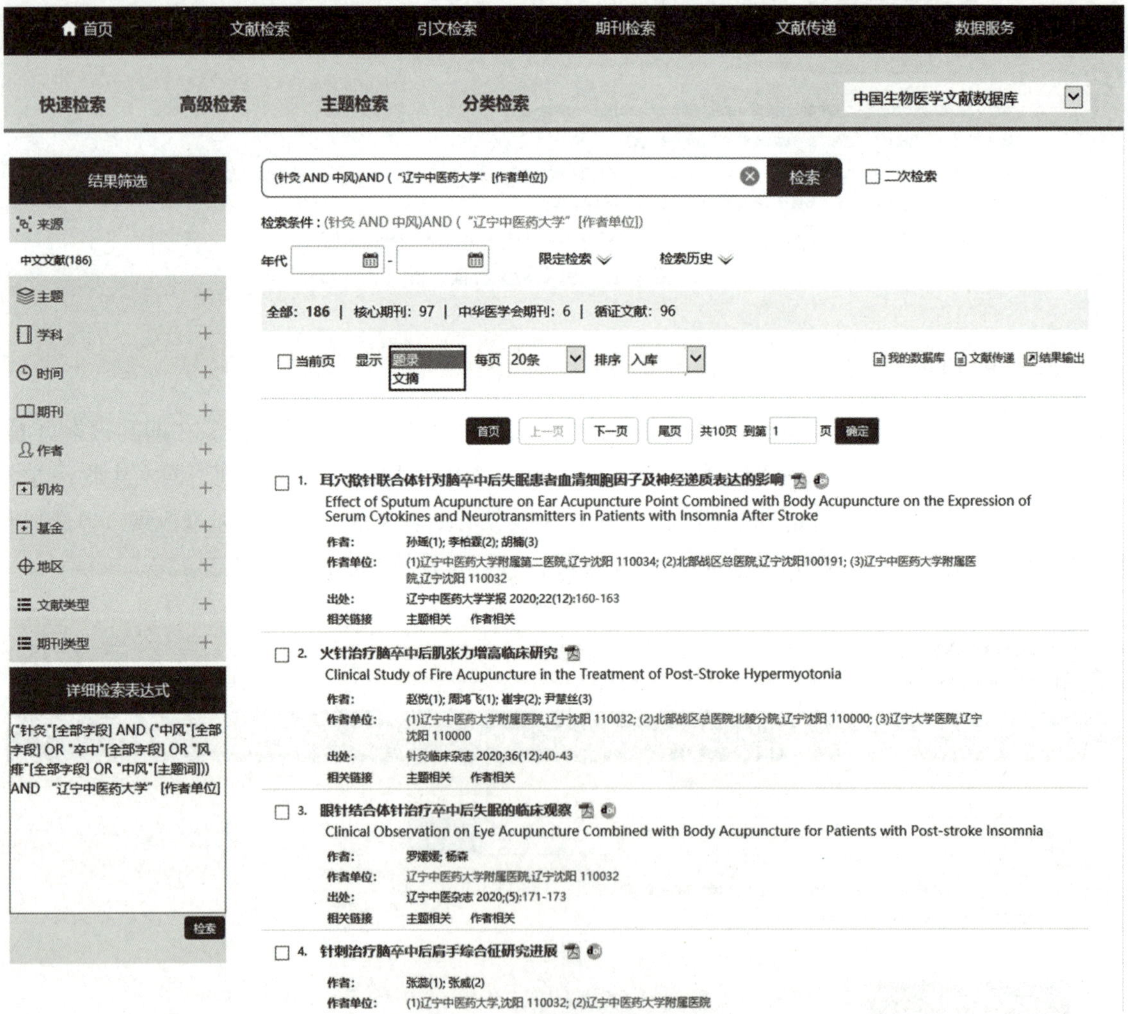

图 3-14　文献检索结果概览界面

引文检索结果概览页面，按引文、引文（带机构）两种方式显示检索结果，按文献发表年、被引频次、第一作者、被引文献出处、相关度对检出的引文排序。其他与文献检索结果概览页面相同。

2. 详览显示　点击检索结果概览页面的文献标题，即可进入文献详览页面，显示单篇文献的详细信息及其施引文献、共引相关文献、主题相关文献、作者相关文献等（图 3-15）。

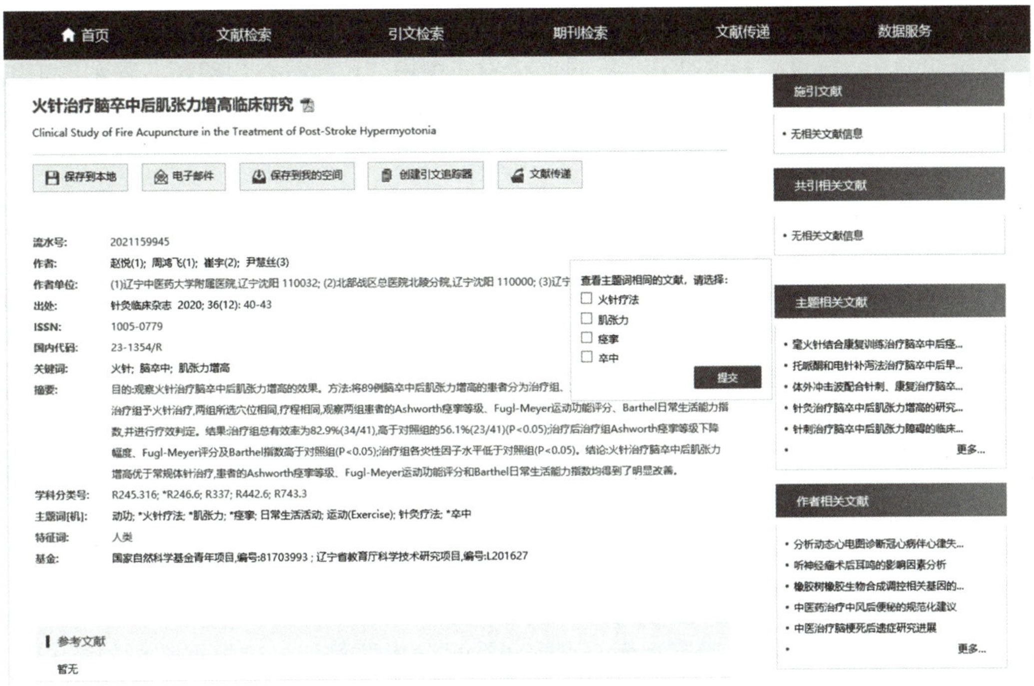

图 3-15　文献检索结果详览界面

3. 全文显示　无论在检索结果概览页面还是详览页面，对于有全文链接的文献，均在文献标题后或"原文链接"处显示全文链接图标，如 PDF 图标、DOI 链接图标或各数据库服务商图标，点击全文链接图标，即可显示并下载全文。在文献详览页面，还显示保存到本地、电子邮件、保存到我的空间、创建引文追踪器、文献传递的功能链接。

（二）检索结果分析

1. 检索结果分组　SinoMed 中 CBM、WBM 和 CBMCI 对检索结果进行了详细分组。CBM 对检索结果从核心期刊、中华医学会期刊和循证文献 3 个方面进行分组。核心期刊指被《中文核心期刊要目总览》或者《中国科技期刊引证报告》收录的期刊文献；中华医学会期刊指由中华医学会编辑出版的医学期刊文献；循证文献指 SinoMed 对检索结果进行循证医学方面的策略限定得到的结果，如对检索结果进行临床试验、随机对照试验、Meta 分析、多中心研究等的限定。

WBM 对检索结果从免费全文、协和馆藏、SCI 收录、F1000、循证文献 5 个方面进行分组。免费全文指被网络生物医学免费期刊出版发行的西文全文文献；协和馆藏指被北京协和医学院图书馆收录的西文文献；SCI 收录指被最新版《科学引文索引》（Science Citation Index，SCI）收录的文献；F1000 指被 Faculty of 1000 Medicine 和 Faculty of 1000 Biology 收录的文献（F1000 是由医学和生物学专家组成的，为科研人员和临床医生提供快速发现、评价和发表为一体的综合服务系统）。

CBMCI 从文献类型方面对引文检索结果进行分组，包括期刊、图书、专利、标准及其他（会议论文、学位论文、网络资源、报纸资源等）5 个方面。

2. 检索结果筛选　不同的数据库，对检索结果的筛选聚类略有不同。如 CBM 包括主题、学科、时间、期刊、作者、机构、基金、地区、文献类型、期刊类型 10 个方面的筛选聚类（图 3-14）。点击每个聚类右侧的"+"，展开其下具体的聚类结果，可勾选一个或多个聚类项，点击"过滤"按钮，即可根据需要对检索结果进行过滤筛选。

（1）期刊类型　在期刊类型筛选聚类中，其下的具体聚类"PKU"表示《中文核心期刊要目总览》收录的期刊，即北大核心期刊，在过滤检索式中用"1"表示；"ISTIC"表示《中国科技期刊引证报告》收录的期刊，即中信所核心期刊，在过滤检索式中用"2"表示；"CMA"表示中华医学会主办的期刊，在过滤检索式中用"3"表示。

（2）主题　主题聚类依据 2017 版《中文医学主题词表》（CMeSH）进行，展示二级主题树聚类结果，包含所有下位主题。

（3）学科　学科聚类依据《中国图书馆分类法·医学专业分类表》进行，展示一级类目聚类结果，包含所有下级类目。

（4）其他　除时间聚类外，各聚类结果均按由多到少排序显示，默认显示前10，点击"更多…"后显示前 50。

3. 详细检索表达式　详细检索表达式常常与键入的检索表达式不同，显示实际检索过程，从而分析检索结果的准确性。

（三）检索结果输出

1. 题录输出　在检索结果概览页面，点击"结果输出"按钮，可根据需要勾选 SinoMed、NoteExpress、EndNote、RefWorks、NoteFirst 5 种输出方式，勾选标记记录、全部记录（最多500 条）、当前页记录、记录号 4 种输出范围，勾选题录、文摘、自定义、参考文献、查新 5 种保存格式。

2. 全文输出　在文献标题后或"原文链接"处点击全文链接图标，即可直接打开或下载全文。值得注意的是，SinoMed 对中文期刊文献数据库和北京协和医学院博硕学位论文库仅提供全文链接，是否有效取决于当地是否订购了相应的全文数据库，如中文科技期刊数据库、协和医学院博硕学位论文全文库等。对于部分中文期刊文献，也通过 DOI 链接至万方医学网、万方数据知识服务平台或编辑部网站进行全文获取。对于西文生物医学期刊文献全文，SinoMed 对网络生物医学免费期刊及其文献进行整理，在检索结果页面，点击"免费全文"分类导卡，即可查找免费期刊文献线索并获取全文；也可通过调用当地单位拥有的外文资源电子馆藏获取文献原文。

（四）检索结果个性化处理

1. 我的检索策略　登录"我的空间"后，可以将检索历史中的检索表达式作为检索策略保存至"我的空间"，在数据库更新数据时，可对检索策略进行重新检索，达到定题跟踪检索的目的。

2. 我的订阅　登录"我的空间"后，可以从检索历史中对检索表达式进行邮箱订阅，将有更新的检索结果定期推送到指定邮箱，方便定期了解检索结果的变化情况。

3. 我的数据库　登录"我的空间"后，在检索结果概览页面，可以将感兴趣的检索结果添加到"我的数据库"。在"我的数据库"中，可以按照标题、作者和标签查找文献，并且可以对每条记录添加标签和备注信息，方便对关注的文献进行管理。

4. 引文追踪器　在检索结果详览页面，可以对详览的文献"创建引文追踪器"，当有新的论文引用此论文时，可收到登陆提示和邮件提示，方便追踪该文献的最新被引情况。

习题

1. 检索新生儿黄疸治疗方面的全文文献。

2. 检索学龄前儿童（2～5 岁）过敏性哮喘治疗方面的相关文献。

3. 确定"美尼尔综合征"的标准主题词，并分别从关键词途径和主题词途径检索"美尼尔综合征"诊断方面的文献，将检索结果进行对比。

4. 检索胃部疾病相关的综述文献。

5. 从"主题检索"途径检索中西医结合治疗高血压的相关文献，并将主题词分别进行"加权"和"非加权"检索，将检索结果进行对比。

6. 检索糖尿病并发症中西医治疗方面的文献，并将检索结果以"文摘"显示格式全部输出。

第二节　中国知网

中国知网全称为中国知识基础设施工程（China National Knowledge Infrastructure，CNKI，网址为 https://www.cnki.net），是以实现全社会知识信息资源共享为目标的信息化重点工程，由清华大学、清华同方发起，始建于 1999 年 6 月。CNKI 收录文献资源种类丰富，文献量逾 4 亿篇，是目前我国重要的知识资源全文数据库之一。

一、资源概述

CNKI 内容涵盖我国自然科学、工程技术、人文与社会科学、博硕士学位论文、报纸、图书、会议论文等公共知识信息资源。CNKI 整合中外文文献资源，覆盖 10 余种资源类型，包括期刊、学位论文、会议论文、报纸、年鉴、专利、标准、成果、图书、古籍、法律法规、政府文件、企业标准、科技报告、政府采购等。

CNKI 数据库有 WEB 版（网上包库）、镜像版、光盘版、流量计费 4 种用户服务模式。高校校园网用户可通过本校图书馆提供的网站链接直接访问，其他用户需要购卡使用。

CNKI 的系列源数据库产品丰富，种类繁多，其中较为核心的数据库有以下几种。

1. 学术期刊库　中国学术期刊（网络版）内容以学术、工程技术、政策指导、高级科普、行业指导及教育类期刊为主，覆盖自然科学、工程技术、农业、哲学、医学、人文科学、社会科学等学科领域，共分为 10 大专辑：基础科学、工程科技Ⅰ辑、工程科技Ⅱ辑、农业科技、医药卫生科技、哲学与人文科学、社会科学Ⅰ辑、社会科学Ⅱ辑、信息科技、经济与管理科学。10 大专辑下分为 168 个专题。其中中文学术期刊 8000 余种，最早回溯至 1915 年；外文学术期刊 57400 余种，最早回溯至 19 世纪。

2. 学位论文库　包括中国博士学位论文全文数据库和中国优秀硕士学位论文全文数据库，收录了 1984 年至今国内 500 余家博士培养单位的博士学位论文 40 余万篇，以及 780 余家硕士培养单位的优秀硕士学位论文 450 余万篇，覆盖基础科学、工程技术、农业、医学、哲学、人文科学、社会科学等学科领域。

3. 会议论文库　重点收录 1999 年以来，中国科协系统及国家二级以上的学会、协会，高校、科研院所、政府机关举办的重要会议及在国内召开的国际会议上发表的文献，部分重点会议文献回溯至 1953 年。目前，已收录国内会议、国际会议论文集 3 万本，累计文献总量 340 余万篇。

此外，CNKI 还有中国重要报纸全文数据库、中国专利全文数据库、中国科技项目创新成果鉴定意见数据库（知网版）、标准数据总库、中国引文数据库等多个专题数据库。

二、检索途径与方法

（一）检索规则

1.主要字段　CNKI检索系统主要字段包括主题、篇关摘、关键词、篇名、摘要、全文、作者、第一作者、通讯作者、作者单位、基金、参考文献、中图分类号等。这里的"主题"不是主题词表中的"主题词"概念，是指CNKI标引出来的文章所有主题特征，同时在检索过程中嵌入了专业词典、主题词表、中英对照词典、停用词表等工具，进行主题语义分析的结果。

2.布尔逻辑组配检索　允许使用AND、OR、NOT 3种布尔逻辑运算符，运算优先级为NOT>AND>OR，可使用括号改变运算顺序。

3.精确检索与模糊检索　可对除"主题"字段以外的其余字段进行精确检索和模糊检索的限定。其中"作者单位"字段默认进行模糊检索，其他字段默认进行精确检索。例如，检索作者单位"上海中医药大学"，若采用精确检索，则上海中医药大学曙光医院、上海中医药大学基础医学院等与输入检索词"上海中医药大学"不完全匹配的结果都会漏掉，造成严重漏检，影响检索质量。"作者"字段默认进行精确检索，检索某作者时，可排除使用模糊匹配带来的大量不相关结果。

4.限定检索　CNKI提供以下限定条件：针对检索词的"词频"限定、"来源期刊"限定（包括全部期刊、SCI来源期刊、EI来源期刊、北大核心、CSSCI、CSCD）、出版时间、更新时间等。其中"词频"仅在全文和摘要字段检索时限定，表示检索词在相应检索项中出现的频次。词频为空，表示至少出现1次。

5.检索历史　检索历史中保存了每次检索的步骤，包括序号、检索条件、检索范围、检索时间、更多操作。可通过检索结果列表上方的"检索历史"查询。

（二）检索方式

1.快速检索　进入CNKI，主页默认的就是快速检索方式。快速检索根据检索对象不同分为文献检索、知识元检索和引文检索3部分（图3-16）。

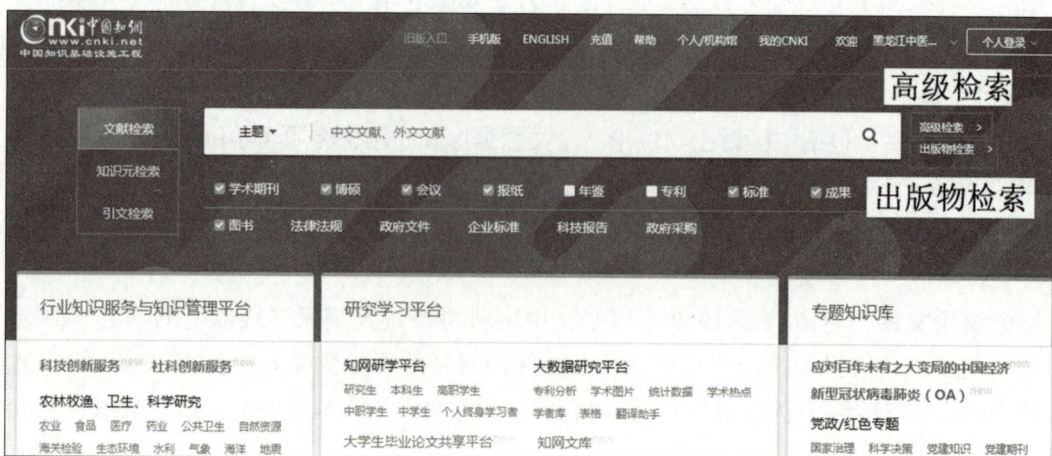

图3-16　CNKI主页

（1）文献检索　文献检索可以检索各类型文献，包括学术期刊、会议、报纸、年鉴、专利、标准、成果、图书等。检索时可以选择一个或多个数据库，再根据课题需要选择限定字段，在检索框中输入检索词，或者选用系统智能推荐的检索词，点击检索按钮即可。

（2）知识元检索　　知识元检索包括知识问答、百科、词典、手册、工具书、图片、指数、方法、概念等数据库的检索。可以解决疫情防护问答、词语的解释、某部工具书中词条的阐述等知识性问题。

（3）引文检索　　引文检索是针对中国引文数据库所进行的检索。该数据库针对某一对象或主题提供相关统计分析数据，通过数据分析器得到相关比较分析数据，也可以作为有效地科研管理及统计分析工具，供专业研究人员和科研管理部门使用。主要功能包括引文检索、检索结果分析、作者引证报告、文献导出、数据分析器等。

2. 高级检索　　在 CNKI 主页上方检索框右侧点击"高级检索"按钮（图 3-16），即可进入高级检索页面。高级检索页面提供高级检索、专业检索、作者发文检索和句子检索 4 种检索方式（图 3-17），适合比较复杂的课题的检索。

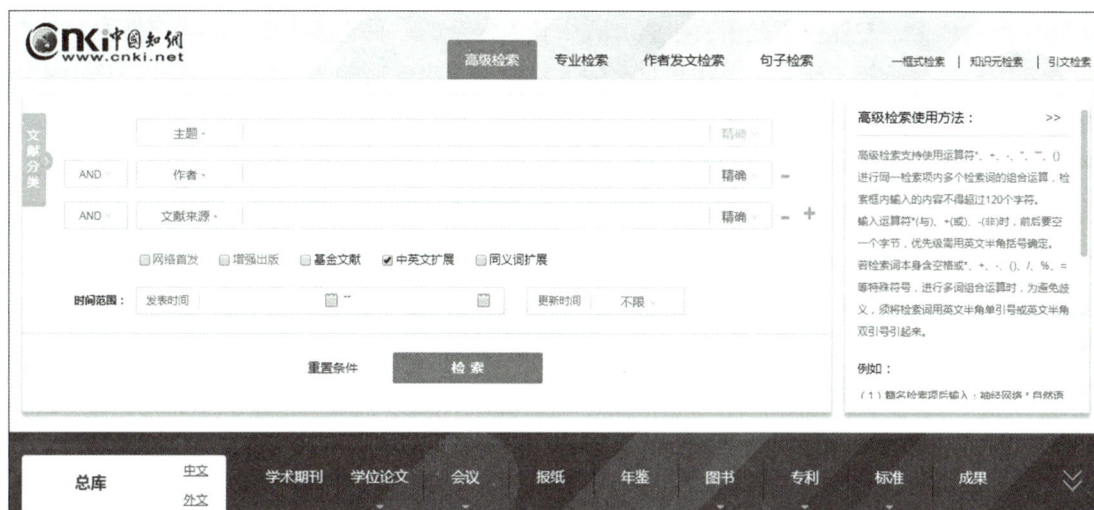

图 3-17　CNKI 高级检索界面

（1）高级检索　　进入高级检索页面系统默认为高级检索方式。页面左侧是文献分类，可以选择一个或多个专辑或专题。页面中间是检索区，点击页面中"+"和"-"按钮，可以增加或者减少检索框，检索框最多增加到 10 个，每个检索框均支持运算符"*""+""-""""""""（）"。还可以进行发表时间、更新时间和期刊来源类别等限定，提供精确检索和模糊检索选项。页面右侧是高级检索使用方法。

【检索示例】利用学术期刊库检索 2015 年至今来自北大核心期刊有关三七总皂苷提取方面的文献。

检索步骤

第一步：根据检索要求分析有"三七总皂苷""提取"两个检索词，逻辑关系应为逻辑"与"，时间为 2015 年至今。

第二步：在高级检索页面下方，点击"学术期刊"，进入学术期刊库的高级检索页面。

第三步：选择主题字段，在检索框中输入检索词"三七总皂苷"，空一个字节输入"*"，再空一个字节，输入检索词"提取"。

第四步：出版年度选择 2015 年到 2021 年，在来源类别中选择"北大核心"。

第五步：点击检索，即可得到所需文献（图 3-18）。

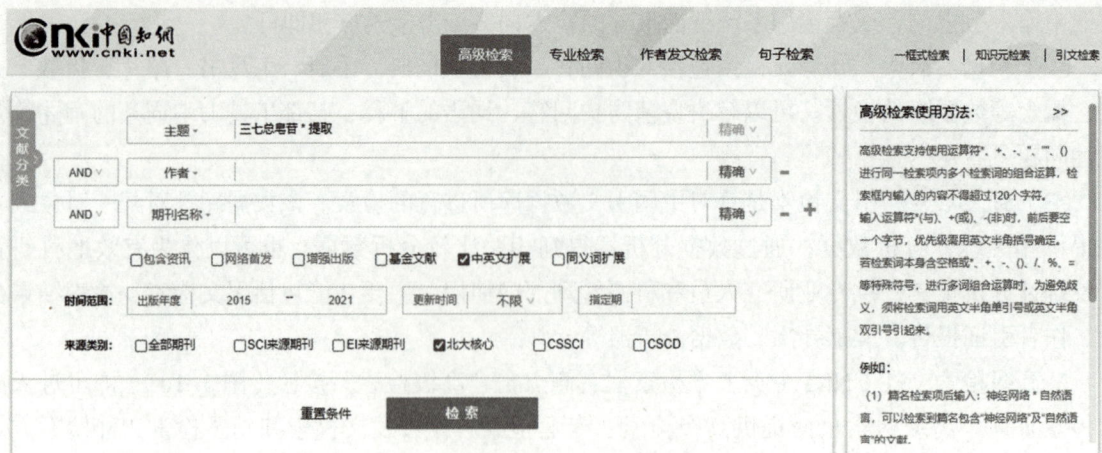

图 3-18 学术期刊库的高级检索实例界面

（2）专业检索 专业检索是所有检索方式中较为复杂的一种检索方式，多用于图书情报专业人员查新、信息分析等工作。需要用户自己输入检索式并确保所输入的检索式语法正确，才能检索到理想的结果。检索式语法规则下所有符号和英文字母都必须使用英文半角字符输入，布尔逻辑符号"AND""OR""NOT"前后都要空一个字节，可自由组合逻辑检索式，优先级需用英文半角圆括号"( )"确定。专业检索页面右侧有具体的使用说明，可以点击"专业检索使用方法"进行查看（图 3-19）。

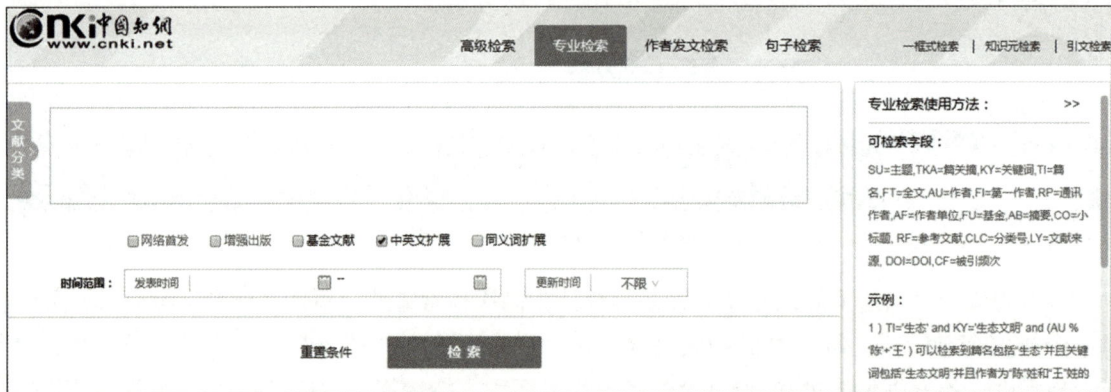

图 3-19 CNKI 的专业检索界面

（3）作者发文检索 作者发文检索是专门以作者为检索入口的一种检索方式，提供"作者""第一作者""通讯作者""作者单位"字段。可以根据不同机构、不同作者身份进行字段选择，提高检索效果。

【检索示例】检索北京中医药大学的"王琦"老师以第一作者身份发表的文章。

检索步骤

第一步：在检索区的第一行选择"第一作者"字段，输入"王琦"。

第二步：在检索区第二行选择"AND"逻辑关系，并且选择"作者单位"字段，输入"北京中医药大学"。

第三步：点击检索，即可得到所需文献（图 3-20）。

（4）句子检索 句子检索通过输入的两个检索词，查找同时包含这两个词的文章，可以在文章的同一句话中或者在同一段中查找（图 3-21）。

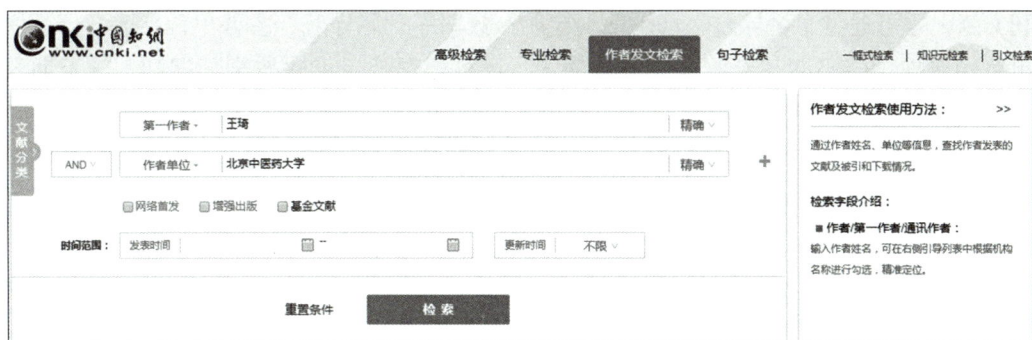

图 3-20　CNKI 的作者发文检索实例界面

需要注意的是，同一句指包含 1 个断句标点（句号、问号、感叹号或省略号），同一段指 20 句之内。句子检索不支持空检，同句、同段检索时必须输入两个检索词。

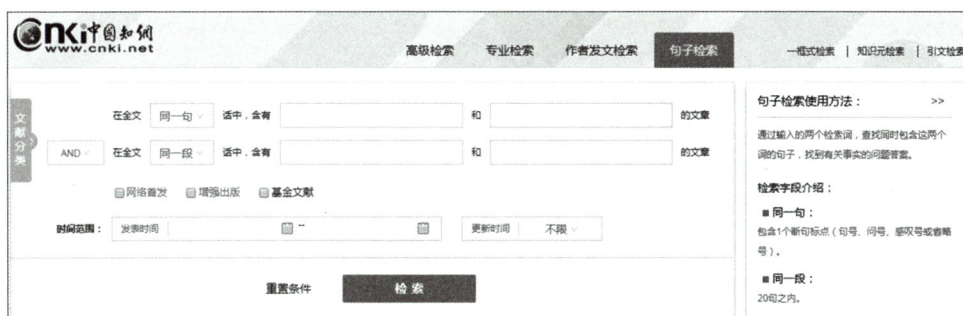

图 3-21　CNKI 的句子检索界面

3. 出版物检索　在 CNKI 主页上方检索框右侧点击"出版物检索"按钮（图 3-16），即可进入出版物检索页面。出版物检索提供出版来源导航、期刊导航、学术辑刊导航、学位授予单位导航、会议导航、报纸导航、年鉴导航和工具书导航（图 3-22）。

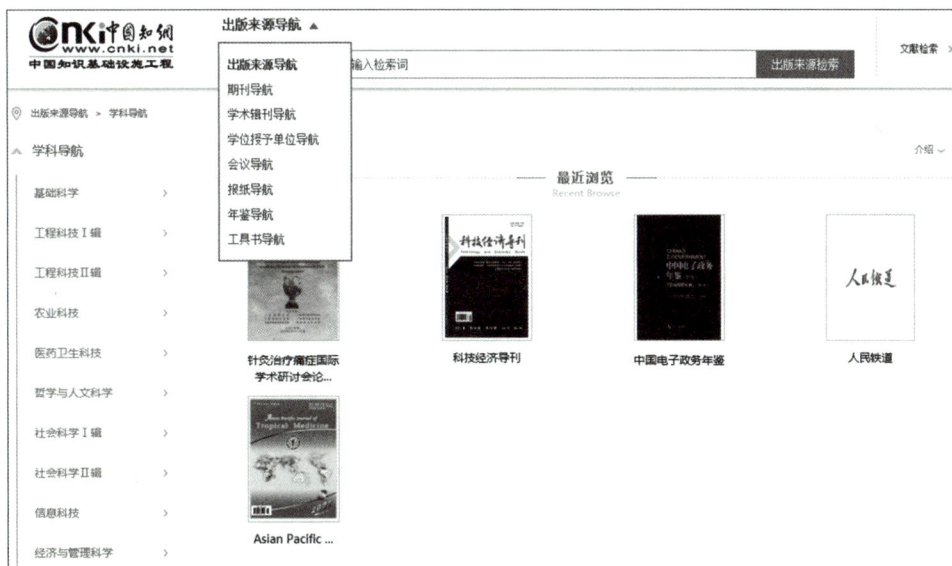

图 3-22　CNKI 出版物检索主界面

出版物来源不同，设置的检索入口不同，导航体系也不同。下面以期刊导航为例（图 3-23）。期刊导航可以通过刊名（曾用刊名）、主办单位、ISSN、CN 检索并浏览特定的期刊信息及期刊文献，也可通过学科导航、卓越期刊导航、数据库刊源导航、主办单位导航、出版周期导航、出版地导航、核心期刊导航按类浏览期刊，还可根据收录形式按全部期刊、学术期刊、网络首发期刊、独家授权期刊、世纪期刊和个刊发行浏览所需期刊。其中，核心期刊按 2017 年版《中文核心期刊要目总览》核心期刊表分类，只包括被 2017 年版《中文核心期刊要目总览》收录的期刊。世纪期刊按期刊的知识内容分类，只包括 1994 年之前出版的期刊。期刊的影响因子按《中国学术期刊影响因子年报（2019 版）》结果显示。

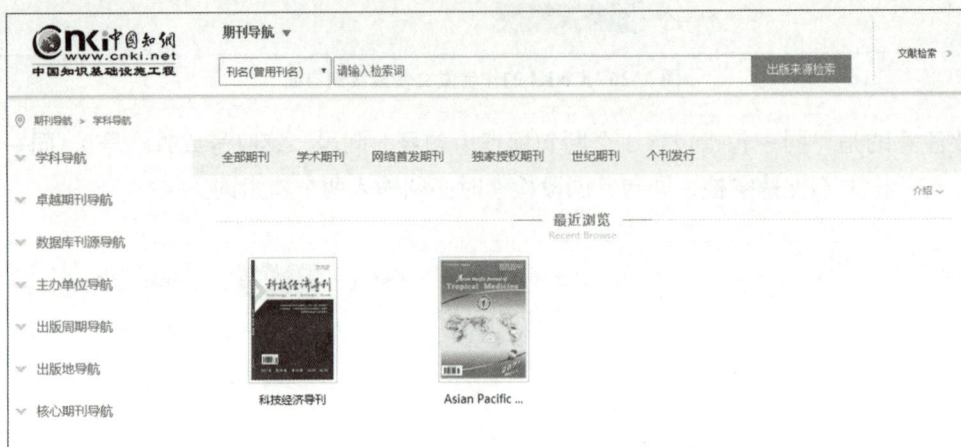

图 3-23   CNKI 期刊导航界面

三、检索结果的处理

检索结果页面以列表的形式展示检索结果。用户可对检索结果进行分组分析、排序、在线阅读、下载等操作，并可通过精确筛选得到最终的检索结果。

1. 检索结果分组　针对文献所属类型、主题、发表年度、文献来源、文献类型、学科、作者、机构及基金对结果进行分组浏览，实现细化检索结果的目的。

2. 排序　检索结果提供"相关度""发表时间""被引""下载"4 种排序方式，其中默认的是按发表时间排序，以便提供最新信息。

3. 显示模式　检索结果的显示模式和每页显示的数量可以根据需求来进行调整，默认以列表的形式每页显示 20 篇，也可以根据需要调整为以"详情"的形式每页显示 10 篇或 50 篇。

4. 在线阅读　检索结果在下载之前可以预览全文。在检索结果列表中勾选所需文献，在列表上方会出现已选文献的篇数，点击数字（图 3-24），进入"文献管理中心"（图 3-25），在文献管理中心可以对所选文献进行在线阅读（图 3-26）。

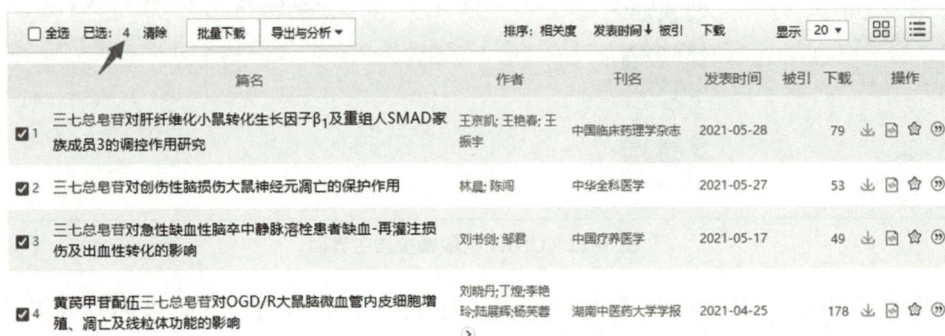

图 3-24   CNKI 检索结果界面

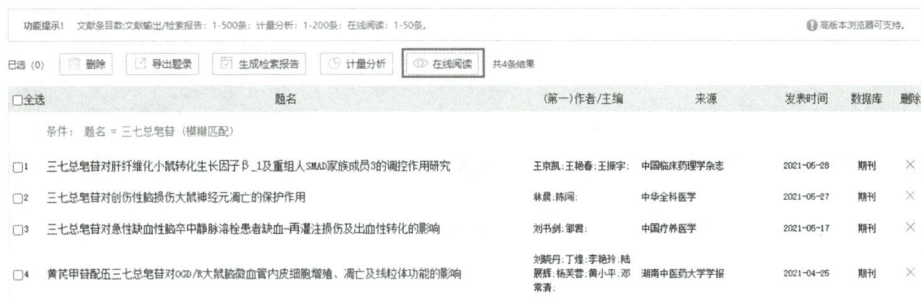

图 3-25　CNKI 文献管理中心界面

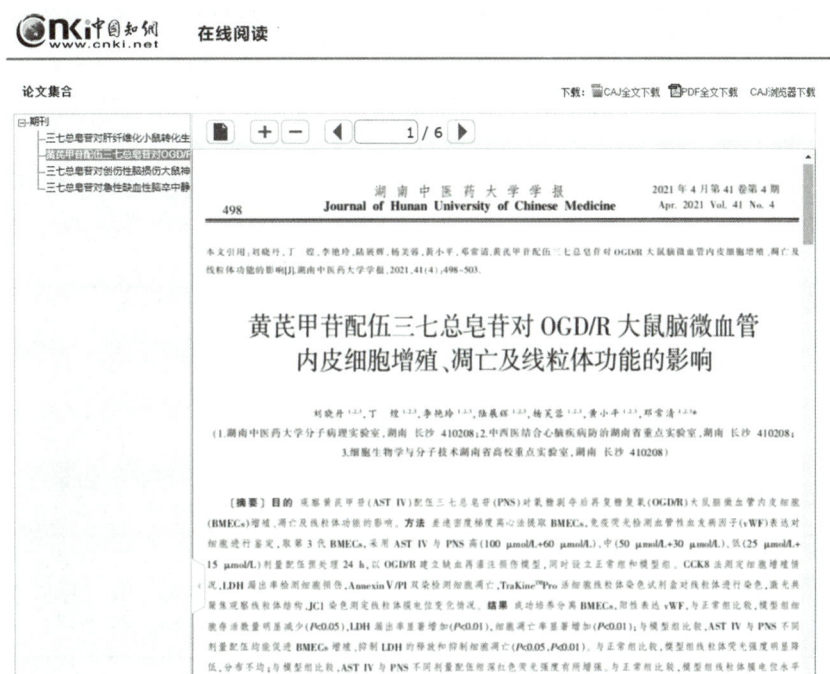

图 3-26　CNKI 的组合在线阅读界面

5. HTML 阅读　检索结果可以直接进行 HTML 阅读，点击"HTML 阅读"图标即可。

6. 下载　蓝色箭头表示文献可以下载，黄色箭头表示未登录，提示读者登录后方可下载。灰锁表示并发数已满或本校没有购买该文献，暂时无法下载。知网节页面提供 CAJ、PDF 两种下载格式，还提供参考文献、相似文献等相关文献链接。

7. 分享　在文献知网节页面右上方，点击 图标，可复制文献链接到浏览器中打开；或者将文献分享到新浪微博；以及可以通过微信扫一扫，在手机上下载文献进行阅读。

8. 知网节　知网节对文献信息资源进行深度挖掘和加工，并通过概念相关、事实相关、参考引证等多种方法揭示知识之间的各种关联，将整个 CNKI 检索平台上的文献资源编织成纵横交错的主题网络和引文网络。

文献主题脉络图以节点文献为中心，图示化节点文献相关主题内容的研究起点、研究来源、研究分支和研究去脉。文献主题脉络图显示节点文献的主题词，最多可以显示 9 个主题词。研究起点是二级参考文献的主题词，研究来源是参考文献的主题词，研究分支是引证文献的主题词，研究去脉是二级引证文献的主题词，均按主题词出现频次由多到少遴选，最多显示 10 条。将鼠标移至主题词，可以显示该主题词来源文献的篇名，点击篇名，可链接到该篇文献的知网节页面（图 3-27）。

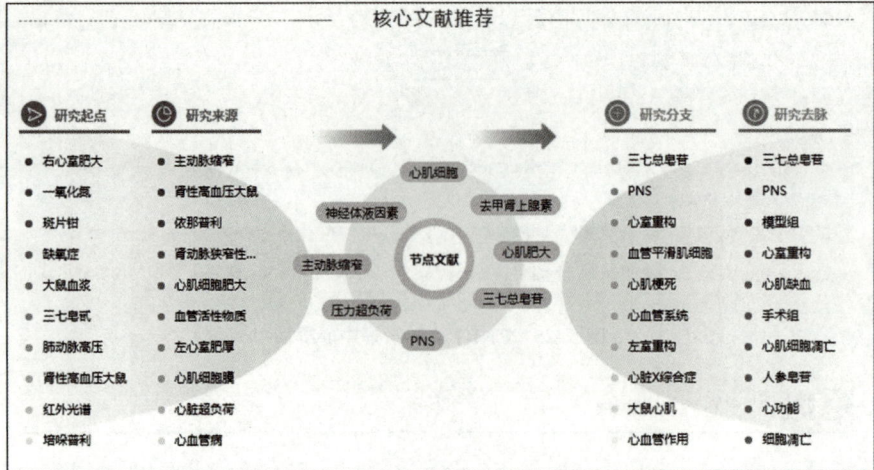

图 3-27　CNKI 知网节主题网络图示

引文网络部分包括二级参考文献、参考文献、引证文献、二级引证文献、共引文献、同被引文献（图 3-28）。

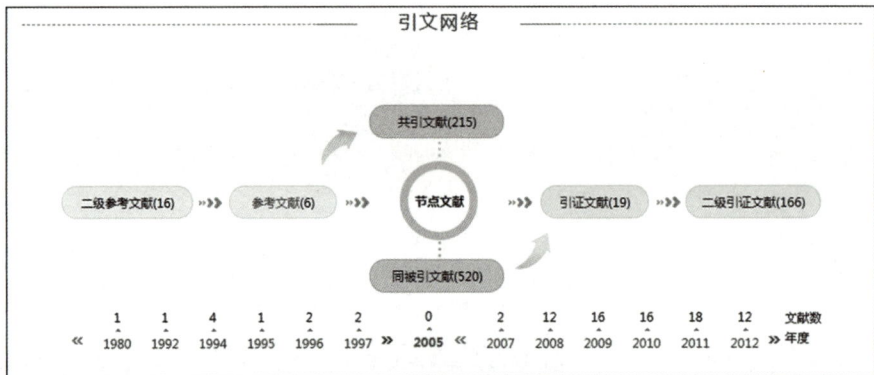

图 3-28　CNKI 知网节引文网络图示

9. 发表年度趋势图　针对检索结果按发表年度以图示的形式展示出来，更直观地展示课题的研究趋势（图 3-29）。

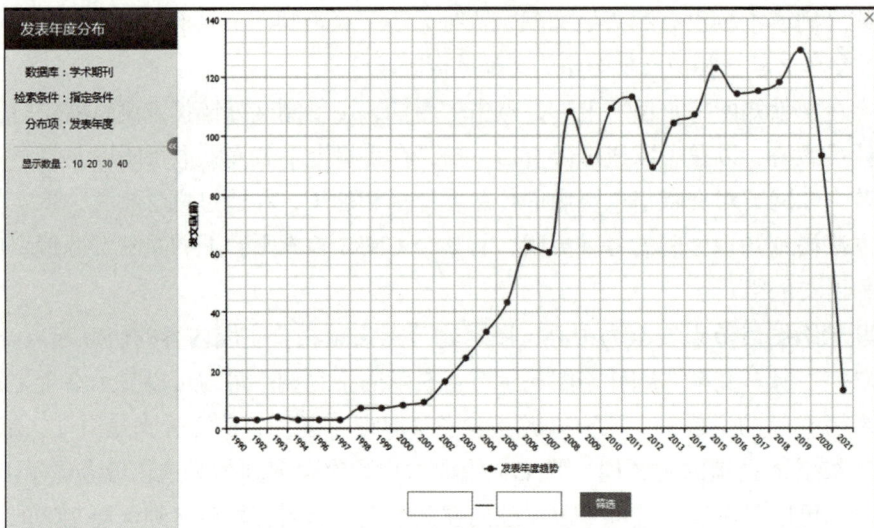

图 3-29　CNKI 检索结果发表年度趋势图

10.可视化分析　可视化分析是当前大数据背景下的一种分析数据的新型方式。可视化分析功能（图 3-30），可以从检索结果的主要主题、次要主题、文献来源、文献类型、学科、作者、机构和基金方面进行统计分析，分析图示可根据用户需要自由切换柱状图或饼状图（图 3-31、图 3-32），使得数据统计处理更加便捷。

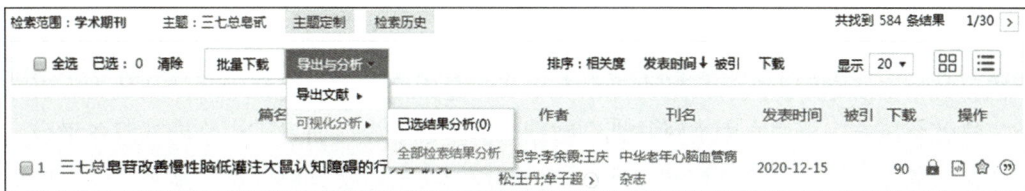

图 3-30　CNKI 可视化分析位置

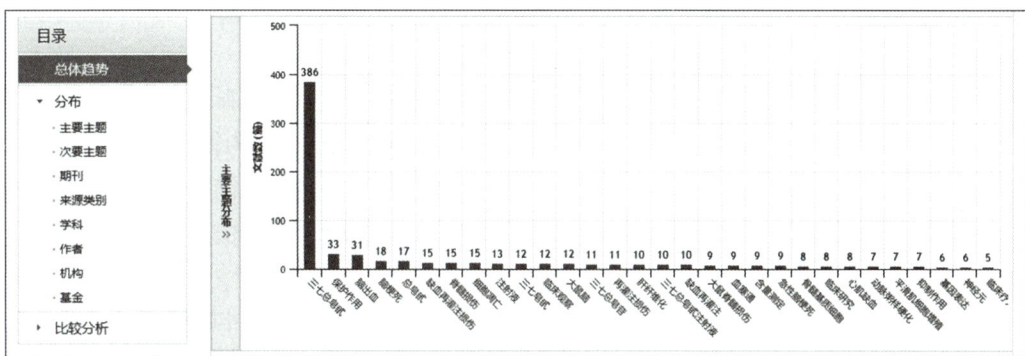

图 3-31　可视化分析柱状图

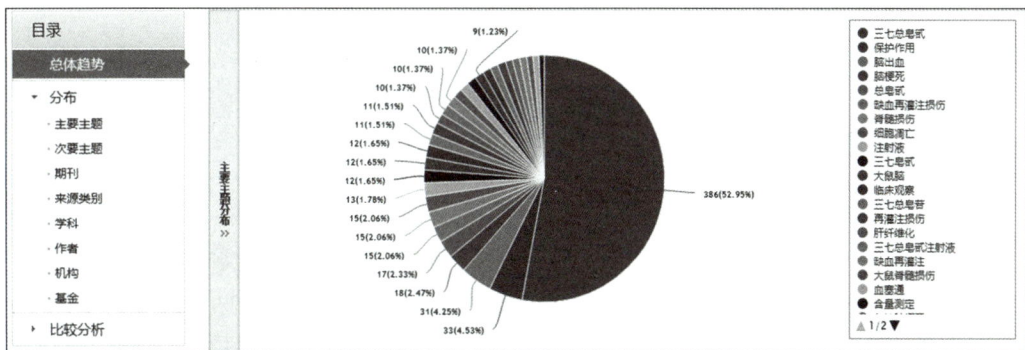

图 3-32　可视化分析饼状图

CNKI 作为国内较大的资源平台，其特点主要体现在文献收录数量大，资源类型丰富多样，增长快速，检索页面风格统一，各种类型的文献资源在一个检索平台就能实现多角度、多维度的检索。对检索结果提供文献分析和分享功能，方便用户使用、分享、推送和定制服务。知网节和可视化分析功能，帮助用户更加便捷地追溯知识源头，把握研究方向及发展的脉络。

习题

1. 检索近五年发表在北大核心期刊上的儿童肺炎研究文献。

2. 检索关键词为"高血压"，来自 SCI 来源期刊上的文献。

3. 检索近五年 CNKI 收录的北京中医药大学"中药学"专业的硕士学位论文篇数。

4. 检索发表在国内会议上关于康复医学方面的文献。

5. 利用 CNKI 学术期刊库检索 2017 年以来有关骨性关节炎方面的文献，并通过可视化分析功能，了解作者分布情况和机构分布情况。

6. 检索全国名老中医杜建（福建）临证经验总结的文献，并列出检索表达式。

第三节　中文科技期刊数据库

维普网（http://www.cqvip.com）由重庆维普资讯有限公司研发，该公司成立于 1995 年，前身为中国科技情报研究所重庆分所数据库研究中心，是中国第一家进行中文期刊数据库研究的机构。重庆维普资讯有限公司在中文科技期刊数据库的基础上先后研发了中文期刊服务平台、智立方知识资源服务平台、维普论文检测系统、机构智库、维普论文选题工具、新一代图书馆集成业务平台、维普考试服务平台等系列产品。

一、资源概述

中文期刊服务平台（http://qikan.cqvip.com）是在中文科技期刊数据库基础上研发而来。该平台是以中文期刊资源保障为核心，以数据检索应用为基础，以数据挖掘与分析为特色，面向教、学、产、研等多场景应用的期刊大数据服务平台。该平台是我国数字图书馆建设的核心资源之一，是高校图书馆文献保障系统的重要组成部分，也是科研工作者进行科技查证和科技查新的必备数据库。

维普中文科技期刊数据库收录期刊 15000 余种，其中现刊 9000 余种，核心期刊 1973 种，截至 2021 年 3 月，文献总量 7000 余万篇，文献回溯到 1989 年，部分期刊回溯到创刊年。学科分类包括医药卫生、农业科学、机械工程、自动化与计算机技术、化学工程、经济管理、政治法律、哲学宗教、文学艺术等 35 个学科大类，457 个学科小类。

二、检索途径与方法

（一）检索规则

1. 主要字段　包括任意字段、题名或关键词、题名、关键词、文摘、作者、第一作者、机构、刊名、分类号、参考文献、作者简介、基金资助、栏目信息 14 个检索入口。

2. 布尔逻辑组配检索　高级检索途径提供向导式检索和检索式检索两种方式，可以运用"*（与）""+（或）""-（非）"逻辑组配关系，查找同时满足几个检索条件的文献。向导式检索严格按照由上到下的顺序进行，而检索式检索在无括号时"*"优先，有括号时先括号内后括号外。

3. 限定检索

（1）时间范围限定　使用下拉菜单来选择，时间范围是 1989 年至今。更新时间可选一个月内、三个月内、半年内、一年内、当年内。

（2）期刊范围限定　可选全部期刊、北大核心期刊、EI 来源期刊、SCI 来源期刊、CAS 来源期刊、CSCD 来源期刊、CSSCI 来源期刊。

（3）学科范围限定　包括医药卫生、语言文字、自然科学总论、经济管理等 35 个学科，勾选复选框可进行多个学科的限定。

（二）检索方式

1. 基本检索　在维普网主页的"主要产品及服务"中选择"中文期刊服务平台"，或直接在浏览器键入中文期刊服务平台网址，即可进入基本检索页面（图 3-33）。

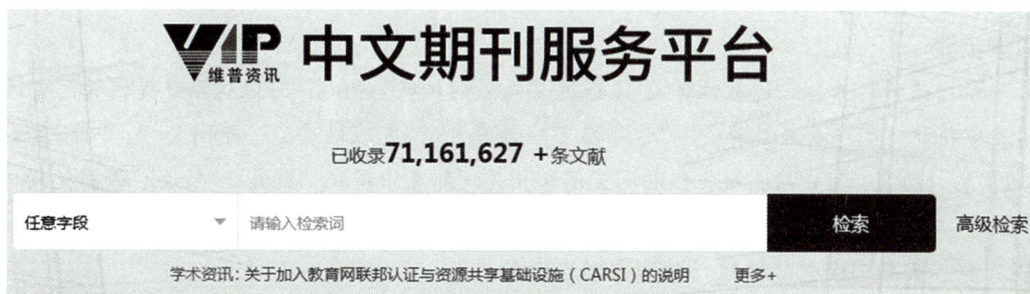

图 3-33　中文期刊服务平台基本检索界面

　　平台默认使用一框式检索，在检索框中输入检索词，点击"检索"按钮即可获得检索结果。还可以通过设定检索限定字段，从而获取最佳检索结果。平台支持题名或关键词、题名、关键词、文摘、作者、第一作者、作者简介、机构、基金资助、分类号、参考文献、栏目信息、刊名和任意字段 14 个检索字段。

　　2. 高级检索　在中文期刊服务平台检索页面，点击"高级检索"按钮即可进入高级检索页面（图 3-34）。高级检索包括向导式检索和检索式检索两种检索方式，可以运用布尔逻辑运算，进行多条件限定，一步获取最优检索结果。

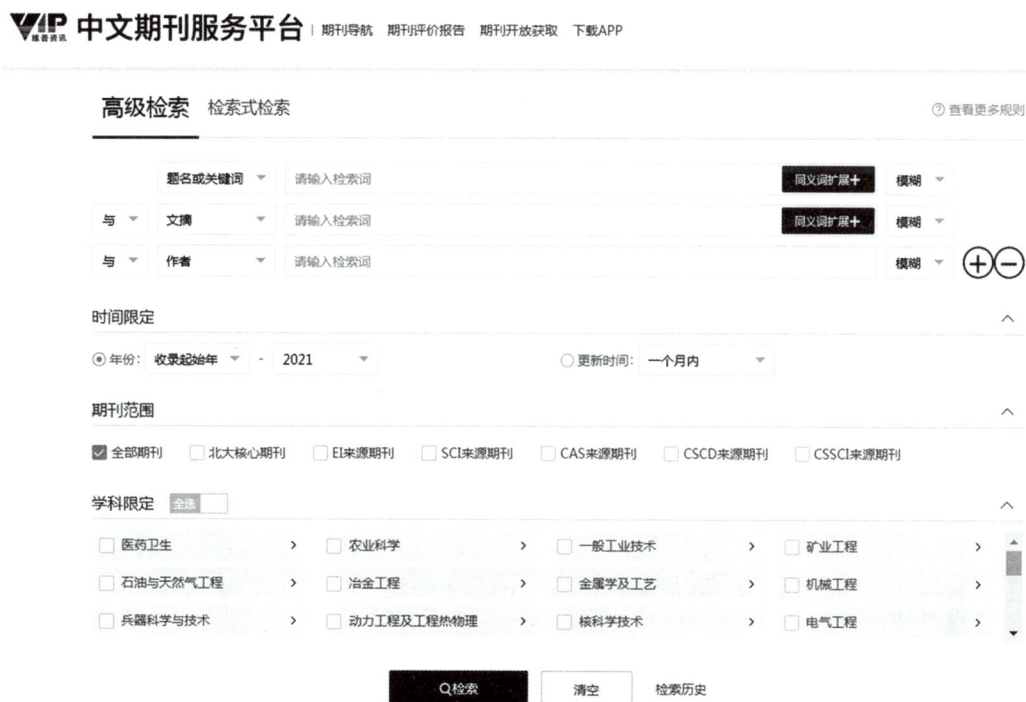

图 3-34　中文期刊服务平台高级检索界面

　　（1）向导式检索　即运用"与""或""非"的布尔逻辑关系将多个检索项进行组配检索。检索时可对输入的检索词设定限定的字段，并通过时间范围限定、期刊范围限定、学科范围限定调整检索的数据范围。还可以选择"精确"和"模糊"两种匹配方式，选择是否进行"同义词扩展"等。通过检索前各种条件限定，获得最佳的检索结果。

　　（2）检索式检索　直接在检索框中输入布尔逻辑检索表达式进行检索。同样可通过时间范围限定、期刊范围限定、学科范围限定来控制检索命中的数据范围。

【检索示例】检索 2016 ～ 2021 年针刺治疗过敏性鼻炎的期刊文献。

检索步骤

第一步：选择检索词"过敏性鼻炎"（通过"同义词扩展"功能，可以从系统提供的同义词和相关词列表中获取"变态反应性鼻炎""常年性变应性鼻炎""变应性鼻炎"等同义词）"针刺"（通过"同义词扩展"功能，可以从系统提供的同义词和相关词列表中获取"针灸""针法"等同义词）。

第二步："时间限制"的年份中选择"2016 ～ 2021"（图 3-35）。

第三步：点击"检索"按钮，即可得到检索结果。

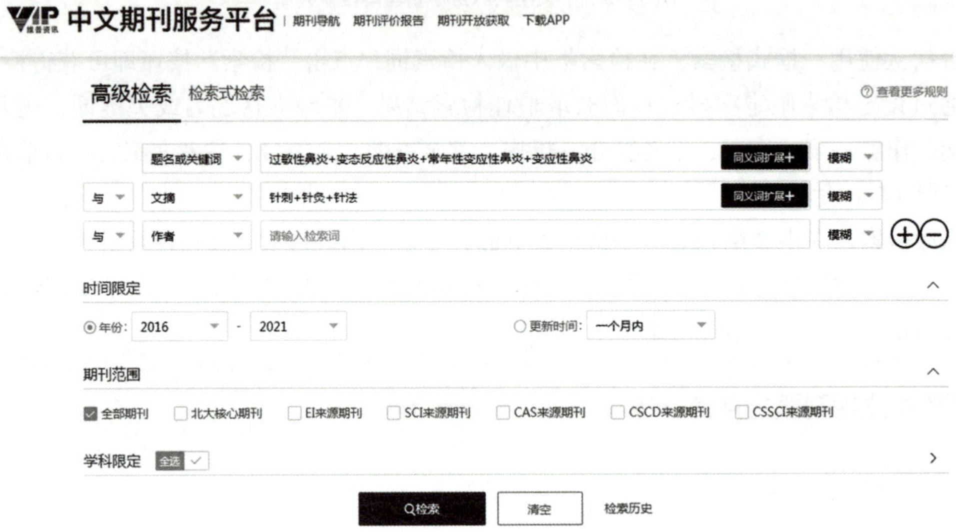

图 3-35　中文期刊服务平台高级检索实例界面

3. 期刊导航　点击页面顶部"期刊导航"链接，即可进入期刊导航页面。期刊导航分为期刊检索、期刊导航浏览两种方式。

期刊检索按刊名、任意字段、ISSN、CN、主办单位、主编、邮发代号检索某一特定刊，查看该期刊的期刊详情、收录汇总、发表作品、发文分析、评价报告等。

期刊导航浏览按期刊刊名首字母的方式和学科类别的方式浏览期刊，同时可对核心期刊、国内外数据库收录、地区、主题进行聚类浏览。在期刊列表页面找到目标期刊，点击期刊名链接，即可查看该期刊的详细信息（图 3-36）。

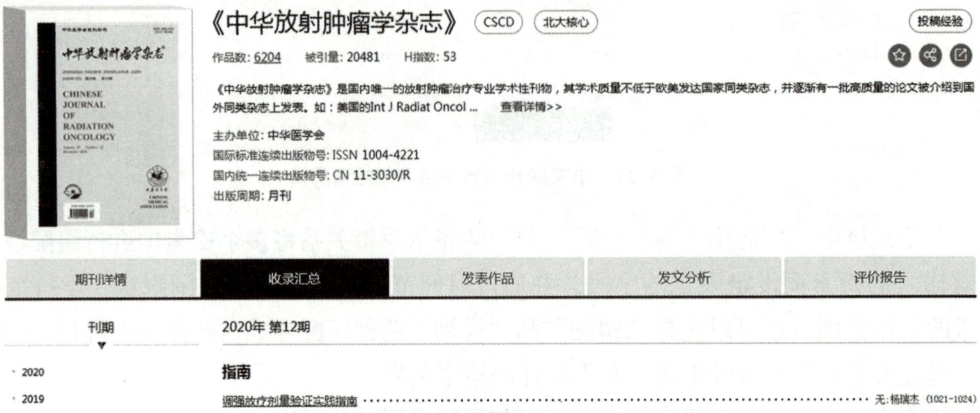

图 3-36　中文期刊服务平台期刊详细信息界面

4. 检索历史 系统对检索历史进行自动保存，最多允许保存 20 条检索表达式。点击保存的检索式，可进行该检索式的重新检索或者"与""或""非"逻辑组配检索。无意义的检索表达式，选中后点击"删除检索式"可进行删除。系统退出后，检索历史清除。

三、检索结果的处理

1. 检索结果显示设置和题录导出 在检索结果页面显示检索式、检索结果记录数、检索结果的题名、作者、出处、基金、摘要等（图 3-37）。支持多种格式的题录导出功能，如文本、查新格式、参考文献、XML、NoteExpress、Refworks、EndNote、自定义导出、Excel 导出等。

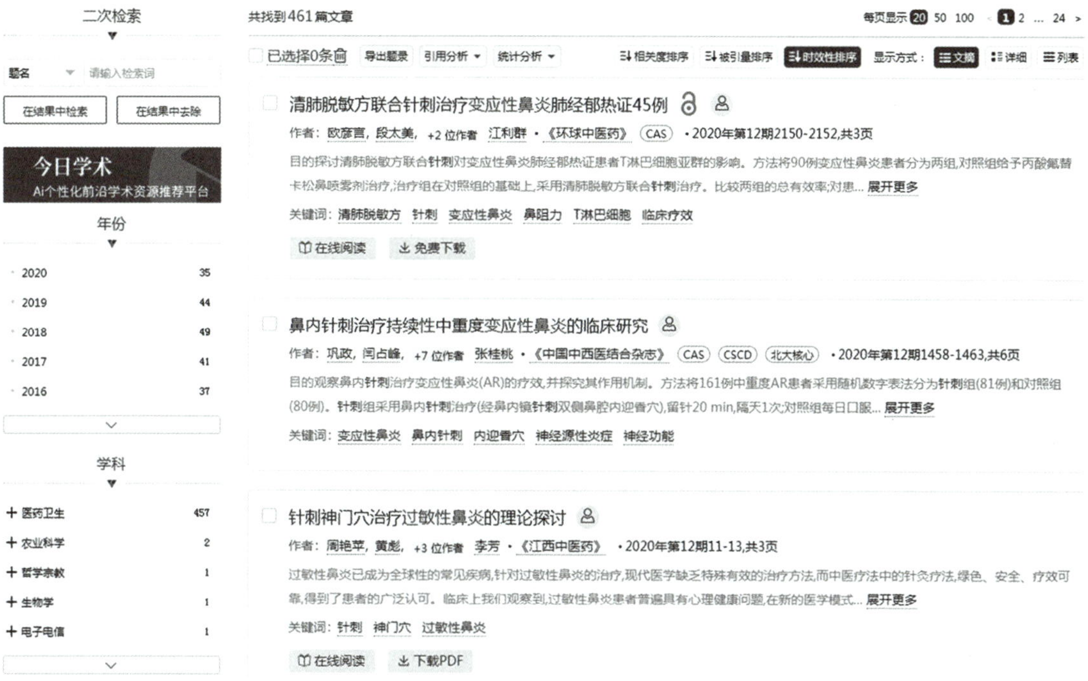

图 3-37 中文期刊服务平台高级检索结果界面

2. 检索结果聚类 平台提供基于检索结果年份、学科、期刊收录、主题、期刊、作者和机构的分面聚类功能，各聚类项执行"且"的检索逻辑，可以通过点击相关聚类项，进行结果的聚类筛选。

3. 二次检索 在已有检索结果的基础上，通过"在结果中检索"选定特定检索内容，或者通过"在结果中去除"摒弃特定检索内容，缩小检索范围，进一步精炼检索结果。

4. 文献获取 平台还提供详细的文献信息和节点链接，可通过"在线阅读""下载PDF""OA 全文链接"等方式获取文献。

习题

1. 检索 2020 年全年在核心期刊上发表的关于中西医结合治疗心脑血管疾病的文献。
2. 检索题名或关键词为高血压导致中风的文献。
3. 检索中国医科大学刘云鹏发表的肿瘤细胞方面的有关文献。
4. 检索 EI 来源期刊收录的冠心病导致动脉硬化的文献，并选择相关同义词。
5. 检索空气污染与哮喘之间关系的文献，并分析防治措施。

6. 检索题名或关键词中包含小儿推拿的文献，并将检索结果按半年内更新进行筛选。

7. 检索分类号为"R681"的相关文献，并将检索结果前10篇文献的题录进行文本格式导出。

8. 检索《中华创伤杂志》2010年以来发表的有关颅脑损伤的文献，并写出该期刊变更情况。

第四节　万方数据知识服务平台

万方数据知识服务平台（http://www.wanfangdata.com.cn）整合数亿条全球优质知识资源，集成期刊、学位论文、会议论文、科技报告、专利、标准、科技成果、法规、地方志、视频等10余种知识资源类型，覆盖自然科学、工程技术、医药卫生、农业科学、哲学政法、社会科学、科教文艺等全学科领域，实现海量学术文献统一发现及分析，支持多维度组合检索，适合不同用户群研究。

一、资源概述

万方数据知识服务平台的资源主要包括中国学术期刊数据库、中国学位论文全文数据库、中国学术会议文献数据库、NSTL外文文献数据库、中外专利数据库、中外标准数据库、中国法律法规数据库、中国科技成果数据库、中外科技报告数据库等，涵盖各学科、各行业。

（一）万方数据库

1. 中国学术期刊数据库　中国学术期刊数据库（China Online Journals）收录自1998年以来各类期刊8000余种，其中包含北京大学、中国科学技术信息研究所、中国科学院文献情报中心、南京大学、中国社会科学院历年收录的核心期刊3300余种，每年增加300万篇，每周更新2次，涵盖自然科学、工程技术、医药卫生、农业科学、哲学政法、社会科学、科教文艺等各个学科。

2. 中国学位论文全文数据库　中国学位论文全文数据库（China Dissertations Database）收录始于1980年，每年增加30余万篇，涵盖基础科学、理学、工业技术、人文科学、社会科学、医药卫生、农业科学、交通运输、航空航天和环境科学等各学科领域。

3. 中国学术会议文献数据库　中国学术会议文献数据库（China Conference Proceedings Database）会议资源包括中文会议和外文会议，中文会议收录始于1982年，每年收集约3000个重要学术会议，每年增加20万篇论文，每月更新；外文会议主要来源于NSTL外文文献数据库。

4. NSTL外文文献数据库　外文文献数据库来源于国家科技图书文献中心（National Science and Technology Library，NSTL），包括外文期刊论文和外文会议论文。外文期刊论文收录了自1995年以来世界各国出版的2.9万种重要学术期刊，每年增加论文约百万篇，每月更新。外文会议论文是全文资源，收录了自1985年以来世界各主要学（协）会、出版机构出版的学术会议论文共计766万篇，每年增加论文20余万篇，每月更新。

5. 中外专利数据库　中外专利数据库（China Patent Database）收录始于1985年，目前共收录中国专利2200余万条，国外专利8000余万条，每年增加200万条，收录范围涉及十一国（中国、美国、澳大利亚、加拿大、瑞士、德国、法国、英国、日本、韩国、俄罗斯）和两组织（世界专利组织、欧洲专利局）。

6. 中外标准数据库　中外标准数据库（China Standards Database）收录了所有中国国家标准

（GB）、中国行业标准（HB）及中外标准题录摘要数据，共计 200 余万条记录，其中中国国家标准全文数据内容来源于中国质检出版社，中国行业标准全文数据收录了机械、建材、地震、通信标准及由中国质检出版社授权的部分行业标准。

7. 中国法律法规数据库　中国法律法规数据库（China Laws & Regulations Database）收录始于 1949 年，涵盖国家法律法规、行政法规、地方法规、国际条约及惯例、司法解释、合同范本等，内容权威、专业，每月更新，每年新增量不低于 8 万条。

8. 中国科技成果数据库　中国科技成果数据库（China Scientific & Technological Achievements Database）收录了自 1978 年以来国家和地方主要科技计划、科技奖励成果，以及企业、高等院校和科研院所等单位的科技成果信息，涵盖众多学科领域的新技术、新产品、新工艺、新材料、新设计等，共计 90 余万项。数据库每两月更新一次，每年新增数据 10000 条以上。

9. 中外科技报告数据库　中外科技报告数据库包括中文科技报告和外文科技报告。中文科技报告收录始于 1966 年，源于中华人民共和国科学技术部，共计 2.6 万余份。外文科技报告收录始于 1958 年，涵盖美国政府四大科技报告（AD、DE、NASA、PB），共计 110 余万份。

（二）其他服务平台

万方数据知识服务平台包括 5 大服务平台：万方检测、万方分析、万方学术圈、科慧、万方选题。

1. 万方检测　万方检测采用先进的检测技术，实现海量学术文献全文比对，秉持客观、公正、精准、全面的原则，提供多版本、多维度的检测报告，为科研管理机构、教育领域、出版发行领域、学术个体等提供各类学术科研成果的相似性检测服务。

2. 万方分析　万方分析提供主题研究现状分析、学科发展动态跟踪、分析学者、机构的学术能力监测、期刊学术影响力评价、地区科研水平定位等服务，为科学研究、科研决策、学科建设等提供数据支持和科学解决方案。

3. 万方学术圈　万方学术圈提供学术文献分享、科研档案展示、学术认知交流等功能，帮助学者进行学术探讨与交流互动。

4. 科慧　科慧汇聚全球主要国家重要科研资助机构历年资助的各类科研项目，涵盖了中国、美国、日本、韩国、英国、法国、德国、瑞士、加拿大、荷兰、澳大利亚、俄罗斯、巴西等近 20 个国家。科慧不仅提供基金项目查询功能，还提供资助机构资助倾向分析、领域研究热点主题分析、受资助学科分析、项目中标机构态势分析、立项项目资助的论文查询等功能。

5. 万方选题　万方选题利用数据挖掘算法、知识关联技术深度挖掘中外文海量学术资源，揭示学科研究热点与新兴研究前沿，帮助科研人员快速把握选题方向、客观评估选题价值，为科研立项、论文选题等科研过程提供专业化支撑服务。

二、检索途径与方法

（一）万方数据知识服务平台

万方数据知识服务平台可以进行跨库检索、单库检索，检索途径支持快速检索、高级检索、专业检索和作者发文检索（图 3-38）。

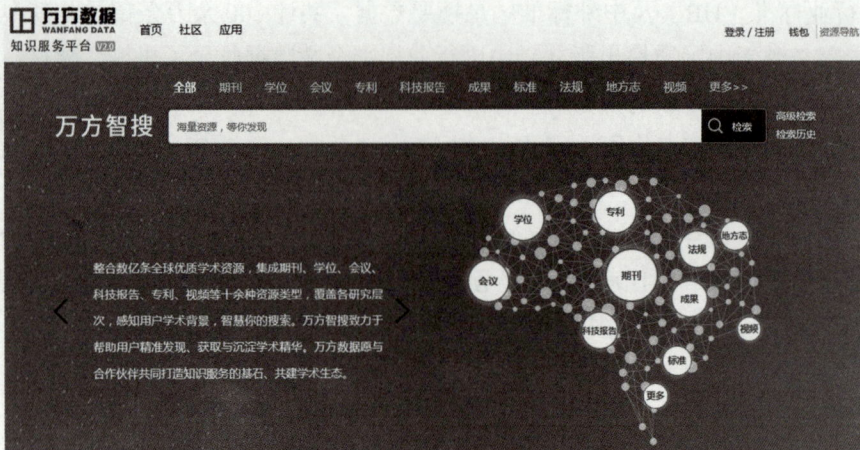

图 3-38 万方数据知识服务平台主页

1. 快速检索 快速检索是万方数据知识服务平台默认检索方式，具备智能推荐功能。系统默认在期刊、学位论文、会议论文、专利、地方志等数据库中直接跨库检索，也可以根据特定文献类型选择单库检索。

【检索示例】检索预防哮喘疾病的相关文章。

检索步骤

第一步：根据检索要求分析有"哮喘""预防"两个检索词。

第二步：在快速检索框中输入"哮喘 预防"，中间空格表示两个检索词之间为"AND"关系。

第三步：点击检索。系统默认为跨库检索，结果为万方所收录的所有相关文献。快速检索后可根据需要选择"结果中检索"（图 3-39）。

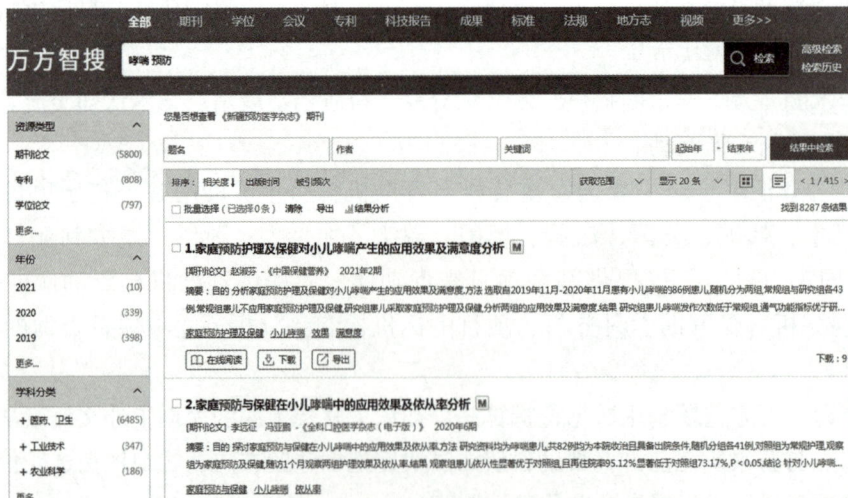

图 3-39 万方数据知识服务平台快速检索结果界面

2. 高级检索 高级检索支持跨库检索和单库检索，选择不同的文献类型，系统的字段选择下拉菜单会相应变化。文献类型选择期刊论文，字段选择将会显示主题、题名或关键词、题名、作者、作者单位、摘要、期刊–刊名等。文献类型选择学位论文，字段选择将会显示主题、题名或关键词、题名、作者、作者单位、学位–学位、学位–专业、学位–导师等。文献类型为系统默认，即期刊论文、学位论文、会议论文，则字段选择显示主题、题名或关键词、题名、作者单位、期刊–刊名、学位–专业、会议名称等（图 3-40）。

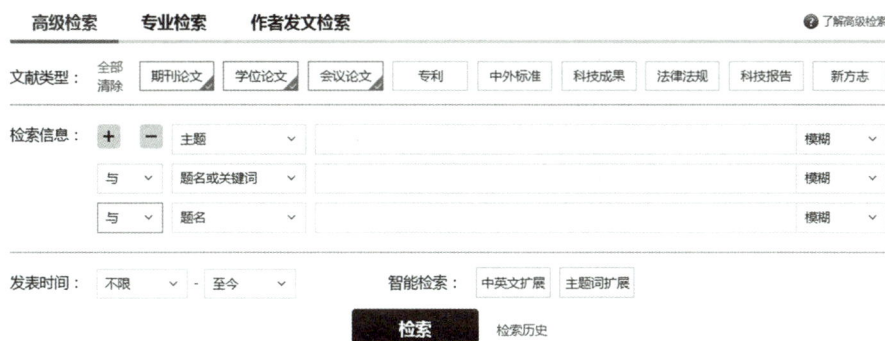

图 3-40　万方数据知识服务平台高级检索界面

3. 专业检索　专业检索通过在检索框中输入检索表达式实现更专业的检索功能，检索表达式支持布尔逻辑运算进行较复杂的一次性检索操作，在检索表达式输入框右方，有"教你如何正确编写表达式""推荐检索词"等指引功能。

（二）万方医学网

万方医学网（http://med.wanfangdata.com.cn）是万方数据股份有限公司联合中华医学会、中国医师协会等机构，针对医学院校等相关机构推出的医学文献与知识服务平台。该数据库收录了 1000 余种中文生物医学期刊、4100 余种外文医学期刊、930 余部医学视频等高品质医学资源，并收录中华医学会、中国医师协会等权威机构主办的 220 余种中外文医学学术期刊。

1. 快速检索　在万方医学网首页，可见到快速检索区，默认在中外文期刊论文、学位论文与会议论文中进行检索，也可切换至期刊、视频、作者、机构等检索入口（图 3-41）。

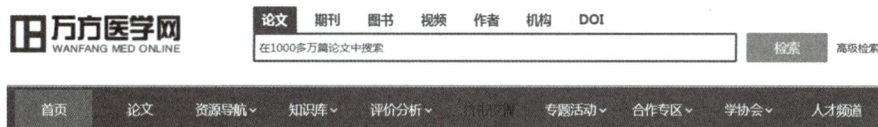

图 3-41　万方医学网首页

2. 高级检索　在万方医学网首页快速检索框后，点击"高级检索"按钮，即可进入高级检索页面。检索字段包括全部字段、题名、作者、作者单位、关键词、摘要、期刊 - 刊名、学位 - 专业、学位 - 导师、会议 - 会议名称等多个检索入口。在检索限定中可以对出版时间、资源类型、资源分类、主题选择 4 项进行限定（图 3-42）。

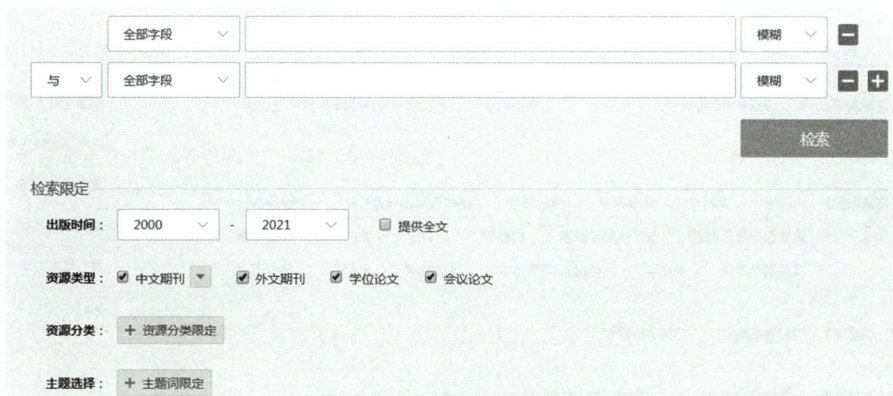

图 3-42　万方医学网高级检索界面

3. 期刊检索 在万方医学网首页快速检索框下方选择资源导航下的期刊，即可进入期刊检索页面。在检索框中输入中英文刊名、ISSN、CN 或主办单位进行期刊检索；也可以按照收录信息，如全部收录、SCI、SCIE、CSCD、PKU、ISTIC、MEDLINE、CA 和 BP，来检索期刊；还可以根据期刊导航下的学科分类，如中国医学、基础医学、临床医学、内科学、外科学、肿瘤学、神经病学与精神病学、生物科学等，浏览医学期刊（图 3-43）。

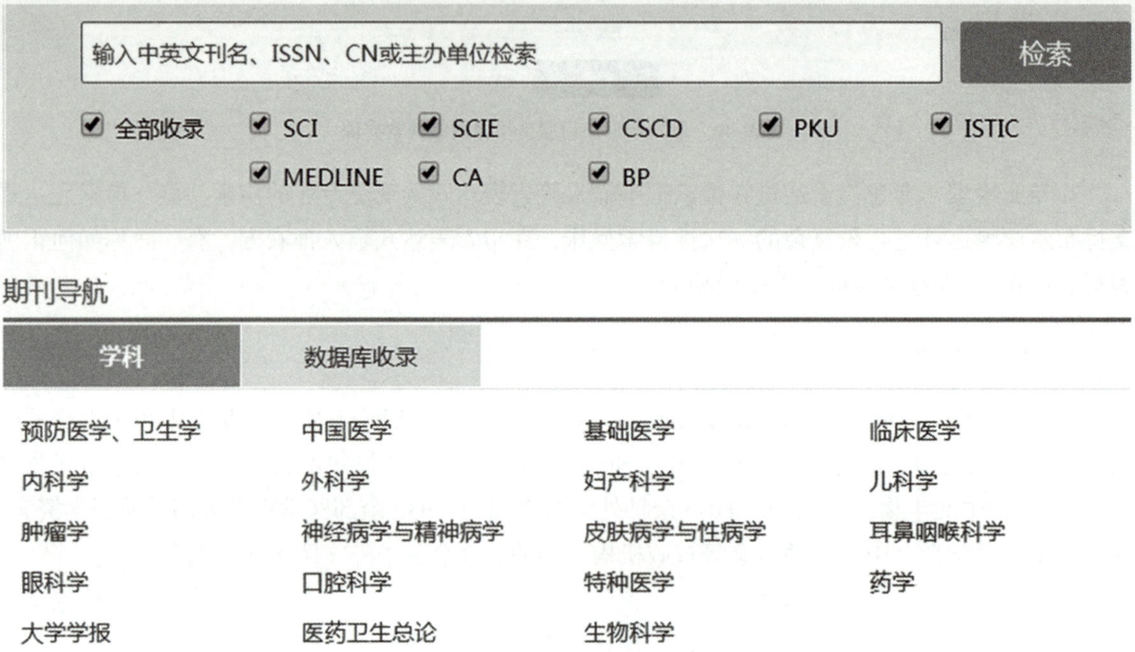

输入中英文刊名、ISSN、CN或主办单位检索					检索
☑ 全部收录	☑ SCI	☑ SCIE	☑ CSCD	☑ PKU	☑ ISTIC
	☑ MEDLINE	☑ CA	☑ BP		

期刊导航

学科	数据库收录

预防医学、卫生学	中国医学	基础医学	临床医学
内科学	外科学	妇产科学	儿科学
肿瘤学	神经病学与精神病学	皮肤病学与性病学	耳鼻咽喉科学
眼科学	口腔科学	特种医学	药学
大学学报	医药卫生总论	生物科学	

图 3-43 万方医学网期刊检索界面

4. 学位检索 在万方医学网首页快速检索框下方选择资源导航下的学位，即可进入学位检索页面。文献资源按学位分为硕士、博士、博士后，检索字段有作者、作者单位、关键词、学位 – 专业、学位 – 学科、学位 – 导师、学位 – 授予单位等可供选择（图 3-44）。

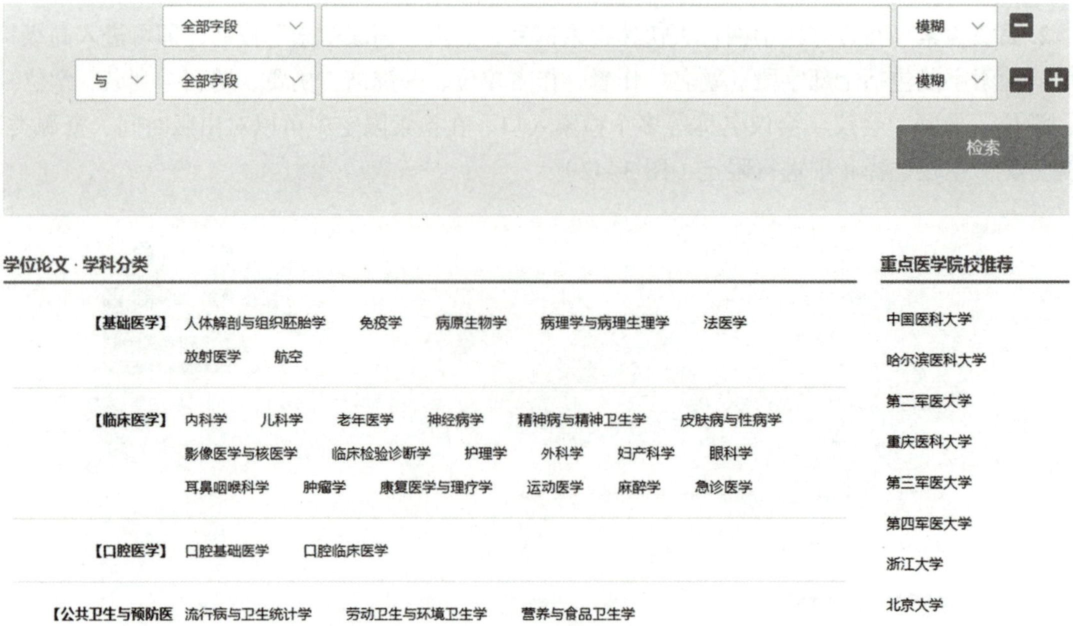

	全部字段 ∨		模糊 ∨	➖
与 ∨	全部字段 ∨		模糊 ∨	➖ ➕
				检索

学位论文·学科分类　　　　　　　　　　　　　　　　　　　　　　　　　　　　重点医学院校推荐

【基础医学】　人体解剖与组织胚胎学　免疫学　病原生物学　病理学与病理生理学　法医学　　　中国医科大学
　　　　　　　放射医学　航空　　　　　　　　　　　　　　　　　　　　　　　　　　　　哈尔滨医科大学

【临床医学】　内科学　儿科学　老年医学　神经病学　精神病与精神卫生学　皮肤病与性病学　　第二军医大学
　　　　　　　影像医学与核医学　临床检验诊断学　护理学　外科学　妇产科学　眼科学　　　　重庆医科大学
　　　　　　　耳鼻咽喉科学　肿瘤学　康复医学与理疗学　运动医学　麻醉学　急诊医学　　　　第三军医大学
　　　第四军医大学

【口腔医学】　口腔基础医学　口腔临床医学　　　　　　　　　　　　　　　　　　　　　　　浙江大学

【公共卫生与预防医】流行病与卫生统计学　劳动卫生与环境卫生学　营养与食品卫生学　　　　　北京大学

图 3-44 万方医学网学位检索界面

5. 会议检索 在万方医学网首页快速检索框下方选择资源导航下的会议，即可进入会议检索页面。针对医学会议论文进行检索，除提供一般文献的常用字段外，还提供与会议及会议论文集有关的会议 – 会议名称、会议时间、会议 – 会议地点、会议 – 主办单位、会议 – 母体文献等。

6. 视频检索 在万方医学网首页快速检索框下方选择资源导航下的视频，即可进入视频检索页面。万方医学视频数据库系统是以医学视频为主要内容的知识服务系统，与万方医学网中相关期刊论文、学术论文、会议论文进行相互链接，方便追踪文献。

三、检索结果的处理

1. 检索结果显示设置 在检索结果页面，可对检索结果进行排序。主要针对相关度、出版时间、被引次数这 3 个指标排序。不同的资源类型，提供不同的排序指标。例如，学位论文资源，提供相关度、学位授予时间等排序指标。

2. 二次检索 在检索结果页面，可以进行二次检索，以更加精准地找到所需文献。二次检索的检索字段根据不同的文献资源会有所不同，主要有题名、作者、关键词、起始年、结束年。

3. 题录导出 支持多种格式的题录导出功能，如参考文献、NoteExpress、Refworks、NoteFirst、EndNote、Bibtex、自定义格式、查新格式。

4. 文献获取 对于单篇文献，在文献详情页面（图 3-45）提供关键字、作者、作者单位、刊名、所属期刊栏目、分类号、在线出版日期、页数、页码等信息，并可进行在线阅读、下载、导出、收藏、分享的操作。

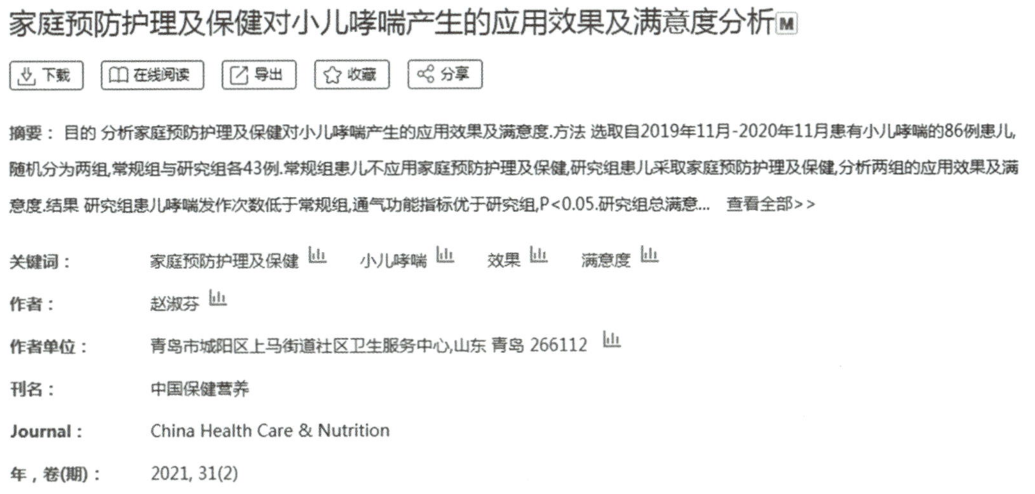

家庭预防护理及保健对小儿哮喘产生的应用效果及满意度分析 M

⬇下载 📖在线阅读 📤导出 ☆收藏 ⤳分享

摘要：目的 分析家庭预防护理及保健对小儿哮喘产生的应用效果及满意度.方法 选取自2019年11月-2020年11月患有小儿哮喘的86例患儿,随机分为两组,常规组与研究组各43例.常规组患儿不应用家庭预防护理及保健,研究组患儿采取家庭预防护理及保健,分析两组的应用效果及满意度.结果 研究组患儿哮喘发作次数低于常规组,通气功能指标优于研究组,P<0.05.研究组总满意... 查看全部>>

关键词：	家庭预防护理及保健 📊 小儿哮喘 📊 效果 📊 满意度 📊
作者：	赵淑芬 📊
作者单位：	青岛市城阳区上马街道社区卫生服务中心,山东 青岛 266112 📊
刊名：	中国保健营养
Journal：	China Health Care & Nutrition
年，卷(期)：	2021, 31(2)

图 3-45 万方数据知识服务平台单篇文献详情界面

习题

1. 检索有关中医药治疗消渴的全文文献。
2. 检索治疗过敏性哮喘的硕士、博士学位论文。
3. 检索康复医学相关的会议文献。
4. 检索近 5 年《中华消化外科杂志》上发表的有关胃溃疡方面的文献。
5. 检索 2015 ～ 2020 年发表地从足细胞损伤角度探索糖尿病肾病的相关文献。
6. 检索中西医结合治疗过敏性紫癜的相关文献，并将检索结果以"出版时间"的方式显示。

第五节　读秀学术搜索

一、资源概述

读秀学术搜索由超星数字图书馆开发，是一个由海量全文数据和元数据组成的大型数据库检索系统。该系统提供深入到图书章节内容的全文检索及部分图书的原文试读，除检索图书外，还可以一站式检索期刊、报纸、学位论文、会议论文、音视频等各种类型的学术文献，是一个集成式的学术搜索和文献服务平台。

（一）功能特点

1. 整合不同类型资源，一站式检索　读秀以中文图书为主，整合了图书、期刊、学位论文、会议论文、音视频、文档、考试辅导、课程、词典、标准、专利、百科、政府信息等多种不同类型的学术资源，以及当地图书馆纸质馆藏、中文电子图书、电子期刊等资源，实现一站式检索。

2. 深度揭示内容，阅读多途径　读秀除提供书名、出版社、出版日期、ISBN 等基本图书信息外，还提供前言页、版权页、目次页及部分正文页等原文试读。通过试读，可清楚地判断是否是所需的图书。

3. 检索深入到章节和全文，实现基于内容的检索　读秀可围绕关键词深入章、节、页及全文之中进行检索，方便查找某些问题在哪部图书的哪一页有所论述。

4. 多途径获取资源，建立远程文献传递平台　读秀整合了图书的出版状况、网络购买信息、馆际互借等多种获取资源的途径，方便多途径获取资源。

（二）收录范围

读秀收录了 700 万种中文图书资源，17.5 亿页的资料，并在此基础上，将文献服务机构的自藏资源及其他机构收藏的资源集成起来，扩大资源范围。

二、检索途径与方法

（一）基本检索

进入读秀首页（图 3-46），默认知识检索状态，在全文范围内检索。输入关键词，点击"中文搜索"按钮，系统将在所有资源中围绕检索词深入章节进行信息查找，并搜索与关键词相关的扩展知识点，为用户提供围绕检索词的全面知识描述，使信息查找更为精准。点击"外文搜索"按钮，系统将在百链中搜索相关的外文资料信息。基本检索还提供"在结果中搜索"的功能。

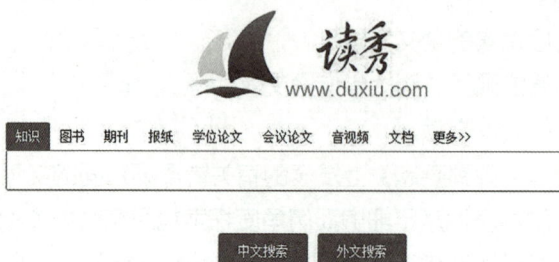

图 3-46　读秀首页

（二）高级搜索

在图书、期刊、报纸、学位论文、会议论文频道，读秀均提供高级搜索，点击"高级搜索"按钮，即可按需在检索框中输入关键词进行精确搜索。高级搜索可满足较为复杂的检索。

（三）分类导航

在图书频道除可进行高级搜索外，还可点击分类导航按类浏览图书。浏览的同时，支持在结果中搜索。

三、检索结果的处理

1. 知识检索结果页面　在知识频道中文搜索"三尖瓣"方面的文献，知识检索结果页面（图3-47）显示的主体为来自中文图书全文的符合三尖瓣的原文条目。在同一页面，还有三尖瓣百科词条解释和相关的图书、期刊、报纸、文档、学位论文、会议论文、考试辅导、政府公开信息、专利、音视频等扩展信息。

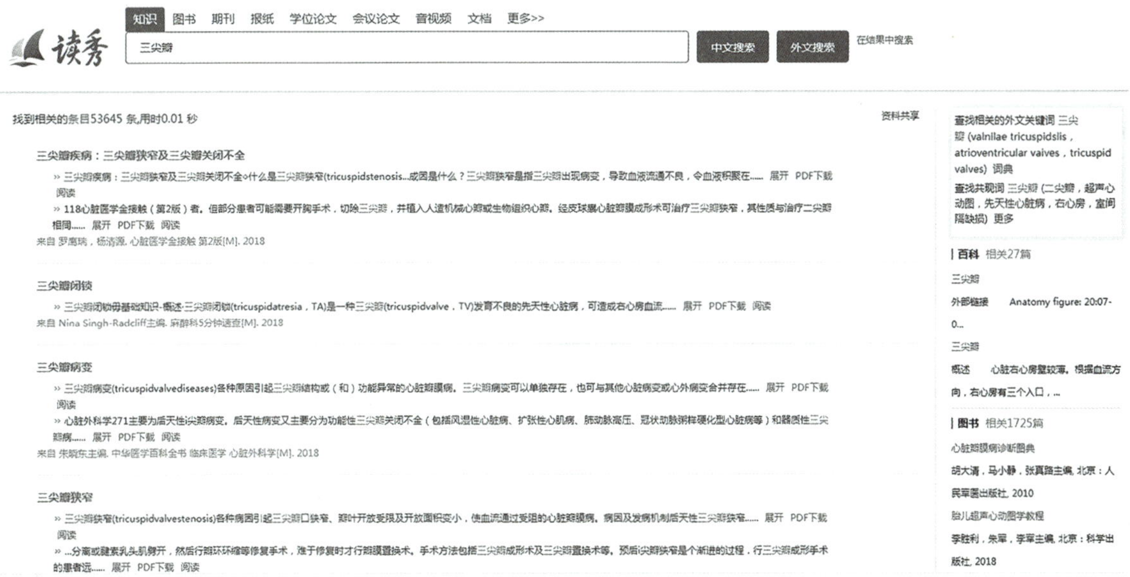

图 3-47　读秀知识检索结果界面

2. 知识检索结果详细信息页面　在知识检索结果页面，点击结果链接，进入该结果的详细信息页面。该页面显示检索的知识点所在图书的部分原文，每页原文均可进行页面的缩放、保存、打印、选取文字、查看来源等操作。点击"查看来源"图标，再点击书名，可进入该书详细信息页面，获取该书更多的信息。

3. 图书详细信息页面　在图书检索结果页面，点击图书封面或书名，进入该图书详细信息页面（图3-48），可显示封面、书名、作者、出版发行、ISBN号、页数、原书定价、开本、主题词、中图法分类号等详细信息。还提供中图法分类类名和作者链接，以查找同类相关图书或同名作者的图书。目录试读部分可点击试读。页面下方可查看本书的相关图书、引证图书及图书评论。页面右方可查看图书的获取途径、网络书店、本省市馆藏借阅等。图书下载需先安装超星阅览器。

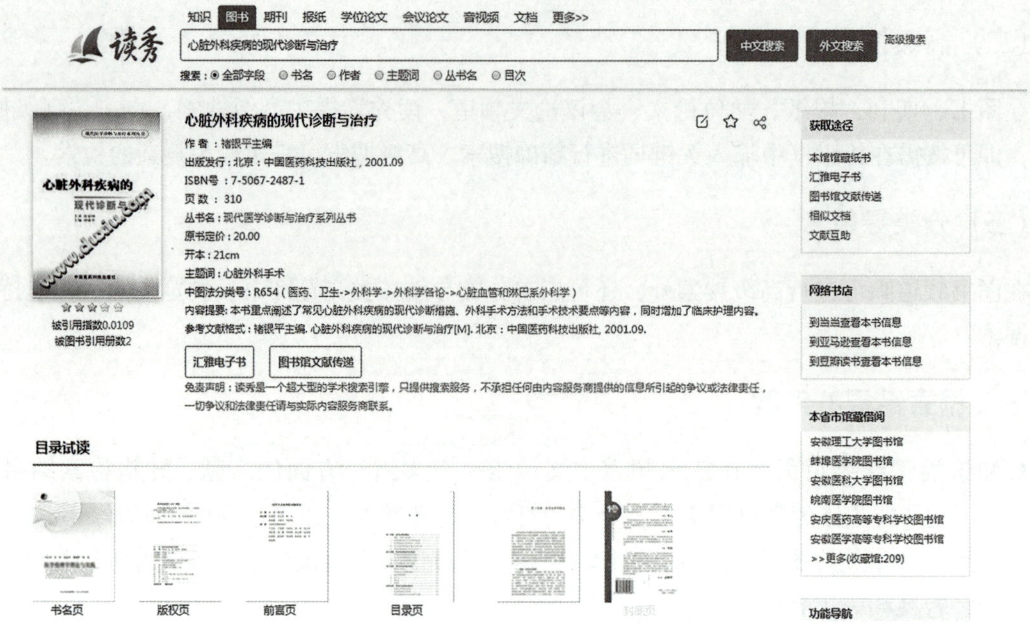

图 3-48　读秀图书检索结果详细信息界面

4. 文献传递　在图书详细信息页面，点击"图书馆文献传递"，进入图书馆文献咨询服务页面，填写图书需求范围页数，勾选是否需要图书辅助页，填写正确有效的电子邮箱，输入验证码，点击"确认提交"按钮，图书即可传递至所填电子信箱中。需要注意的是，申请传递图书单次不超过 50 页，咨询内容有效期为 20 天，不提供下载、打印服务。

习题

1. 以下哪项不是读秀学术搜索提供的服务？

A 知识检索　　　　B 文章试读　　　　C 图书预约　　　　D 文献传递

2. 在读秀学术搜索检索书名为《黄帝内经》的图书，共检索到多少种图书？你所在的图书馆能够借到哪些图书？请打开一种进行阅读。

3. 利用读秀学术搜索，检索与你同名同姓的人在国内外期刊上发表的文章。

外文生物医学文献数据库在文献检索中占有重要地位。检索外文生物医学文献主要利用外文期刊文献数据库和开放获取期刊，类型主要有文摘索引数据库和全文数据库。文摘索引数据库比较常用的有 PubMed、Web of Science、Embase 等，其中 PubMed 是检索外文生物医学文献使用频率最高的数据库。全文数据库常用的有 ScienceDirect、EBSCO、Wiley Online Library、SpringerLink、ProQuest 等。

第一节　PubMed

一、资源概述

PubMed（https://pubmed.ncbi.nlm.nih.gov/）是由美国国立医学图书馆（NLM）所属的国家生物技术信息中心（NCBI）研发的 Entrez 检索系统的一部分，主要用于检索生物医学文献。PubMed 的主体部分由 20 世纪 60 年代 NLM 编辑出版的著名医学检索工具 *Index Medicus* 的自动化编辑检索体系 MEDLARS（Medical Literature Analysis and Retrieval System）发展而来。1971年 MEDLARS 改进为联机检索系统 MEDLINE（MEDLARS Online），1983 年发行了 MEDLINE 光盘版。从 1997 年 6 月起，PubMed 免费向全球用户开放使用。

（一）收录范围

截至 2021 年 3 月，PubMed 收录了 3200 余万条生物医学文献记录（每周都在增长中），内容包括生物医学和健康领域及相关学科，如生命科学、行为科学、化学科学和生物工程等。

PubMed 的文献记录来源于 MEDLINE、PubMed Central（PMC）和 Bookshelf 3 个部分。

1. MEDLINE 　MEDLINE 是 PubMed 的最主要组成部分，由美国国立医学图书馆（NLM）创建和维护，是世界上著名的生物医学题录型数据库。MEDLINE 收录了包括全世界 40 余种语言 5200 余种生物医学期刊的 2700 余万条文献记录（每周都在增长中），绝大部分可回溯至 1948年，部分早期文献可回溯至 1865 年。MEDLINE 的内容涉及基础医学、临床医学、护理学、口腔医学、兽医学、营养卫生、药理和药剂学、预防医学、卫生管理、医疗保健和情报科学等领域。

2. PubMed Central（PMC） 　PMC 是 PubMed 的第二大组成部分，是一个免费的全文数据库。文献记录包含来自 NLM 审查和选择的期刊，以及根据资助政策收集的用于存档的单篇文献。

3. Bookshelf 　Bookshelf 收录了有关生物医学、健康和生命科学的图书或图书章节。

（二）系统特点

1. 更新速度快 通过 PubMed 能获取当月甚至当日发表的最新文献，可以查到那些尚未完成标引的最新数据，还可以查看先于印刷版期刊发表的电子期刊文献。

2. 检索方式灵活 PubMed 提供基本检索、高级检索、限定检索、期刊检索、主题词检索，以及引文匹配检索、临床文献检索，具有强大的词语自动匹配转换功能，对意义相同或相近的词或词组进行全面搜索，查全率高。

3. 链接功能强大 PubMed 将相关的期刊文献、数据、事实、图书连接在一起，形成相互贯通的信息链。新增的 Cited by（引证文献）功能，对 PubMed 文献之间的引证关系进行链接，方便进行追溯。

4. 检索免费 PubMed 对因特网上所有用户免费开放，并能在线免费获取部分电子版全文。

5. 交流方式丰富 PubMed 的 Share 功能为医学领域研究者之间提供了更多的互动与交流，有助于促进学术传播的共享与交流。

（三）主页简介

PubMed 主页分为检索区、主要功能区和辅助功能区 3 部分（图 4-1）。

1. 检索区 PubMed 采用一框式的基本检索方式，在检索区可实现高级检索。

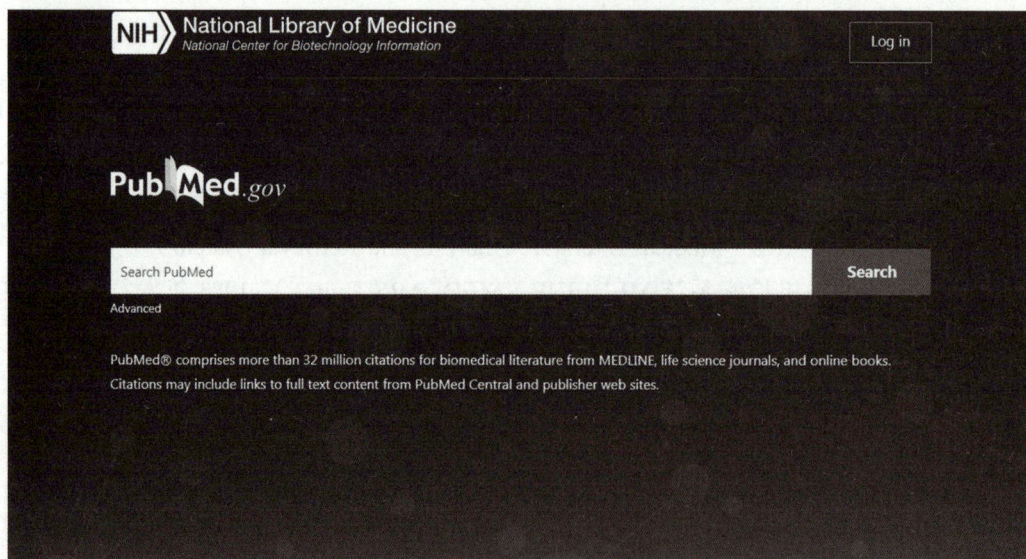

图 4-1 PubMed 主页

2. 主要功能区 包括 Learn、Find、Download 和 Explore 4 部分。

（1）Learn 主要介绍如何使用 PubMed，分为 About PubMed、FAQs & User Guide、Finding Full Text 3 部分。其中，FAQs & User Guide 介绍使用 PubMed 时的一些常见问题和注意事项及使

用指南。Finding Full Text 介绍如何获得电子版全文。

（2）Find　包括 Advanced Search、Clinical Queries 和 Single Citation Matcher 3 部分。其中 Advanced Search 是 PubMed 的高级检索。Clinical Queries 可将检索范围限定为与临床相关的诊断、治疗、病因、预后和预防 5 个特定的方面。Single Citation Matcher 为单篇引文匹配检索工具，可以以不完整的信息为线索查特定文献。

（3）Download　包括 E-utilities API、FTP、Batch Citation Matcher 3 部分。E-utilities API 可实现自动化大批量从 Entrez 数据库下载数据，并提供几种常用的程序语言供用户选择，如 Perl、Python、Java 和 C++ 等。FTP 是一个 FTP 数据下载服务器，可实现 XML 格式的 PubMed 数据批量下载。Batch Citation Matcher 为批量引文匹配检索工具。

（4）Explore　包括 MeSH Database 和 Journals 两部分。MeSH Database 是具有检索功能的 MeSH 词表，可实现主题词检索，即通过主题词组配副主题词检索文献。通过 MeSH Database 可从款目词引见到 MeSH 词，可以看到 MeSH 词的定义和历史注释。进入主题词详情页面，可进行副主题词限定检索，可选择下位词或上位词检索，可对主题词进行加权检索（Restrict to MeSH Major Topic），还可阻止下位词自动扩展检索（Do not include MeSH terms found below this term in the MeSH hierarchy）。Journals 供查询 PubMed 和 Entrez 其他数据库收录期刊的信息。

3. 辅助功能区　包括 Trending Articles、Latest Literature、FOLLOW NCBI 和 Log in 4 部分。Trending Articles 显示 PubMed 近期比较活跃的文献。Latest Literature 展示近期访问量最高的期刊的新文献。FOLLOW NCBI 是 NCBI 在社交媒体 Twitter、facebook、Youtube、LinkedIn、GitHub、Insights 上的主页。Log in 是登陆 NCBI 的个人账号入口，登陆后可实现检索数据保存、个性化设置等。

二、检索途径与方法

PubMed 提供基本检索、高级检索、限定检索、主题词检索、期刊检索、引文匹配检索和临床文献检索等。

（一）基本检索

PubMed 的基本检索包括自动词语匹配检索、著者检索、期刊检索、词组精确检索、截词检索、字段限定检索、布尔逻辑检索等，默认检索的数据库为 PubMed。点击 "Clear search input" 则清除检索框中的内容。

1. 自动词语匹配检索　对检索词进行自动词语匹配是 PubMed 最令人称道的功能。该功能可以实现检索词的自动转换，其目的是尽可能使文献查全但并不要求复杂的操作。在基本检索页面输入检索词，系统按顺序采用以下 6 个词表对检索词进行自动词语匹配。在检索框中输入的检索词若不用字段限制，系统依次到 MeSH translation table（主题词转换表）、Journals translation table（期刊转换表）、Full Author translation table（作者姓名全称转换表）、Full Investigator（Collaborator）translation table（调研者 / 合作者姓名全称转换表）、Author index（作者索引）、Investigator（Collaborator）index（调研者 / 合作者姓名索引）6 个表中进行词语的匹配。若在某个表中匹配到合适的结果，系统即停止搜索。如果在上面词表中都找不到相匹配的词，系统会将短语拆分为单词，继续到 6 个词表中去搜索，检索时各个词之间的逻辑关系为逻辑 "与"（AND）。如果仍找不到匹配的词，系统会到所有字段中去查找，各个词之间的逻辑关系仍为逻辑 "与"（AND）。

完成检索后，在高级检索页面 History and Search Details 中的 Details 会详细显示系统执行自动词语匹配的实际检索式。

【检索示例】检索中医治疗高血压的文献。

检索步骤

第一步：在基本检索框直接输入检索词 Hypertension Traditional Chinese Medicine，多个词间用空格（图 4-2）。

图 4-2　PubMed 的基本检索界面

第二步：PubMed 自动执行检索，检索表达式可查看"Details"（图 4-3）。

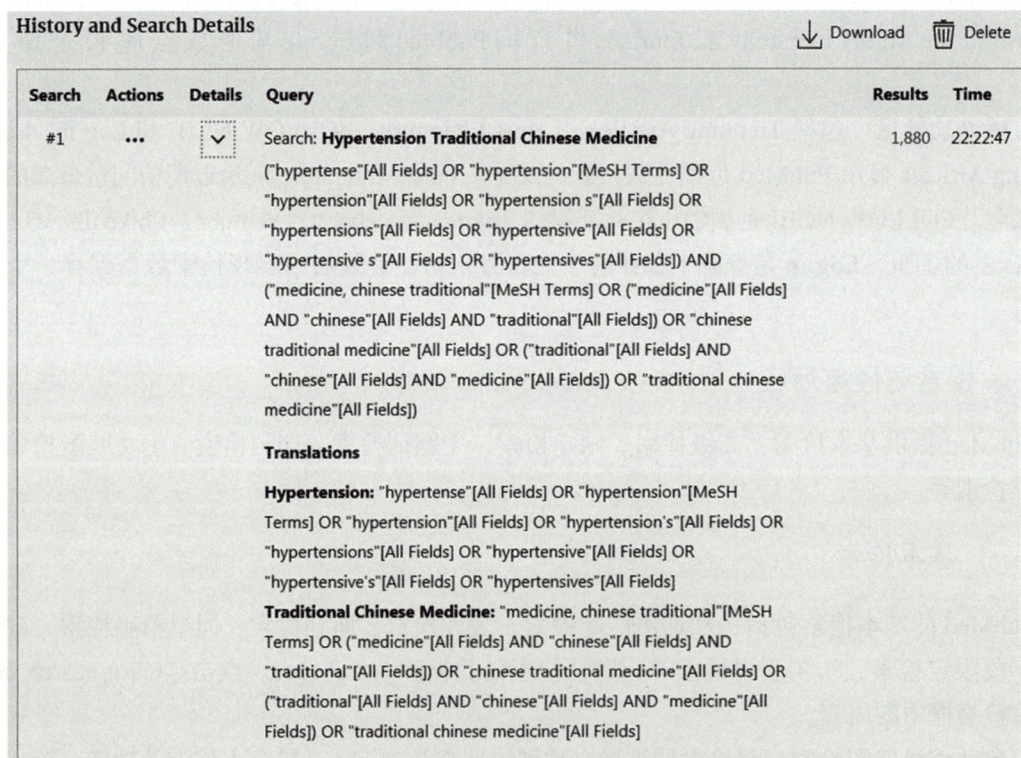

图 4-3　PubMed 的自动词语匹配检索表达式查看界面

通过检索表达式，可以看到 PubMed 执行自动词语匹配检索的过程。其中，"Hypertension"是高血压的 MeSH 主题词，中国传统医学的 MeSH 主题词为"medicine，chinese traditional"。它们都是 PubMed 自动匹配的主题词，并自动在主题词字段检索。可以看出，系统分析出了高血压和中国传统医学这两个概念之间的逻辑组配关系为逻辑"与"，中国传统医学的不同表达方式也在所有字段中执行逻辑"或"检索。

自动词语匹配检索有较好的查全率。对于初级查检者来说，推荐使用。

2. 字段限定检索　在检索词后加字段标识符可将检索词限定在指定字段内检索，检索格式：检索词 [字段标识]，字段标识符必须用中括号括起来。例如，cell[TA] 表示将 cell 指定在刊名字段内检索，由于刊名是一个单词，不能自动匹配转换为刊名进行检索，因此需在检索词后加上刊名字段 [TA]。

PubMed 的记录字段有 60 余个，可检索的字段有 49 个，表 4-1 为 PubMed 主要可检索字段的名称、字段标识及字段含义。

表 4-1　PubMed 主要可检索字段

字段名称	字段标识	字段含义
Affiliation	[AD]	第一著者单位、地址
All Fields	[ALL]	所有字段
Author	[AU]	著者
Corporate Author	[CN]	团体著者
First Author Name	[1AU]	第一著者
Journal	[TA]	期刊名称（含全称、缩写、ISSN 号）
Language	[LA]	语种
MeSH Major Topic	[MAJR]	MeSH 主要概念主题词，用 * 表示
MeSH Subheadings	[SH]	MeSH 副主题词
MeSH Terms	[MH]	MeSH 主题词
Pharmacological Action	[PA]	药理作用概念
Title	[TI]	题名

3. 著者检索　在检索框中输入著者姓名，PubMed 会自动执行著者检索。2002 年以前的文献，要求输入的著者姓名为姓前名后，姓用全称，名用首字母，如 Smith JA。2002 年以后的文献，可进行姓名全称检索，且姓名排列顺序不限，如 Joshua Lederberg 或 Garcia Algar、Oscar。对同名同姓的情况，可在输入姓名的同时，输入著者单位或文献主题，缩小检索范围。可采用"著者姓名 [1AU]"的形式，限定查找为第一著者的文献，如 Jones K[1AU]。

4. 期刊检索　在检索框中输入期刊全称、MEDLINE 刊名缩写、ISSN 号，系统会自动检索出 PubMed 收录的该期刊所有文献，如 *American journal of acupuncture*。若刊名与 MeSH 主题词相同，PubMed 执行的是 MeSH 主题词检索，可用"刊名 [TA]"进行刊名字段限定检索。中文刊名直接输入汉语拼音，如《中华医学杂志》，输入 Zhonghua Yi Xue Za Zhi。

5. 词组精确检索　对检索词超过 1 个的词组，可采用检索词组加双引号的强制检索方式，关闭自动词语匹配功能，将检索词组作为一个整体进行检索，避免自动词语匹配将词组分割检索造成的误检。例如，"ginsenoside Rg1"（人参皂苷 Rg1）。

6. 截词检索　在检索词后加 * 可实现前方一致的多字符通配截词检索，提高查全率。如输入 flavor*，可同时检索包含 flavored、flavorful、flavoring 等词的文献。截词检索时，PubMed 关闭自动词语匹配功能。

7. 布尔逻辑检索　可在检索框直接输入逻辑运算符 AND、OR、NOT 和检索词组成的检索式进行布尔逻辑检索。逻辑运算符要求大写，检索词不区分大小写。如几个检索词中间没有逻辑运算符，系统默认为 AND 的逻辑组配关系。

（二）过滤器（Filters）

通过对检索结果进行各种条件限定达到精炼结果的目的。该功能嵌入检索结果显示页面的左侧（图 4-4），默认限定选项有 Results by year（文献年度结果）、Text availability（文献权限，含 Full Text、Free Full Text 和 Abstract）、Article attribute（文献属性）、Article Type（文献类型）、Publication Date（出版日期）。如需限定其他条件，可点击"Additional filters"添加其他过滤选项，如 Language（语种）、Sex（性别）、Subject（学科）、Journal（期刊分类）、Age（年龄）。进行限定检索时，不同限定选项之间的逻辑关系为逻辑"与"，组内不同限定选项之间的逻辑关系为逻辑"或"。需注意的是，限定检索的选项一经确定，对后面的检索持续起作用，并在检索结果显示页的上方提示限定检索的具体内容。因此，在开始一个新检索的时候，必须点击"Reset all filters"清除已选限定条件。

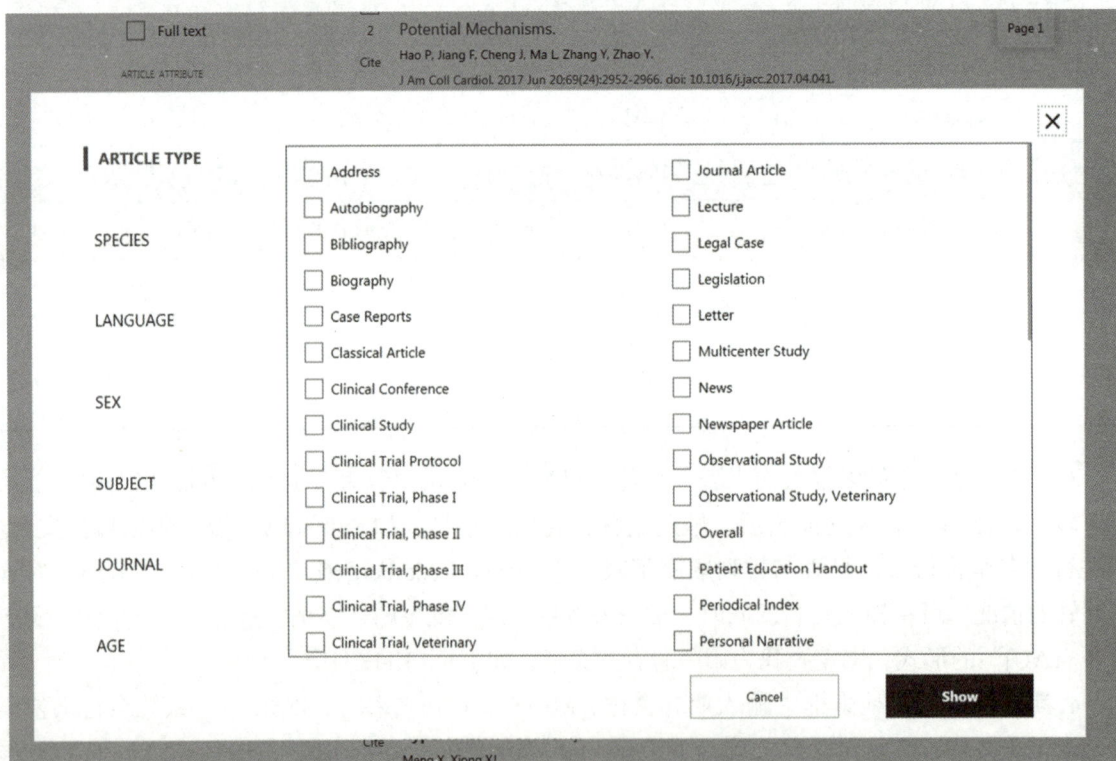

图 4-4　PubMed 的过滤器显示界面

【检索示例】检索近 5 年中医治疗高血压的免费全文。

检索步骤

第一步：在检索框中输入 Hypertension Traditional Chinese Medicine。

第二步：在左侧过滤器中勾选 "Free full text" 和 "5 years"（图 4-5）。

（三）高级检索（Advanced Search）

高级检索页面由 Add terms to the query box（检索式构建器）、Query Box（检索提问框）和 History and Search Details（检索历史与检索详情）3 部分组成（图 4-6）。

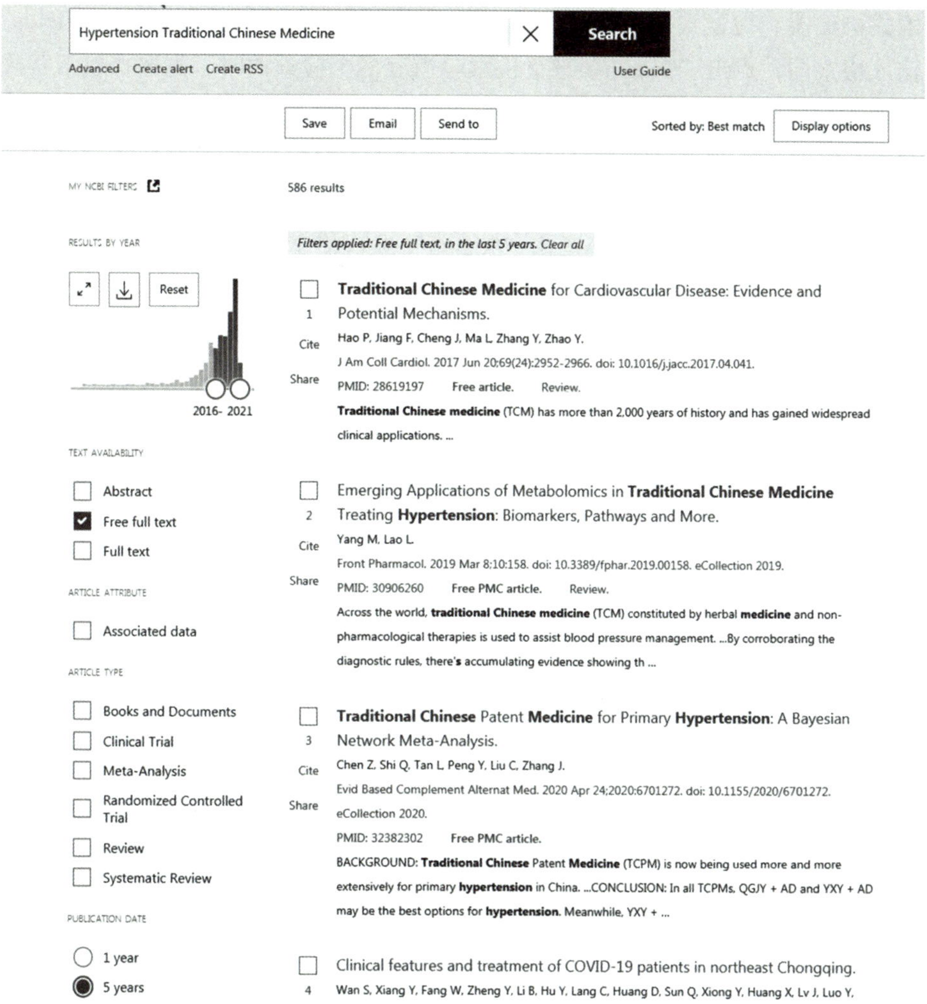

图 4-5　PubMed 的限定检索界面

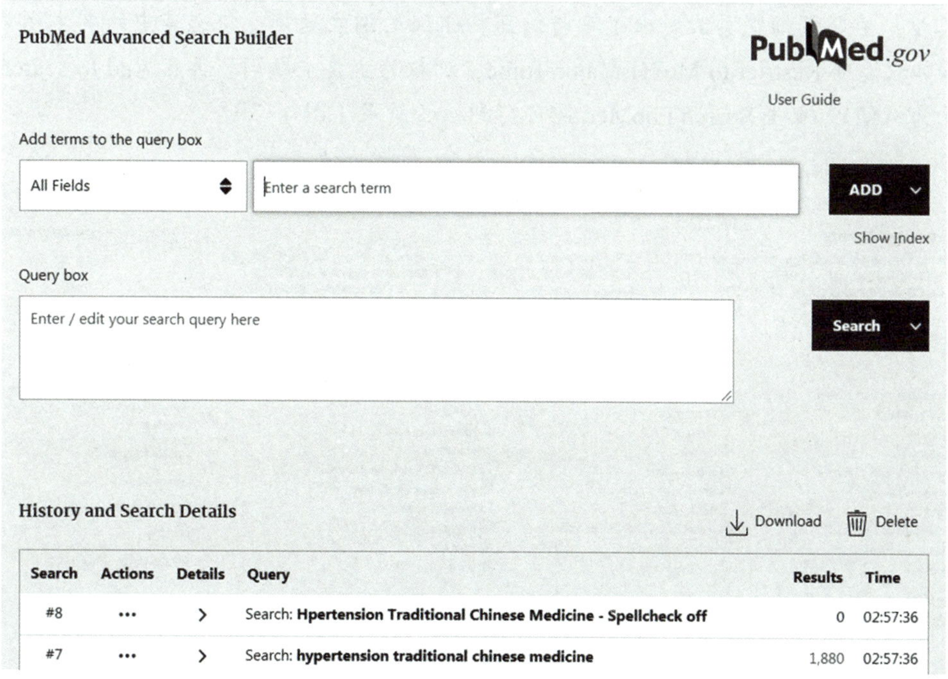

图 4-6　PubMed 的高级检索界面

1. 检索式构建器　检索式构建器可以帮助用户构建检索表达式，点击"All Fields"，选择检索字段，输入检索词，点击"Search"进行检索。当有多个检索词时，先选择检索字段，根据需要输入多个检索词，或点击"Show Index"，在索引表中选择合适的检索词，并点击"ADD"选择合适的逻辑组配关系，建立检索表达式进行检索。

2. 检索提问框　构建的检索式会自动出现在检索提问框中，也可以在检索提问框中对检索式进行编辑或修改。构建结束后可直接点击"Search"进行检索，或点击"Search"时选择"Add to History"在检索历史区区浏览检索数量。

3. 检索历史与检索详情　此处显示检索序号、检索词、检索详情、检索结果与检索时间。通过查看检索历史，可以回顾已经进行的检索。若想浏览检索结果，可点击检索结果数量链接。点击 Actions，可以从弹出的快捷菜单中选择 AND、OR、NOT 与其他检索表达式进行逻辑运算；选择"Delete"删除该检索表达式；选择"Create alert"，将该检索式最新文献按定制要求发送至 My NCBI 预留的 E-mail 地址。选择"Details"查看该检索式的详细策略。

（四）主题词检索（MeSH Database）

在 PubMed 主页面点击 Explore 下的 MeSH Database 即可进入主题词检索。

主题词检索提供基于 MeSH 的主题检索。主题词标引是 PubMed 独具特色的文献处理方式。MeSH 是世界医学主题词表的权威，很多其他的生物医学检索系统都学习和借鉴 MeSH 的主题词标引。主题词检索能指引查检者使用规范化的医学术语（主题词）进行检索，以提高查准率。查检者可以输入任意的检索词，主题词检索会提示查检者该词是入口词还是主题词，并显示相关概念的主题词数量。

【检索示例】检索有关"抗高血压药物的副作用"方面的文献，要求加权。

检索步骤

第一步：在 MeSH Database 检索框中输入 antihypertensive drugs，点击 Search，显 MeSH 主题词为 Antihypertensive Agents，点击该词进入 Antihypertensive Agents 的主题词细览页面。

第二步：主题词细览页面列出了可与该药物组配的副主题词，勾选其中的副主题词 adverse effects 和加权选项 Restrict to MeSH Major Topic，加权为主要主题词。再点 Add to search builder，逻辑关系为 AND，点击 Search PubMed 即可得到检索结果（图 4-7）。

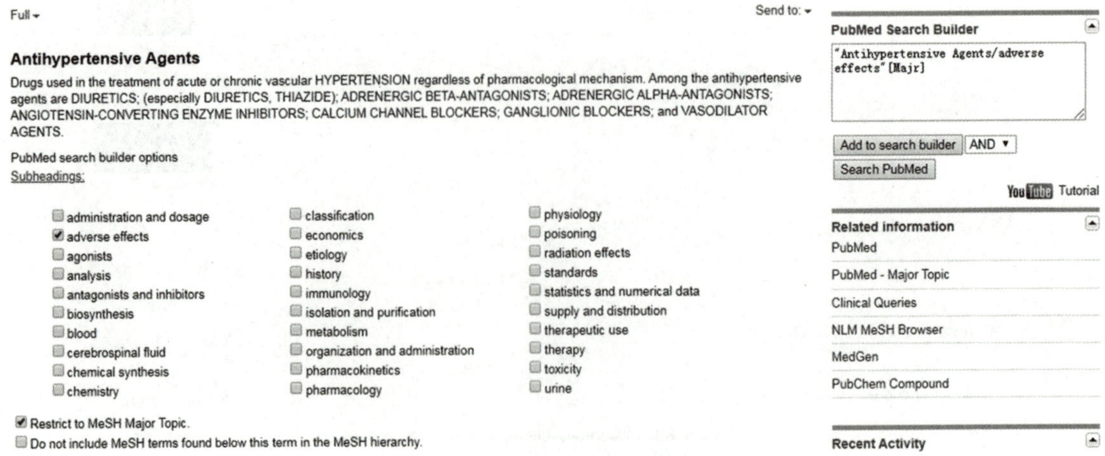

图 4-7　PubMed 的主题词细览界面

如果检索课题涉及多个主题词，可以先分别对每个主题词进行检索，再在高级检索的检索历史中用 Actions 进行布尔逻辑组配检索；也可以通过主题词检索页面输入主题词后点 Add to search builder，选择逻辑组配关系 AND、OR、NOT，加入到检索框中，重复以上步骤，直至检索式完成再执行检索。

需要注意的是，主题词检索也有一些缺陷。首先，主题词检索只能检索经过主题词标引的文献，没有经过主题词标引的文献不支持主题词检索。因此，主题词检索可能漏掉那些已经入库，但尚未进行主题词标引的最新文献。其次，虽然 MeSH 定期更新，但一些新兴主题还是不能及时加入词表成为主题词。因此，主题词检索不利于检索新兴主题的文献。第三，因为是规范化的词语，MeSH 中总共收录了 25000 余个主题词，还有很多概念没有对应的主题词。因此，在检索过程中，不应一味拘泥使用主题词检索，应根据课题特点灵活选择不同的检索途径。

（五）期刊检索

期刊检索有 3 种方法：①在基本检索状态下，输入刊名检索。②在高级检索状态下，在 All Fields 中选择 Journal 字段，然后输入刊名检索。③在 PubMed 主页面的 Explore 栏点击 Journals 检索。

Journals 主要用于查询 PubMed 和 Entrez 其他数据库收录期刊的信息，检索词有刊名全称、NLM 刊名缩写、期刊的 ISSN、NLM 刊号、国际标准刊名缩写（ISO Abbreviation）和刊名中含有的词。该数据库的主要用途是进行刊名缩写和刊名全称转换的查询，还可以获得 MEDLINE 收录的期刊一览（indexed in MEDLINE）及 PMC 收录的全文期刊一览（deposited in PMC）。

（六）引文匹配检索

在 PubMed 主页面的 Find 栏点击 Single Citation Matcher 或 Download 栏点击 Batch Citation Matcher，均可进入引文匹配检索页面。Single Citation Matcher 为单篇引文的检索，Batch Citation Matcher 为多篇引文的检索。引文匹配检索是用不完整的文献信息线索来查特定记录的工具，当论文中的参考文献信息不完整时，可利用引文匹配器来核对补充信息。

1. 单篇引文匹配检索（Single Citation Matcher） 单篇引文匹配检索主要用于在已知某篇文献的标题、著者、发表期刊等部分信息的情况下查找特定的文献。在 PubMed 主页面的 Find 栏下点击 Single Citation Matcher，即可在系统给出的选项中输入任何已知的信息进行检索，包括刊名、出版年月日、卷、期、起始页码、作者、篇名中的任意词。

【检索示例】检索《中国中西医结合杂志》（Zhongguo Zhong Xi Yi Jie He Za Zhi）2013 年第 33 卷第 9 期上发表的文章。

检索步骤

第一步：在 Journal 栏输入 Zhongguo Zhong Xi Yi Jie He Za Zhi。

第二步：在 Details 栏输入 33（Volume）、9（Issue），点击 Search，即可查到这一期《中国中西医结合杂志》上的文献（图 4-8）。

2. 批量引文匹配检索（Batch Citation Matcher） 在 PubMed 主页面的 Download 栏点击 Batch Citation Matcher 即可进入批量引文匹配检索页面，一次可输入多行检索提问。批量引文匹配检索输入格式为刊名|年|卷|起始页|著者|检索用户对文献的标识|，返回的检索结果是 PMID 号（PubMed 的记录顺序号）。每次检索提问的信息单独成行，其中刊名和著者姓名必须是 MEDLINE 标准缩写形式，对文献的标识可以是任意字符串，若某项信息缺失可以不填写，但

"|" 不能省略。最后填写好邮箱地址，系统会将检索结果发送到邮箱里。

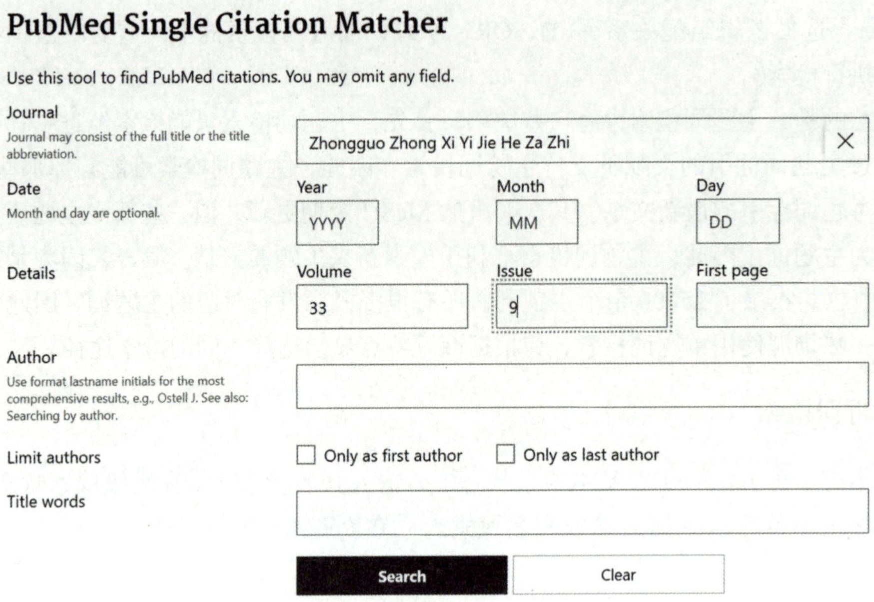

图4-8　PubMed 的单篇引文匹配检索实例界面

（七）临床文献检索（Clinical Queries）

在 PubMed 主页面的 Find 栏点击 Clinical Queries，进入临床文献检索页面（图4-9）。Clinical Queries 是专门为临床医生设计的检索服务，提供以下两方面的检索。

1.Clinical Study Categories（临床研究分类检索） 供查询疾病的 Therapy（治疗）、Diagnosis（诊断）、Etiology（病因）、Prognosis（预后）和 Clinical Prediction Guides（预防）5方面的文献。选项"Broad"和"Narrow"为检索过滤器（Search Filter），用来表示倾向查全还是查准。

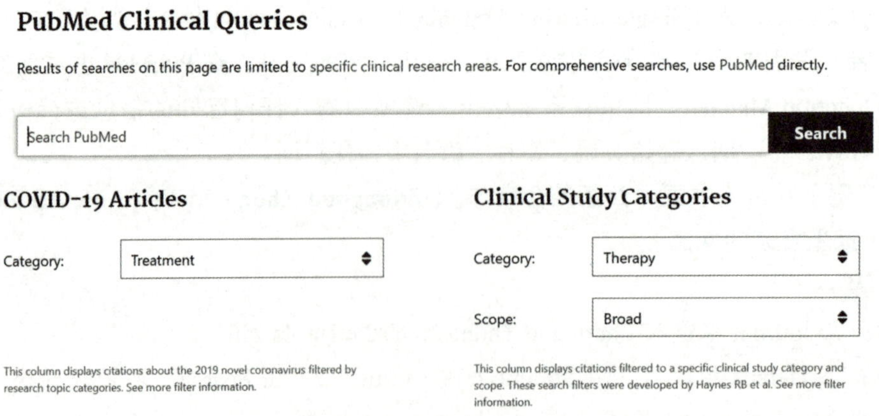

图4-9　PubMed 的临床文献检索界面

2. COVID-19 Articles（新型冠状病毒肺炎文献） 为应对新型冠状病毒肺炎特设的临床文献便捷查询栏目。可快速筛选 General（一般资料）、Treatment（治疗）、Mechanism（机制）、Transmission（传播）、Diagnosis（诊断）、Prevention（预防）、Case Report（案例报告）、Forecasting（预后）方面的文献。

三、检索结果的处理

PubMed 对检索结果的处理包括结果的显示、保存和打印。

1. 检索结果的显示 在检索结果显示页面，点击 Display options，可对检索结果的显示进行设置和修改。PubMed 检索结果的默认显示格式是 Summary 格式（题录格式）。Summary 格式显示记录中的篇名、著者、出处、PMID 号、文献类型等。除 Summary 格式外，常用的显示格式有以下几种。

（1）Abstract 格式 Abstract 格式在 Summary 格式的基础上加上摘要、著者地址、关键词、其他附加信息（如主题词、被引频次）等。

（2）PubMed 格式 PubMed 格式以文本的方式全字段显示，所有的字段均以字段标识符开头。若要将检索结果输出到 Reference Manager 之类的文献管理软件中，应选用 PubMed 格式。

（3）PMID 格式 PMID 格式仅显示 PMID 号，可加快访问速度，适合网速过慢时使用。

检索结果的排序（Sort by）方式有 Best match、Most recent、First author、Journal 和 Publication date 5 种。

2. 检索结果的保存 在检索结果显示页面，点击 Save、Email 或 Send to，系统提供 File、E-mail、Clipboard、Collections、Citation manager 和 My Bibliography 6 种保存方式。

保存操作时，先点击 Save，然后设定 Selection 和 Format，系统以纯文本文件形式保存检索结果。选 Email，系统将检索结果发到用户邮箱中。选 Send to，然后确定进一步操作，选 Clipboard，将所有记录（或选定的记录）添加到临时的粘贴板中；选 Collections，将检索结果保存在 My NCBI 中的 My Save Data 中；选 Citation manager，系统将保存文献管理软件格式文献；选 My Bibliography，系统以目录形式将文献保存在 My NCBI 中。

3. MY NCBI 在 PubMed 主页面右上方点击"Log in"，选择 Dashboard 进入 My NCBI 更新检索页面。My NCBI 更新检索是用已保存的检索式进行更新检索，第一次使用须注册，注册免费；也可用 Google、NIH 等账户登录，登录之后即可保存检索式。下次登录 My NCBI，在 My NCBI 页面查看"Saved Searches"，显示已保存的检索式列表。点击某一检索式，即可显示该检索式最新的检索结果。"What's New"会显示新增的检索结果，点击结果数字链接，会出现新增检索结果的文献列表，同时更新已保存的检索。

习题

1. 检索治疗新生儿哮喘的文献，查看第一篇文章的原文出处及原文后所附第一篇参考文献中的第一作者的姓名。

2. 检索近 5 年有关学龄前儿童肥胖症临床试验的英文免费全文文献。

3. 准确检索有关抗高血压药物的副作用方面的文献（要求加权）。

4. 从主题途径检索 FK506（免疫抑制剂）副作用和肾移植的文献。

5. 检索 Ernesto P.Molmenti 发表在 *American Journal of Transplantation* 2013 年第 13 卷 77 页上的文献。

6. 检索中医药疗法治疗肿瘤方面的综述文献。

7. 检索原发性肝癌引起疼痛的中医药治疗方面的文献，并从中选择一篇找出第一作者的工作单位。

8. 检索有关 65 岁以上老人系统性红斑狼疮诊断方面的文献。

第二节　Web of Science 核心合集

一、资源概述

Web of Science（WOS，网址为 http://www.webofscience.com）是最常用的权威文摘数据库之一。由美国科技信息所（Institute for Science Information，ISI）于 1961 编辑出版。其出版形式历经了印刷版期刊、光盘版（SCI CDE）、联机数据库（SCI search）和 Web 版数据库（SCI-Expanded）四个阶段，目前以 Web 版数据库（Web of Science，WOS）形式由科睿唯安（Clarivate）公司提供服务。

完整版的 Web of Science 核心合集包括 3 个期刊文献引文数据库 Science Citation Index Expanded（SCI-Expanded）、Social Sciences Citation Index（SSCI）与 Arts & Humanities Citation Index（A&HCI），2 个会议文献引文数据库 Conference Proceedings Citation Index-Science（CPCI-S）与 Conference Proceedings Citation Index-Social Science & Humanities（CPCI-SSH），2 个图书引文数据库 Book Citation Index-Science（BKCI-S）与 Book Citation Index-Social Sciences & Humanities（BKCI-SSH），1 个新兴资源库 Emerging Sources Citation Index（ESCI），以及 2 个化学信息数据库 Index Chemicus（IC）与 Current Chemical Reactions Expanded（CCR-Expanded）。查检者能使用的数据资源与机构购买的子库相关，在生物医学领域最常用的是 Web of Science 核心合集中的 SCI-Expanded。

（一）收录范围

Web of Science 核心合集的内容涉及 170 余个学科领域，涵盖了自然科学、工程技术、生物医学等众多学科领域，所收录的文献侧重基础科学学科，以生命科学、医学、化学、物理学比重最大。其中 SCI-Expanded 目前收录了全球 9000 余种高质量期刊，数据年代回溯至 1900 年，并提供 1985 年以来的文献摘要。Web of Science 核心合集的 3 个期刊库每年依据严格的选刊标准和评估程序对源期刊做出调整，每年源期刊均略有增减。

（二）系统特点

1. 文献质量高　Web of Science 核心合集所收录的源期刊覆盖了国际上大部分学术价值较高、影响力较大的科技期刊，可用来检索高质量、高水准的外文期刊文献，以及期刊、图书、会议论文等被收录与引用的情况。

2. 科研成果新　Web of Science 核心合集收录各国科学领域最新研究成果，反映了学科的最新研究水平。利用 Web of Science 核心合集进行引文循环检索，能了解不同学科领域的发展过程及最新进展，捕捉国内外相关领域最新科研信息和研究动态，从而准确把握学科研究的方向和可能出现的重大进展，使科研成果在深度和广度上得到开拓。

3. 多角度的情报分析功能　Web of Science 核心合集提供作者、机构、出版年、研究方向、语种等多维分析角度，方便查检者了解某一特定课题在不同学科的分布情况，获取某学科领域的核心研究人员等信息，从而发现某研究领域的发展趋势。

4. 丰富的引文索引功能　Web of Science 核心合集最大的特色是回溯检索，即从被引文献检索其引用文献的情况，通过文献间的引用与被引用的情况，发现文献之间的相关性及影响力。如通过分析引文之间的联系，可以较早发现新学科的交叉点；也可以帮助研究者了解自己著作的被引频次与持续时间，从而估计其影响力。

5. 强大的科研评价功能 Web of Science 核心合集集合了各学科重要的研究成果，数据丰富，已成为国际公认的反映基础学科研究水平的评价工具，是重要的全学科定量评价工具。文献被他人引用，是其学术成果、观点被他人借鉴的例证，是文献产生学术影响力的重要体现，被引频次越高，说明该文献受关注的程度越高，其学术影响力越大。科技文献的产出量及被引情况在一定程度上也反映了国家或科研机构的科研状况和实力，可用来比较不同国家或科研机构的科研发展情况。另外，Web of Science 每年出版《期刊引证报告》（Journal Citation Reports，JCR）对 SCI–Expanded 和 SSCI 中的文献引用与被引用数据进行统计分析，并针对每种期刊定义影响因子（impact factor）、分区等定量指标，成为期刊评价工具之一。

二、检索途径与方法

Web of Science 平台检索页面有简体中文、繁体中文、英文、日语、韩语等 9 种语言版本供查检者选择，国内可以使用简体中文版，方便使用，但检索词必须为英文。需要注意的是，Web of Science 平台融合了 Web of Science 核心合集、KCI– 韩国期刊数据库、MEDLINE、SciELO Citation Index 等多种数据库资源，具体融合数据情况与机构购买资源情况息息相关。一般而言，在 Web of Science 平台上检索的数据会自动拓展到融合的所有数据库检索，因此查检者如仅需检索 Web of Science 核心合集，需要选择 Web of Science 核心合集。

Web of Science 核心合集提供基本检索、作者检索、被引参考文献检索、化学结构检索和高级检索 5 种检索途径。其中文献的收录检索主要选择基本检索和高级检索，文献的被引用检索可选择被引参考文献检索，也可通过被引频次的链接查看当前文献被引用的情况。

Web of Science 核心合集的检索规则包括以下几种：①支持布尔逻辑运算符 AND、OR、NOT。②支持位置限定运算符 NEAR 和 SAME。使用 NEAR 可查找由该运算符连接的检索词之间相隔指定数量的单词的记录，在包含 NEAR 运算符的检索式中不能使用 AND 运算符；SAME 表示它所连接的检索词出现在同一个句子中或者一个关键词短语里。③检索式中含有多个运算符时，则会根据下面的优先顺序处理检索式：NEAR>SAME>NOT>AND>OR。优先检索可以用"（）"将一组词概括起来，这组词将作为一个整体概念优先处理。④通配符和截词符："*"代表 0 或多个任意字符，如输入"acupunct*"，可以检出以 acupunct 开头的所有单词；输入"tumo*r*"，可检出该单词的所有变化形式和单复数，包括 tumor、tumour、tumors、tumorigenesis 等；"？"代表 1 个任意字符；"$"代表 0～1 个任意字符。⑤检索词及逻辑运算符均不区分大小写。

（一）基本检索

进入 Web of Science 核心合集检索页面默认为基本检索，提供主题、标题、作者、团体作者、编者、出版物名称（包括刊名等）、出版年、地址、会议、语种、文献类型、基金资助机构、授权号等字段供查检者检索时选择。

【**检索示例**】检索研究红景天苷提取方法被 **Web of Science** 核心合集收录的文献？哪些文献高被引？

检索步骤

第一步：先确定检索词并考虑同义词，本课题涉及的检索词红景天苷"Salidroside"，提取"Extract""isolation""purification"。

第二步：在 Web of Science 首页选择"Web of Science 核心合集"数据库并选择检索途径。

结合题目的要求，选择"主题"字段，输入检索表达式 Salidroside AND（extract OR isolation OR purification）（图 4-10）。

第三步：查看检索结果，根据被引频次排序，筛选高被引文献。

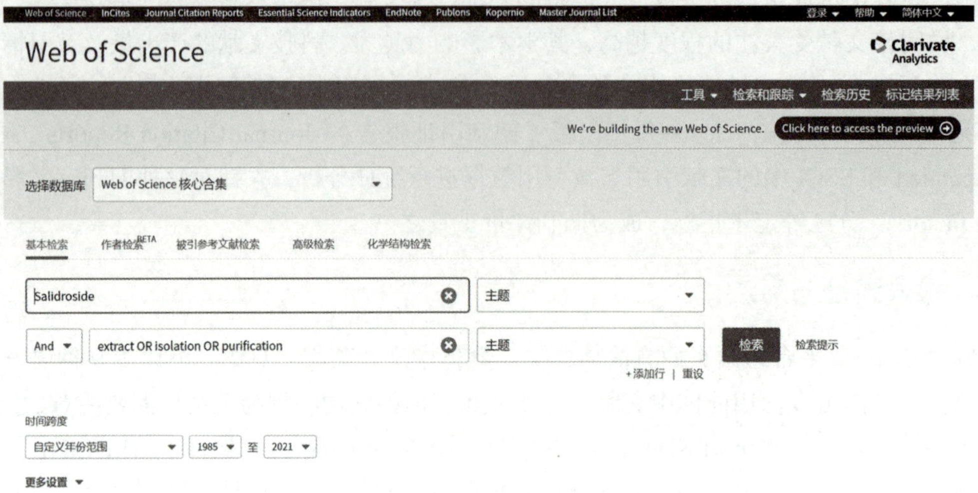

图 4-10　Web of Science 核心合集的基本检索实例界面

Web of Science 可供选择的检索字段的基本用法。

1. 主题（Topic） 选择主题检索途径时，默认在文献标题、关键词、摘要、增补关键词 4 个字段中查询。由于 Web of Science 不设主题词，在检索时要考虑同义词情况。

2. 作者（Author） 在 Web of Science 中检索作者姓名的方式是先输入姓，然后输入空格，再输入作者名字首字母，只输入一个名字首字母时，系统将自动添加"*"通配符。因此，输入 Johnson M 与输入 Johnson M* 相同。也可以利用作者索引（Author Index）选择并添加到检索框中。比较复杂的姓名或者姓名中含有特殊符号的，需检索该姓名可能的各种写法。

3. 团体作者（Group Author） 选择团体作者检索途径时，需输入团体作者可能出现的各种写法，包括团体作者名的全拼方式和可能的缩写形式，可通过团体作者索引（Group Author Index）来锁定团体作者的具体写法。

4. 出版物名称（Publication Name） 选择出版物名称检索途径时，用期刊的全称检索，或用期刊刊名的起始部分加上通配符"*"检索。出版物名称索引（Publication Name Index）列出了 Web of Science 收录的全部期刊，可以通过它找到准确的期刊名称。

5. 地址（Address） 地址检索途径按作者所在机构或地理位置检索，包括大学、机构、公司、国家、城市等的名称和邮政编码等，常采用缩写形式。选择地址检索途径时，页面会提示"查看缩写列表"。系统将缩写的地址检索词映射为已知的完整的地址检索词，反之亦然。例如，Ave 映射为 Avenue，Avenue 也映射为 Ave；Med 映射为 Medicine、Medical 和 Medicinal，Medicine、Medical 和 Medicinal 也映射为 Med，并且这 3 个检索词也互相映射。检索某一地点的机构时，可用"SAME"连接机构与地点；检索某一机构中的某个系或部门时，可用"SAME"连接机构、系或部门名称。地址检索时可使用逻辑算符（AND、OR、NOT、SAME）。

（二）作者检索

作者检索的步骤是依次输入作者姓名、选择地点、选择组织机构，也可以单独一个部分完成检索。

【检索示例】检索 2015 ～ 2019 年福建中医药大学陈立典教授作为第一作者或通讯作者被 Web of Science 核心合集收录的文献。哪篇论文的被引次数最多？他的研究方向是什么？

可通过两种检索途径执行检索。

1. 基本检索途径

检索步骤

第一步：在 Web of Science 首页选择"Web of Science 核心合集"的基本检索途径，选择作者字段，输入作者姓名，先输入姓氏（必须是全称），然后输入一个空格，最后输入名字的首字母，可以添加作者姓名的不同拼写形式，本案例中输入 Chen LD。

第二步：选择地址字段，输入福建中医药大学（Fujian Univ Trad* Chin* Med*）或者（Fujian Univ Chin* Trad* Med*）或者（Fujian Univ Chin* Med*）等，也可以直接输入福建（Fujian）。

第三步：限定时间 2015 ～ 2019。需要注意的是，基本检索途径无法在检索条件上限定第一作者、通讯作者等，需要经过检索结果浏览筛选辨别。

2. 作者检索途径

检索步骤

第一步：在 Web of Science 首页选择"Web of Science 核心合集"数据库，选择作者检索途径，输入作者姓名，点击"查找"，选择地点"PEOPLES R CHINA"。

第二步：选择组织机构，如果没有合适的组织机构可直接点击"查找"（图 4-11）。

第三步：在结果页面对作者姓名进行记录归并，完成检索。作者检索不能对出版时间进行限定，但可以筛选第一作者、通讯作者等。

按照被引频次排序得知，陈立典教授的论文中最高被引频次 104，是 2016 年发表在 *British Journal of Sports Medicine* 50 卷，23 期，1443 页的论文。陈教授的研究领域涉及 Rehabilitation、Sport Science、Behavioral Sciences 等。

对比两种检索途径，如果准确知道作者所在的地址或机构，应该首选作者检索途径。

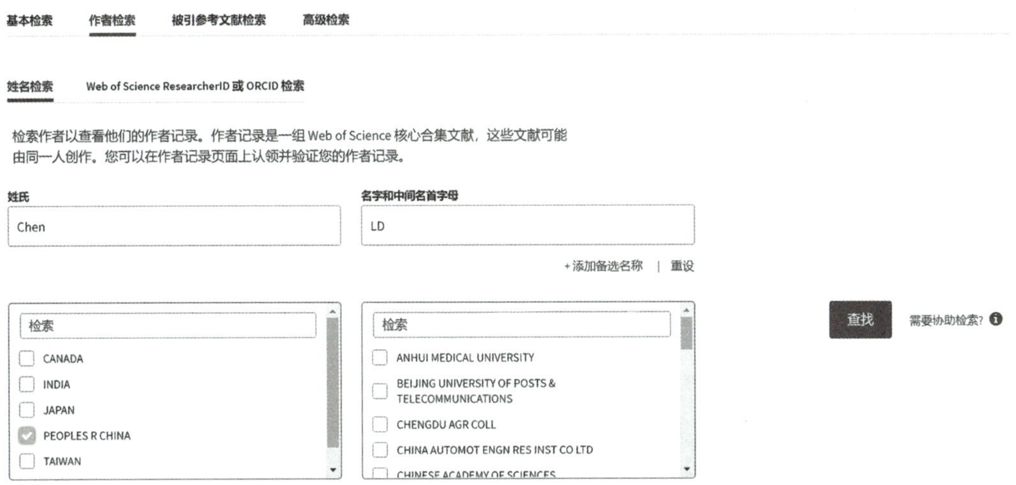

图 4-11 Web of Science 核心合集的作者检索界面

（三）被引参考文献检索（Cited Reference Search）

被引参考文献检索提供"被引作者""被引著作"和"被引时间和出处（包含年份、卷、期、页）""被引标题"等多种检索入口（图 4-12）。

1. 被引作者　选择被引作者检索时可直接输入被引用的作者姓名。

2. 被引著作　选择被引著作检索时可输入被引用的研究文献。可检索被引期刊、被引会议、被引书籍和被引书籍章节等，提供索引列表供选择。输入期刊标题缩写，可在"查看缩写列表"中查找被引期刊的缩写。期刊有一个以上的缩写形式时，需使用截词符，以便与同一标题的几种不同缩写形式相匹配，使用逻辑运算符"OR"连接多个期刊标题。检索被引会议时，需提供标题、地点、日期和赞助方。如输入 Mark* Sci* 可查找发表于 *Marketing Science* 中的被引著作；输入 Geol* 可查找发表于 *Geology*、*Geology Journal*（缩写为 Geol J）和其他以 Geol 开头的出版物中的被引著作。特别提醒：建议在检索式中使用星号通配符（*），否则可能无法得到所有的检索结果，或是根本没有结果。

被引参考文献检索是 Web of Science 最具特色的检索途径。它直接检索引用某篇文献的参考文献（包括论文、会议文献、著作、专利、技术报告等），不受时间、主题、学科、文献类型的限制。特别适用于发现一篇文献或一个课题的起源和发展，了解和掌握研究思路。即使没有被Web of Science 收录的期刊所发表的论文、专著、会议文献、专利等，也能够通过被引参考文献检索来了解该文献的被引用情况。能引导检索包括期刊、会议录、图书章节，以及揭示与研究相关的任何出版物的信息，而且既能越查越旧，也能越查越新。旧是向前了解某个课题的历史发展情况，新是向后跟踪课题的最新研究进展。引文数据可用于分析、追踪热点研究领域，也可用于评估学术论文的影响力、评估国家宏观科研状况、评价学术期刊等。

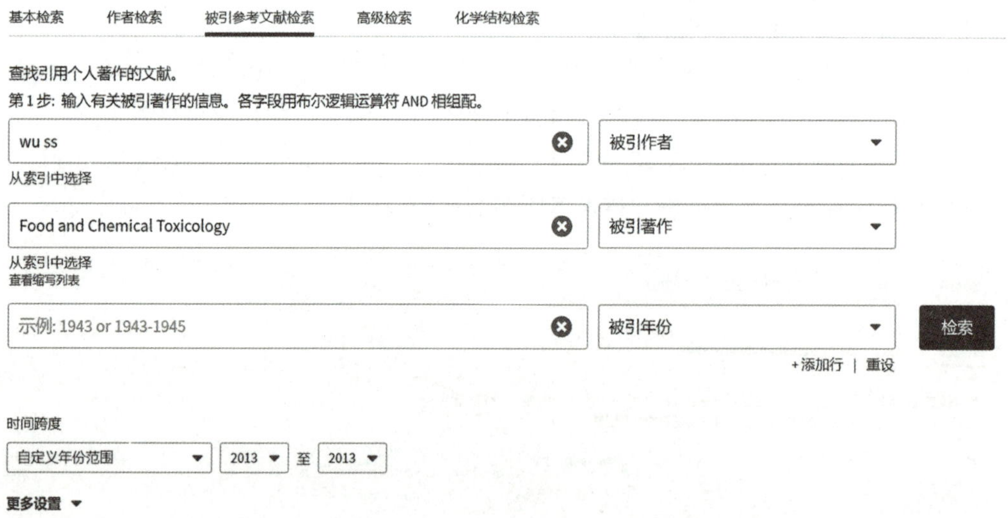

图 4-12　Web of Science 核心合集被引参考文献检索实例界面

【检索示例】检索福建中医药大学吴水生教授作为通讯作者在 2013 年发表在 *Food and Chemical Toxicology* 上的论文 "A 90-day subchronic oral toxicity study of triterpene-enriched extract from Alismatis Rhizoma in rats" 的被引用情况。

检索步骤

第一步：选择"被引参考文献检索"，在"被引作者"框中输入 wu ss。

第二步：在"被引著作"框中输入期刊名"Food and Chemical Toxicology"，限定时间 2013，点击检索（图 4-12）。

第三步：返回的是同一年该期刊符合条件的被引参考文献索引（图 4-13），核对所有的已知信息。点击施引文献，即可查看当前这篇文献的被引用情况。

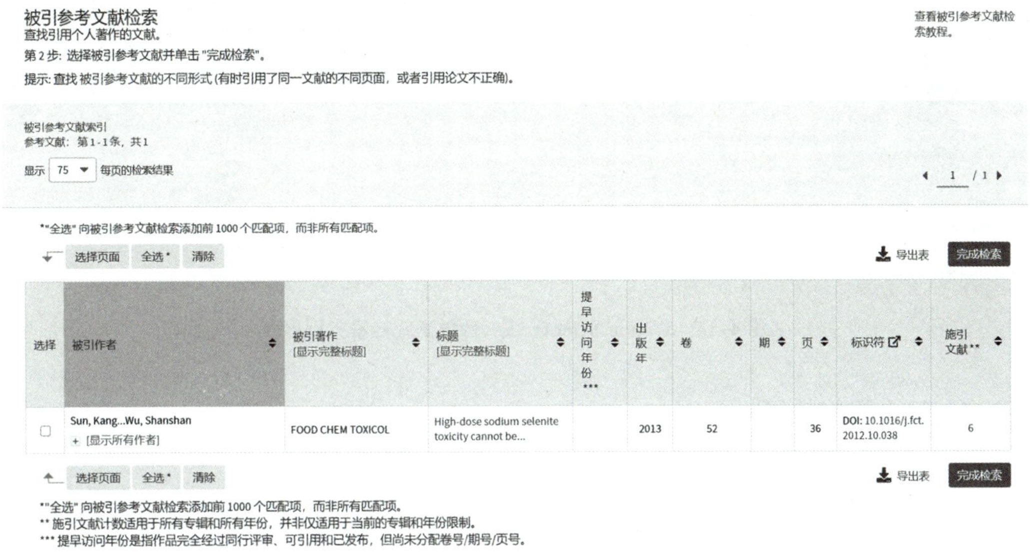

图 4-13　Web of Science 核心合集被引参考文献检索结果筛选界面

（四）化学结构检索

化学结构检索包括 Current Chemical Reactions Expanded（CCR-Expanded）和 Index Chemicus（IC）两个数据库的化学信息，信息来源于期刊、专利、会议文献等，可缩短项目的研究周期，减少不必要的重复开发，提高工作效率。

CCR-Expanded 和 IC 的主要用途有以下几个方面。

1. 取得分子合成反应的信息，检索某类分子是否已被分离、合成的有关文献资料。

2. 了解最新的催化剂，以及各类分子的生物活性、天然来源等信息资料。

3. 了解新的有机金属化合物设计、合成与应用的有关文献资料。

4. 了解各种单体分子的合成、催化剂的利用、材料的各种合成途径。

5. 了解化合物、药物分子的生物活性，发现潜在的药物母体及其合成，以及“组合化学”所必需的固相合成反应。

（五）高级检索

可使用字段标识符，多字段组合检索。允许使用布尔逻辑运算符和通配符，组成较复杂的检索策略。页面上有检索表达式构建的示例，供查检者学习，方便构建检索表达式。页面下方还有检索历史的列表，检索历史之间还可进行 AND、OR 的逻辑关系组配，方便查检者调整检索策略。

【检索示例】检索有关拉米夫定预防肝移植后乙型肝炎再复发的英文文献。

检索步骤

第一步：涉及的检索词包括拉米夫定（lamivudine）、肝移植（liver transplant）、乙型肝炎（hepatitis B）、再复发（recurrenc*, reinfect*），语种为英文。

第二步：进入高级检索页面，在提问框中输入检索表达式 TS=（lamivudine AND "liver transplant" AND "hepatitis B"）AND TS=（recurrenc* OR reinfect*）。

第三步：在 "Language" 下拉菜单中选择 "English"，点击“检索”按钮完成检索（图 4-14）。

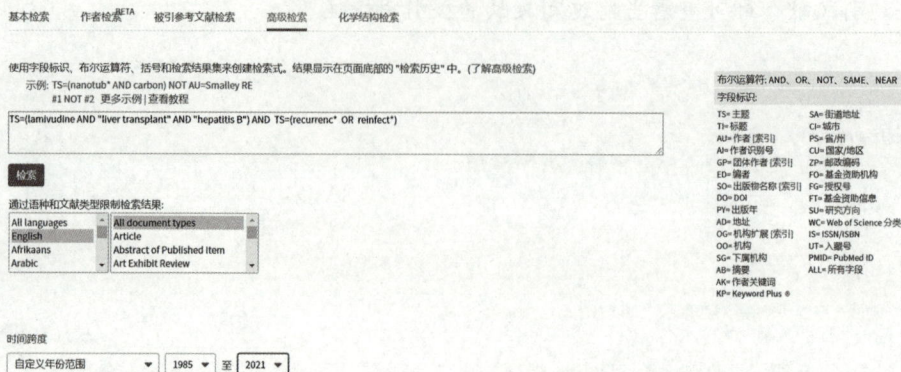

图 4-14　Web of Science 核心合集高级检索实例界面

三、检索结果的处理

（一）检索结果页面

Web of Science 除了具备强大的引文检索功能外，还提供多层次的文献分析功能，能够帮助查检者把握学科发展的最新动态。如检索到"研究红景天苷提取方法"被 Web of Science 核心合集收录的文献共 335 篇，检索结果页面（图 4-15）左上角显示检索结果和检索表达式，排序方式选择"被引频次（降序）"，右侧上方提供文献分析功能按钮，包括"分析检索结果"和"创建引文报告"。

1. 引文分析报告　点击"创建引文报告"按钮，即可生成一份有关红景天苷提取方法命中文献数为 335 篇的引文报告（图 4-16）。该报告包括 335 篇文献的总被引频次、自引频次、他引频次、施引文献、H 指数（h-index），表明 335 篇文献在发表后一共被引 6346 次，平均每篇论文的被引用次数是 18.94 次，当前 H 指数是 44，说明在 335 篇论文里，有 44 篇文献每一篇的被引频次都大于或等于 44，是本次检索结果中的高影响力文献。

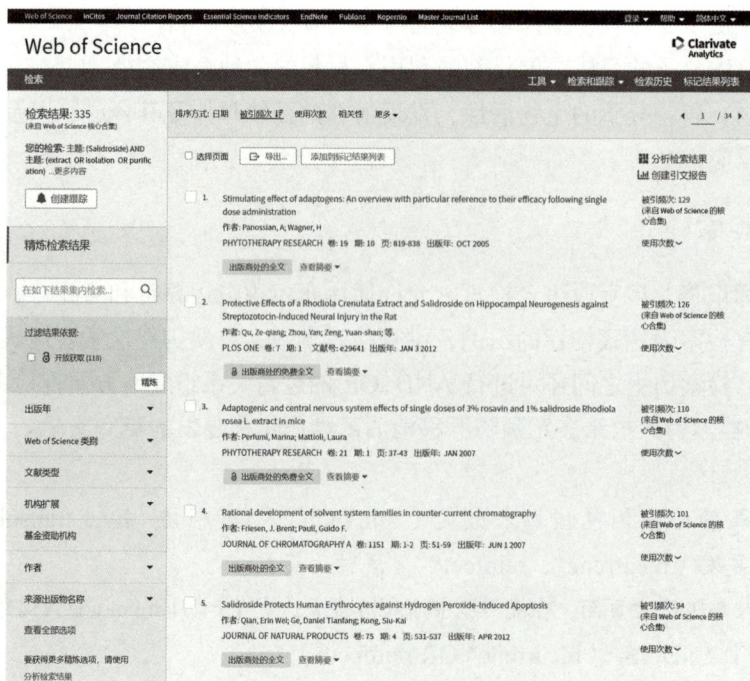

图 4-15　Web of Science 核心合集检索结果界面

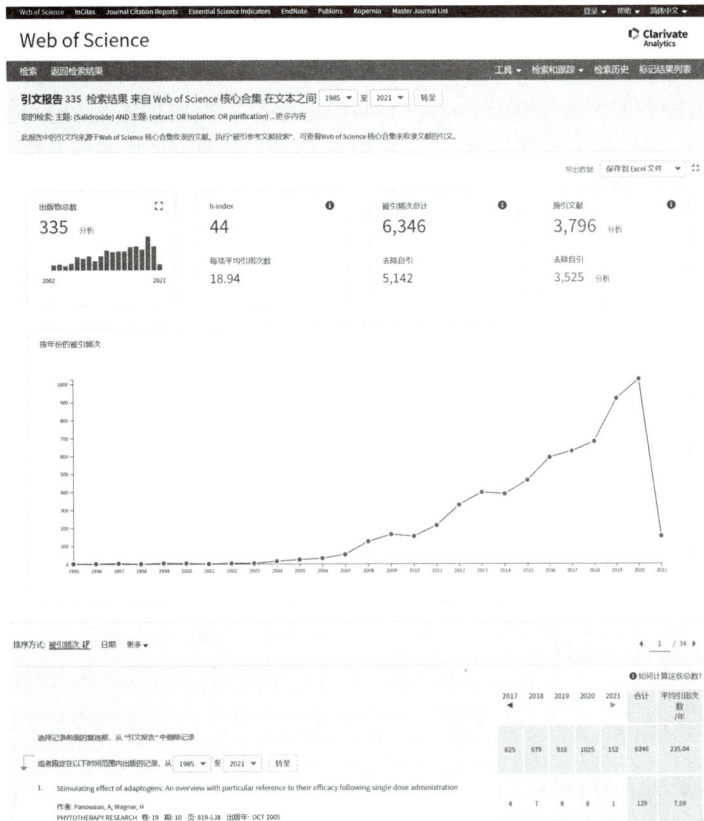

图 4-16　Web of Science 核心合集引文报告界面

2. 检索结果分析　点击"分析检索结果"按钮，可从作者、丛书名称、机构扩展、国家/地区、文献类型、编者、资金资助机构、授权号、团体作者、机构、语种、研究方向、出版年、来源出版物、Web of Science 类别 15 个角度对检索结果的数据集进行分析（图 4-17）。值得注意的是，该平台也可用于所有引用文献的分析。

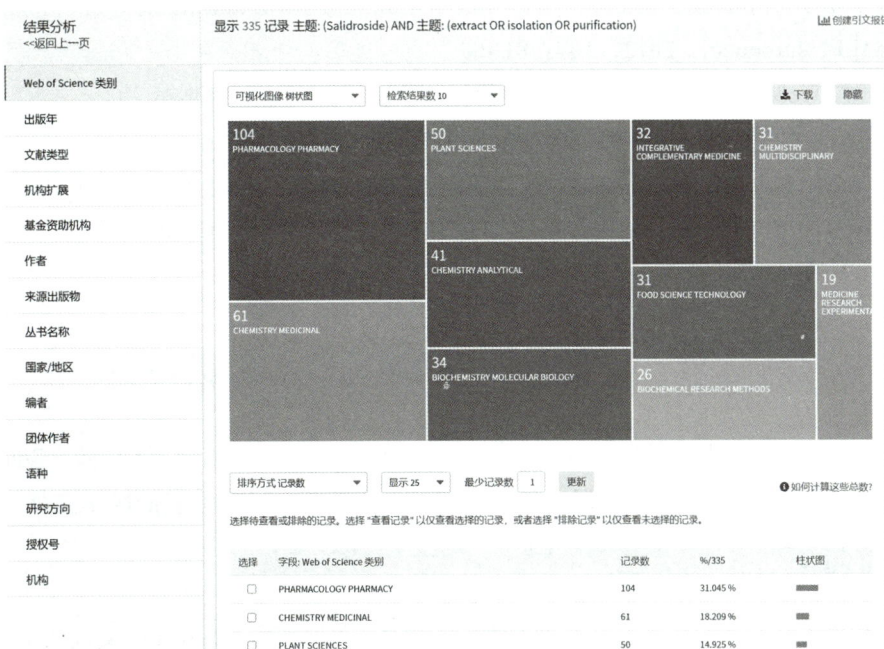

图 4-17　Web of Science 核心合集检索结果分析界面

（二）施引文献输出页面

施引文献输出页面包括施引的次数、被引频次统计的来源数据库、分析检索结果、创建引文报告等。施引文献进行检索结果的分析可以帮助查检者了解以下几个方面：①哪一个作者引用了选定文献的次数最多，从而确定谁在延续跟踪并从事这一领域的研究工作。②引用选定文献主要以什么文献类型进行发表。③哪个机构最经常引用哪些研究文献。④引用文献的主要语种。⑤选定文献主要的发表时间，从而显示文献被引用的时间趋势。⑥选定的文献经常被哪些杂志所引用，以便选择未来发表论文的投稿方向。⑦文献被不同领域的研究文献引用的状况，进而了解该课题研究的学科交叉趋势。

（三）数据输出

除了在检索结果列表上方有数据输出按钮外，在检索结果列表下方也有输出选项。先勾选需要输出的记录，或将选中的记录添加到标记结果列表，点击标记结果列表，再选择输出方式，进而选择记录内容和文件格式。可供选择的输出方式有打印、电子邮件、Excel 等，或保存到 Endnote Desktop 等文献管理软件。

（四）全文获取

Web of Science 是引文数据库，并不收录全文，但查检者可以通过 Web of Science 提供的强大的链接功能获取全文。通过每条记录下方的"出版商处的免费全文"按钮直接获取全文；通过基于 OpenURL 协议的链接获取全文线索；通过本地图书馆馆藏链接获取全文；直接联系论文作者获取原文。

习题

1. 检索下面这篇文献是否被 Web of Science 收录，同时检索该论文被引用的情况。

Chen HJ. siRNA directed against Livin inhibits tumor growth and induces apoptosis in human glioma cells[J].J Neurooncol，2012，107：81－87.

2. 分别检索 Web of Science 收录的 2019 年诺贝尔医学奖或生理学奖得主所发表的论文，他们被引频次最高的文献是哪篇论文？尝试分析他们最主要的研究方向。

3. 使用 Web of Science 核心合集检索茶叶抗癌的综述性文献，筛选最重要的 3 篇文献。

4. 使用 Web of Science 核心合集从多个角度分析出康复医学最重要的 3 种期刊，以及它们的影响因子和收录范围。

第三节　其他外文生物医学文献数据库

外文生物医学文献数据库较多，如 Embase、BIOSIS Previews、SpringerLink、ScienceDirect、OVID 等。这些数据库的学科范围都涵盖了医学类目，也收集了一定数量的医学文献。

一、Embase

Embase（https://www.embase.com）是生物医学和药学研究领域最重要的文摘数据库之一。该数据库整合了荷兰爱思唯尔（Elsevier）公司的医学文摘（EM）数据库与 MEDLINE 数据库的全部内容，并去除了重复的记录。

（一）资源概况

Embase 收录了全球 1947 年至今 8500 余种生物医学和药学方面的同行评议期刊，总文献记录超过 3200 万条。该数据库还收录了 2009 年以来重要的生物医学、药学及医疗设备方面的会议信息，收录了超过 1.2 万个会议的 360 万条会议记录文摘。

（二）检索途径与方法

该数据库支持布尔逻辑运算、"NEAR/n" 和 "NEXT/n" 的邻近算符及 "*" "?" "$" 3 种截词符和双引号的短语检索。如果要限定在某个字段检索，系统提供 "："和 "/" 两种限定方式。其中 "："可用于所有字段，"/" 仅用于对部分字段进行精确限定检索。

Embase 的检索功能强大，提供快速检索、PICO 检索、PV（药物警戒）向导式检索、高级检索、药物检索、疾病检索、设备检索、文章检索、期刊浏览和著者检索等多种检索途径。提供基于 Emtree 词库的索引。

药物检索是 Embase 提供的特色检索途径。选择 "Drug" 进入药物检索页面，输入药物的通用名（generic name）、商品名（trade name）、实验室代码（laboratory code）或化学名（chemical name），系统会自动将检索词强制转换为相匹配的 Emtree 药物主题词。系统还提供药物副主题词（Drug Subheadings）和给药途径（Routes）两种专有的检索限定选项，以提高查准率（图 4-18）。系统还为疾病检索途径提供了 14 个疾病副主题词，为设备检索途径提供了 4 个设备副主题词。

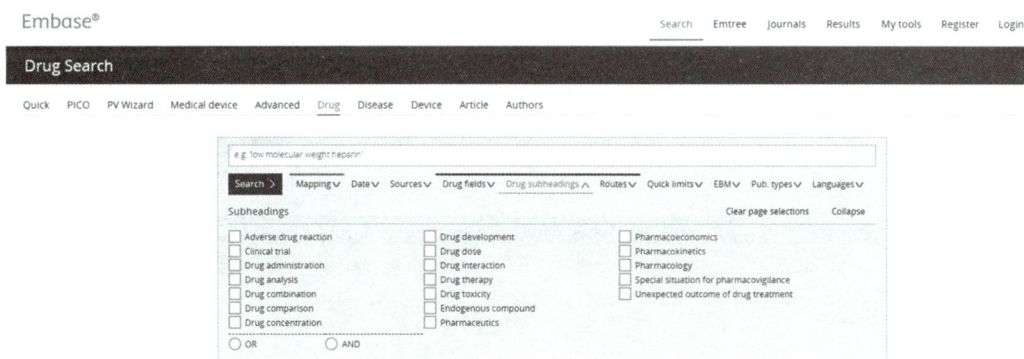

图 4-18 Embase 的药物检索界面

（三）检索结果的处理

Embase 的检索结果页面主要展示检索历史和检索结果两方面内容。

查检者可以选择检索历史进行逻辑组配运算，也可以执行保存、删除、预览、输出等操作，系统还提供检索式的编辑功能。

检索结果以引文格式显示命中文献，包括篇名、作者、出处和数据来源。系统默认按出版年（Publication Year）排序，也可以选择按相关度（Relevance）、作者（Author）或收录日期（Entry Date）排序。检索结果显示区的左侧为检索结果过滤器（Results Filters），可对检索结果做进一步的提炼或筛选。系统提供来源、药物、疾病、设备、浮动副主题词、年龄、性别、研究类型、发表类型、刊名、出版年、作者、会议摘要、药物商品名、药物制造商、设备商品名、设备制造商

17 种筛选模块。

对于检索结果输出，Embase 提供显示（View）、打印（Print）、输出至参考文献管理软件（Export）、E-mail、添加至剪贴板（Add to Clipboard）多种输出方式。

二、BIOSIS Previews

BIOSIS Previews（BP）是由美国生物科学信息服务社（BIOSIS）编辑出版的生命科学方面的文摘和索引数据库。

（一）资源概况

BIOSIS Previews 收录了世界上多个国家和地区的 5400 余种生命科学期刊，还收录了学术会议、评论文章、美国专利、图书等文献。其内容整合了 Biological Abstracts（BA，生物学文摘）、Biological Abstracts/RRM（Reports，Review，Meetings）（生物学文摘－报告、综述、会议）和 BioResearch Index（生物研究索引）。学科范围涵盖生物学、交叉科学、仪器和方法等相关领域，数据可以回溯至 1926 年。

（二）检索途径与方法

BIOSIS Previews 可在 Web of Science 平台和 OVID 平台上检索。以 Web of Science 平台为例，在 Web of Science 数据库下拉列表中选择 BIOSIS Previews，提供基本检索和高级检索两种检索途径（图 4-19），检索规则与 Web of Science 相同。高级检索时，除限定时间、语种、文献类型外，还可以限定生物种属。检索字段除主题、标题、作者等常见字段之外，还可以使用基因名称数据、序列、化学和生化名称、方法和设备、器官 / 系统 / 细胞器数据、分类数据、主要概念、概念代码、地理数据、会议信息等。分类数据、主要概念、概念代码等字段提供索引功能。

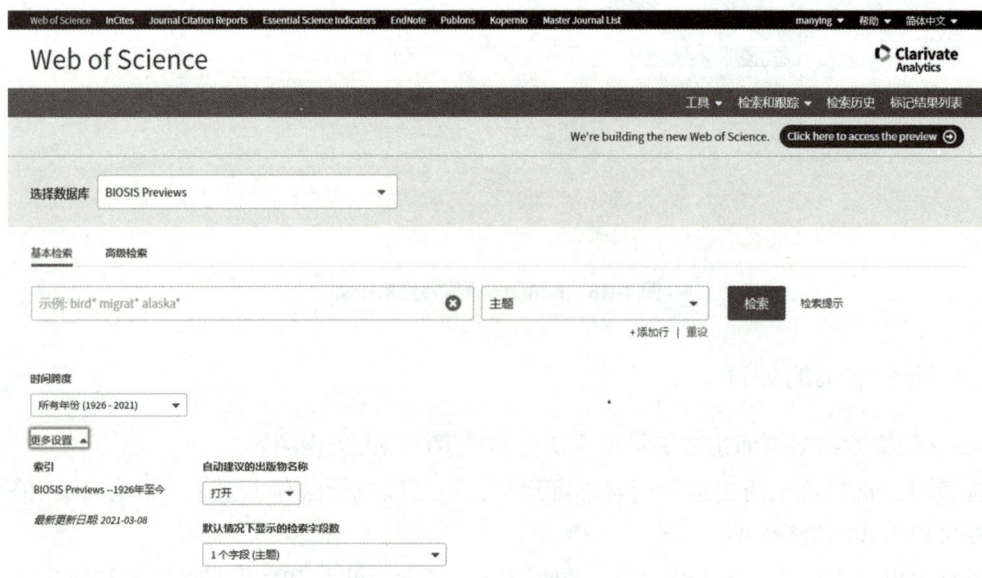

图 4-19　Web of Science 平台的 BIOSIS Previews

（三）检索结果的处理

检索结果页面有检索表达式和检索结果数，可以按照日期、被引频次、使用次数、相关性、作者、来源出版物、会议名称等排序。页面左侧提供高被引论文、热点论文、开放获取、出版年、主要概念、文献类型、作者、来源出版物、专利权人、概念代码、Super Taxa（物种分类）、语种、国家 / 地区、研究方向等筛选功能。若文献可以开放获取，文献题录下方有"出版商处的免费全文"或"知识库中的免费已发表文章"链接。系统还有检索结果分析功能、创建引文跟踪和检索历史跟踪功能等。

三、SpringerLink

SpringerLink（https://link.springer.com）是德国施普林格（Springer–Verlag）开发的在线科学、技术和医学（STM）领域的学术资源平台。

（一）资源概况

SpringerLink 收录了自然科学、社会科学、医学及建筑等多个学科领域，近 3600 种科技期刊和 28 万余种科技图书，以及丛书、指南、参考工具书等类型的文献。

（二）检索途径与方法

SpringerLink 提供的检索方式简单、易用，主要包括浏览和检索两种方式（图 4–20）。该系统还提供限定检索，方便查检者缩小检索范围。

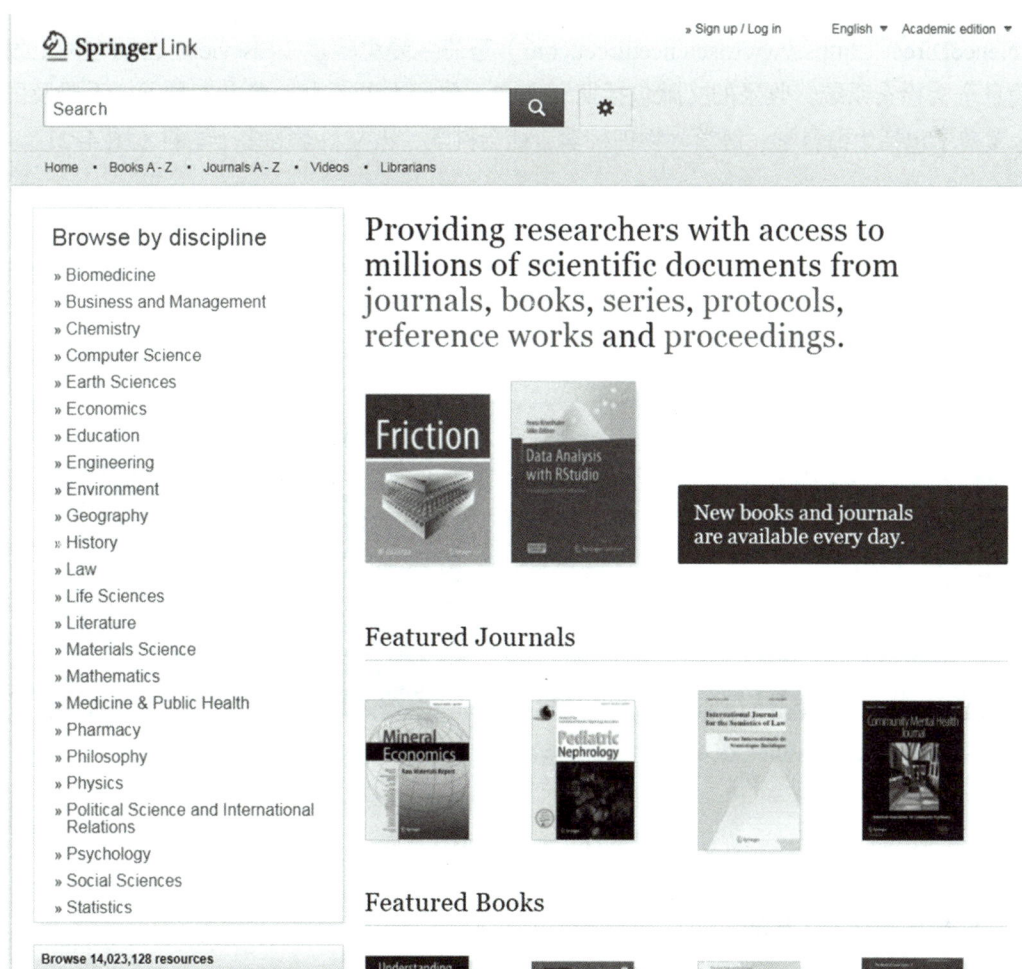

图 4–20　SpringerLink 的主页

1. 浏览　查检者可通过 SpringerLink 提供的 24 个学科主题进行浏览，或者按照"文献""图书章节""参考工具书""操作指南"等资源类型浏览。点击相应的类目即可出现所需学科或所需文献类型的出版物。

2. 检索

（1）简单检索　简单检索是 SpringerLink 默认的检索途径。查检者可输入相应的检索词或检索表达式执行检索。

（2）高级检索　高级检索支持多检索框检索，各检索框之间的逻辑关系为逻辑"与"，其中"with all of the words"表示输入的两个检索词是逻辑"与"的关系，"with the exact phrase"表示强制短语检索，"with at least one of the words"表示输入的两个检索词是逻辑"或"的关系。

（三）检索结果的处理

查检者如果使用浏览功能，在检索结果页面，系统提供资源类型、子学科、语种等筛选条件供用户使用。

查检者如果使用检索功能，检索结果页面则列出检索信息和检出文献数。系统提供资源类型、学科、子学科、语种进行分类，命中文献可按相关度、出版时间进行排序。题录下方提供"Download PDF"和"View Article"的链接。

四、ScienceDirect

ScienceDirect（https://www.sciencedirect.com）是荷兰爱思唯尔（Elsevier）公司在网上发行的文献信息全文检索系统，收录的文献包括期刊全文、单行本电子书、参考工具书、手册及图书系列等，覆盖了包括生命科学、医学、物理科学、社会科学、人文科学等多个学科（图4-21）。

（一）资源概况

ScienceDirect 收录了数学、物理、生命科学等 24 个学科领域、超过 4400 种期刊和 3 万册图书。

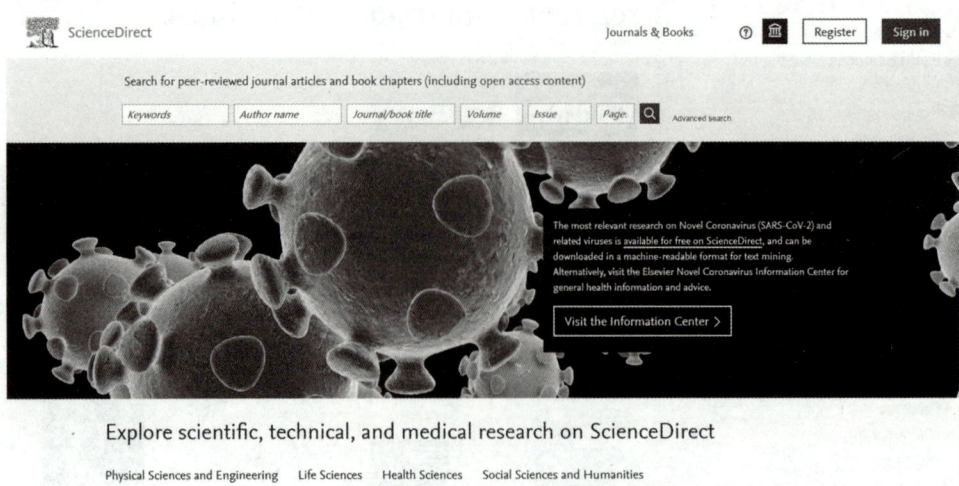

图 4-21　ScienceDirect 主页

（二）检索途径与方法

与大多数外文检索工具一样，ScienceDirect 提供浏览和检索两种检索方式。查检者可通过学科主题或刊名首字母字顺序进行出版物浏览检索，也可以选择快速检索或高级检索获取检索结果。

（三）检索结果的处理

使用浏览功能时，检索到的出版物以刊名首字母字顺序排列，在页面左侧提供学科、子学科、出版物类型、期刊状态和获取方式 5 种筛选功能。

若使用检索功能，在检索结果页面上方会显示命中结果数量和检索表达式。命中结果显示题名、刊名、卷期、出版日期、页码、作者等信息。页面左侧可按年代、期刊、内容类型等方式筛选检索结果。检索结果可按相关度、出版时间排序，题录下方有 PDF 下载链接。

五、OVID

OVID（https://ovidsp.ovid.com）隶属于威科（Wolters Kluwer）集团，提供医学、生命科学、自然科学及社会科学等学科领域的电子图书、全文期刊和书目信息等 300 余个数据库的在线服务。

（一）资源概况

OVID 资源包括 Journals@Ovid Full Text（OVID 全文期刊库）、Books@Ovid（OVID 电子图书库）、Ovid MEDLINE、OVID EBM Reviews（OVID 循证医学数据库）、Embase、BIOSIS Previews 等生物医学相关数据库。其中 Journals@Ovid Full Text 收录了 60 余个出版商出版的 1000 余种科技和医学期刊全文，包括世界知名医学出版社 Lippincott，Williams & Wilkins（LWW）出版的 246 种医学期刊。

（二）检索途径与方法

以 Journals@Ovid Full Text 为例（图 4-22），系统为用户提供了 Basic Search（基本检索）、Find Citation（引文检索）、Search Fields（字段限定检索）、Advanced Search（高级检索）、Multi-Field Search（多字段检索）及 Journals（期刊浏览）6 种检索和浏览途径，系统还有 Limits（限定检索）功能。

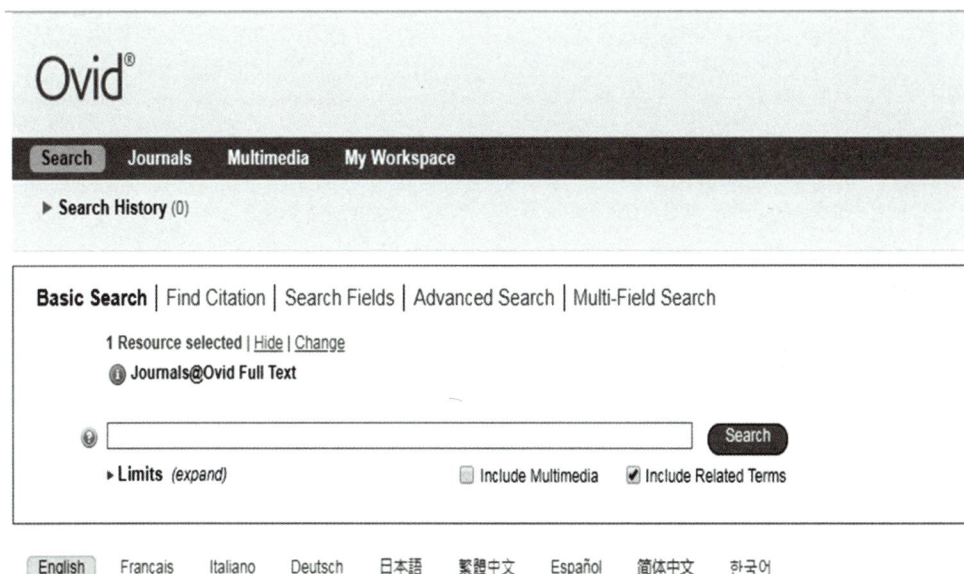

图 4-22　OVID 检索界面

基本检索默认将检索词在篇名、文摘、全文、图表说明中检索，系统提供检索相关词功能；引文检索通过文献篇名、刊名、出版年、卷、期、首页页码、DOI 等来查询特定文献；字段限定检索为用户提供摘要、作者、文献类型、机构、刊名等 27 个限定字段，输入检索词并选择字段后进行检索；高级检索提供关键词、作者、篇名及期刊名称的检索；多字段检索提供多个检索行的逻辑组配检索，每个检索行可输入检索词并限制检索字段；期刊浏览提供按刊名首字母顺序浏览和学科分类浏览两种方式。

（三）检索结果的处理

检索结果页面显示检索词（包括相关词）和检索结果数。检索结果上侧有检索历史，默认显示最近的 4 条检索历史，点击 Expand 可查看所有检索历史，对检索历史可以选择 AND、OR 两个逻辑运算进行二次检索。在检索结果的题录下方有"Article as PDF"链接可查看和下载全文，题录右侧有"Find Similar"可查找相似文献，"Find Citing Articles"可查找引用文献。

习题

1. 利用 Embase 检索有关米非司酮治疗异位妊娠方面的文献，同时检索米非司酮副作用方面的临床试验文献。

2. 利用 Web of Science 平台的 BIOSIS Previews 检索"SARS-CoV-2"病毒相关研究文献，并查看此领域中高被引论文的来源出版物分布情况。

3. 利用 SpringerLink 检索脑膜瘤的放射影像学诊断方面的英文文献。

4. 利用 ScienceDirect 检索 2010～2015 年有关小细胞肺癌并发重症肌无力研究方面的期刊论文，并了解该主题范畴的文献主要发表在哪些出版物上。

5. 利用 ScienceDirect 检索自身免疫性风湿病的发病原因及诊断方法方面的文献，查看最新 1 篇相关文献是否可以免费获取。

6. 利用 OVID 检索新型冠状病毒肺炎网络药理学方面的文献。

扫一扫，查阅本章数字资源，含PPT、音视频、图片等

特种文献是指出版发行和获取途径都比较特殊的科技文献。特种文献一般包括专利文献、会议文献、标准文献、科技报告、学位论文、政府出版物等。特种文献的内容大多反映了该学科领域中最新的研究进展、新成果、新动态，在传递科技信息方面发挥着常规文献所不能取代的价值，在中医药文献检索中占有重要地位。

第一节　专利文献检索

专利文献是专门传递发现发明科研成果信息的知识载体，它以内容的独创性、新颖性、实用性和形式上的直观性等特有的方式揭示发明创造方面的知识信息。据统计，世界上 90% ~ 95% 的发明创造成果能在专利文献中查到，并且许多发明只能在专利文献中查到。

一、专利

（一）专利的相关概念

1. 专利　专利是受法律规范保护的发明创造。它是指一项发明创造向国家审批机关提出专利申请，经依法审查合格后向专利申请人授予的在规定的时间内对该项发明创造享有的专有权。专利的保护有时间和地域的限制。

2. 同族专利　同族专利是指基于同一优先权文件，在不同国家、地区或地区间专利组织多次申请、多次公布或批准的内容相同或基本相同的一组专利文献。在同一专利族中最早优先权的专利文献称基本专利。优先权来源于《保护工业产权巴黎公约》。

（二）专利的类型

1. 中国专利类型　我国专利分为发明专利、实用新型专利和外观设计专利。

（1）发明专利　发明专利是指对产品、方法及其改进所提出的新的技术方案。

（2）实用新型专利　实用新型专利是指对产品的形状、构造或者其结合所提出的适于实用的新的技术方案。

（3）外观设计专利　外观设计专利是指对产品的形状、图案、色彩或者其结合所做出的富有美感并适于工业上应用的新设计。

中医药领域的许多发明创造可以申请专利，如新六味地黄丸可作为产品发明申请专利，药品新剂型、医疗仪器设备可申请实用新型专利，药品的外包装、改变药品物理形状的设计可申请外

观设计专利。

我国第四次修订的《中华人民共和国专利法》已于 2021 年 6 月 1 日起施行，修订后的专利法中，发明专利的保护期限为申请日起 20 年，实用新型专利的保护期限为申请日起 10 年，外观设计专利的保护期限从原来的申请日起 10 年延长至 15 年。

2. 国外专利类型

（1）欧洲专利类型　欧洲大部分国家的专利制度都非常完善，专利类型大多与中国专利类型相似。我们以德国、英国、法国、俄罗斯等 10 个欧洲国家为例，介绍欧洲国家的专利类型，详见表 5-1。

表 5-1　欧洲各国专利类型

欧洲国家	专利类型
德国	发明专利、实用新型专利、外观设计专利
英国	发明专利、外观设计专利
法国	发明专利、实用新型专利、外观设计专利
意大利	发明专利、实用新型专利、外观设计专利
俄罗斯	发明专利、实用新型专利、外观设计专利
西班牙	发明专利、实用新型专利、外观设计专利
荷兰	发明专利、外观设计专利
瑞士	发明专利、外观设计专利
瑞典	发明专利、外观设计专利
葡萄牙	发明专利、实用新型专利、外观设计专利

欧洲除了每个国家的专利之外，还有直接向欧洲专利局（EPO）提出申请的欧洲发明专利（欧洲专利），以及向欧盟商标专利局提出申请的欧盟外观设计专利，详见表 5-2。

表 5-2　欧洲 / 欧盟专利类型

欧洲 / 欧盟专利类型	
欧洲发明专利（欧洲专利）	欧洲专利是 EPO 授予具有工业实用性、绝对新颖性和创造性发明的专利，同时在 38 个欧洲国家（包括 34 个成员国及 4 个延伸国）生效
欧盟外观设计专利	欧盟外观设计专利是直接向欧盟商标专利局提出申请的专利，同时在 28 个国家有效。欧盟 28 个成员国包括法国、德国、意大利、比利时、荷兰、卢森堡、丹麦、爱尔兰、英国、希腊、西班牙、葡萄牙、奥地利、芬兰、瑞典、塞浦路斯、捷克共和国、爱沙尼亚、匈牙利、立陶宛、拉脱维亚、马耳他、波兰、斯洛伐克、斯洛文尼亚、保加利亚、罗马尼亚和克罗地亚

（2）美国专利类型　美国专利包括发明专利、外观设计专利与植物专利 3 种专利类型。美国专利商标局（USPTO）核发下列 3 种专利证书：①发明专利（Utility Patent）：指新的方法、机器、制品、物品组合或改良物品。②外观设计专利（Patent for Design）：指具新颖性、原创性及装饰性的产品外观设计。③植物专利（Patent for Plant）：指发明、发现和无性繁殖任何特殊及新植物品种，包括耕种培养的变化、变种、混合及新发现的植物种苗，但不包括由块茎繁殖的植物或在非栽培状态下发现的植物。

二、专利文献

（一）专利文献的概念

世界知识产权组织 1988 年编写的《知识产权教程》阐述了现代专利文献的概念。专利文献是包含已经申请或被确认为发现、发明、实用新型和工业品外观设计的研究、设计、开发和试验成果的有关资料，以及保护发明人、专利所有人、工业品外观设计和实用新型注册证书持有人，所持权利资料已出版或未出版的文件（或其摘要）的总称。专利文献几乎涵盖人类生产活动的全部技术领域。尽管各国专利文献各有特点，但都反映了专利制度的法律保护和技术公开两大基本功能。从文献和检索的角度，专利文献主要包括专利说明书、专利分类表和专利数据库等。

（二）专利文献的种类

1. 专利公报　专利公报是专利局依法公布或公告专利申请、审查、授权等有关事项和决定的出版物。其以文摘形式报道专利申请项目的内容摘要，以及发明人的名称、地址、申请号、申请日期等各项著录，并附有当期发明专利申请公开、审定、授权索引和当期实用新型、外观设计专利申请公告、授权索引。

专利公报分为《发明专利公报》《实用新型专利公报》和《外观设计专利公报》3 种。

2. 专利说明书　中国按发明、实用新型和外观设计 3 种专利分别出版 3 种专利说明书，以单行本形式与专利公报对应同时出版。

（1）发明专利说明书　包括《发明专利申请公开说明书》，即未经实质审查而公开的说明书。《发明专利申请审定说明书》，即经过实质审查，但未授权而公告的说明书。《发明专利说明书》，即已批准授予专利权的说明书。

（2）实用新型专利说明书　包括《实用新型专利申请说明书》，即初审合格而公告的说明书。《实用新型专利说明书》，即已批准授予专利权的说明书。

上述发明和实用新型专利申请，经专利局审定公告后，在授予专利权时，一般不再出版专利说明书。如果说明书必须重大修改后再授予专利权的，则另行再次出版专利说明书，并在专利号后标注"**"号。中国专利说明书由扉页（第 1 页）、权利要求书、说明书和附图组成。扉页刊登当期专利公报公布的该项专利申请案的著录项目、摘要，部分有附图或化学结构式等。

（三）专利文献的特点

1. 数量巨大，内容广泛　专利文献涵盖了绝大多数技术领域，几乎涉及人类生活的各个方面。每年各国出版的专利文献超过 150 万件，全世界累积可查阅的专利文献已超过 7000 万件。专利文献记录了发明创造的内容，展示了发明创造的实施效果，揭示了专利保护的技术范围，记载了专利的权利人、发明人和专利生效时间等信息。

2. 集技术、法律、经济信息于一体　专利文献记载了技术问题的解决方案及发明所有权和权利保护范围。通过对专利文献信息的分析研究，既可在国际贸易和引进技术活动中规避侵权，还可了解竞争对手在国内、国际市场上所占的市场份额、核心技术竞争力、专利战略和技术发展动态。

3. 传播速度快捷，内容新颖　专利制度的特点决定了申请人在一项发明创造完成之后通常以最快速度提交专利申请，以防竞争对手抢占先机。由于新颖性是专利申请的首要条件，因此，发明创造总是首先以专利文献而非其他科技文献的形式向外公布。

4. 完整、详细地揭示发明创造内容　专利申请文件一般都依照专利法规中关于充分公开的要求对发明创造的技术方案进行完整而详尽的描述，并且参照现有技术指明其发明点所在，说明具体实施方式，并给出有益效果。

5. 格式规范标准，具有统一的分类体系　专利文献有统一的编排体例，采用国际统一的专利文献著录项目识别代码（INID 码）。专利说明书有法定的文体结构，每项内容都有具体的撰写要求和固定的顺序，并严格限定已有技术与发明内容之间的界线。世界知识产权组织（WIPO）工业产权信息常设委员会为使专利文献信息出版国际统一，制定了一系列专利文献信息推荐标准。各国出版的发明和实用新型专利文献采用或同时标注国际专利分类号，外观设计专利文献采用或同时标注国际外观设计分类号。

（四）中国专利文献的编号体系

中国专利文献的编号体系包括 6 种。

1. 申请号　在提交专利申请时给出的编号。

2. 专利号　在授予专利权时给出的编号。

3. 公开号　对发明专利申请公开说明书的编号。

4. 审定号　对发明专利申请审定说明书的编号。

5. 公告号　对实用新型专利申请说明书、公告的外观设计专利申请的编号。

6. 授权公告号　对发明、实用新型专利说明书或公告的外观设计专利的编号。

中国专利文献采用国际标准化组织制定的国际标准著录代码。

三、国际专利分类法

世界上有专利制度至今已有 300 余年的历史，随着各国专利制度的建立，各国专利局制定了各自的专利分类法，各国专利分类的不同，不利于国际的交流和资源共享。1951 年在法国的提议下，法国、联邦德国、荷兰和英国专利局共同制订了国际专利分类法（International Patent Classification，IPC）。现已有 100 余个国家和组织在其出版的专利文献上使用 IPC 分类号，占世界每年出版专利文献总数的 90%。目前，新版本的 IPC 于每年 1 月 1 日生效。

IPC 分类体系采用等级形式，将全部技术按部（Section）、分部（Subsection）、大类（Class）、小类（Subclass）、主组（Group）、小组（Subgroup）逐级分类。

A 部：人类生活必需（Human Necessities）。

B 部：作业、运输（Operations、Transporting）。

C 部：化学、冶金（Chemistry and Metallurgy）。

D 部：纺织、造纸（Textiles and Paper）。

E 部：固定建筑物（Fixed construction）。

F 部：机械工程、照明、加热、武器、爆破（Mechanical Engineering、Lighting、Heating、Weapons、Blasting）。

G 部：物理（Physics）。

H 部：电学（Electricity）。

电子版的 IPC 分类表具有直观性强、易操作的特点，成为专利检索数据库的主要检索方式之一。医药卫生类的专利归属 A 部。

四、专利文献的检索

专利文献检索可利用的工具书很多，有纸质的专利公报、专利索引，也有专业性较强的专门网站。目前，世界上很多国家的专利管理机构和国际专利组织在网上免费提供专利文献检索服务，包括传递专利说明书摘要、全文和附图，成为报道世界科技信息的重要窗口。

（一）中国专利信息及其检索

1. 专利检索及分析系统　专利检索及分析系统（http://pss-system.cnipa.gov.cn/sipopublicsearch/portal/uiIndex.shtml）由国家知识产权局创建，收录了 103 个国家、地区、组织的专利数据，包括 1985 年 9 月以来我国公布的全部专利文献信息，可浏览专利说明书全文和外观设计图形。系统提供常规检索、高级检索、导航检索等多种检索方式（图 5-1）。

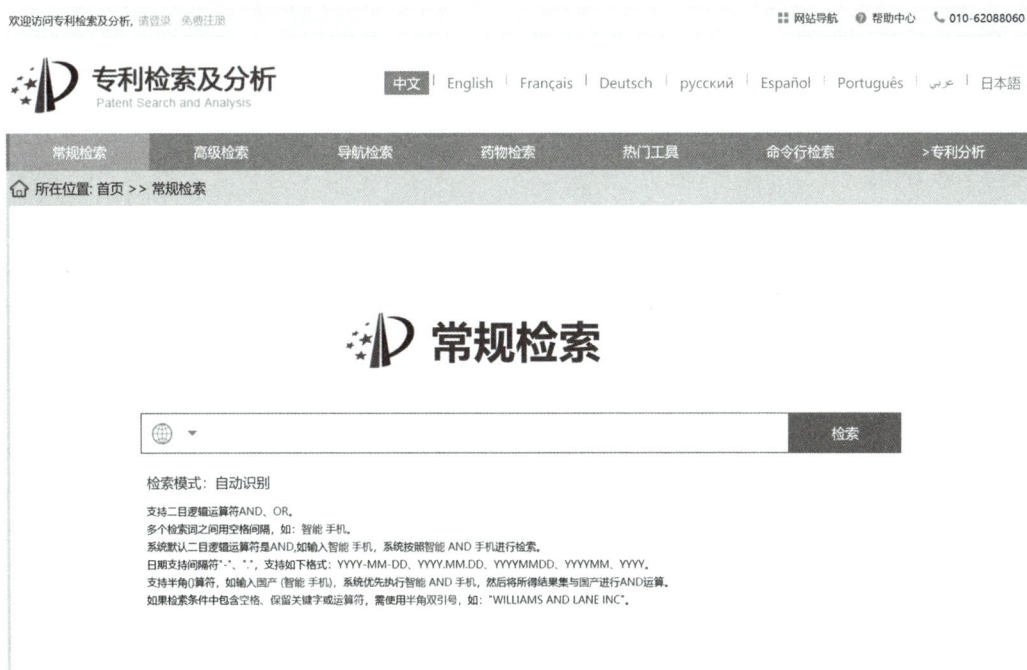

图 5-1　专利检索及分析系统常规检索界面

（1）常规检索　系统提供自动识别、检索要素、申请号、公开（公告）号、申请（专利权）人、发明人、发明名称 7 个检索字段。通过勾选，可对某一字段的内容进行检索。选择相应字段后，系统会显示输入规则，查检者可按照规则进行检索操作。

（2）高级检索　高级检索提供了丰富的检索入口及辅助的智能检索功能。查检者可以根据自身的检索需求，在相应的检索表格项中输入相关的检索要素，并确定这些检索项目之间的逻辑运算关系，进而生成检索式进行检索。如果希望获取更加全面的专利信息，或者对技术关键词掌握的不够全面，可以利用系统提供的"扩展"功能辅助扩展检索要素信息。

（3）导航检索　IPC 分类号查询是一种快速查询分类号含义的工具，帮助查检者了解指定分类号的含义或者指定技术所述分类体系。

（4）药物检索　药物检索是基于药物专题库的检索功能，为从事医药化学领域研究的用户提供检索服务。用户可以使用此功能检索出西药化合物和中药方剂等多种药物专利。系统提供高级检索、方剂检索和结构式检索 3 种检索模式，方便用户快速定位文献。

2. CNIPR 中外专利信息服务平台 CNIPR 中外专利信息服务平台（http://search.cnipr.com/）由中国知识产权网创建，收录了我国建立专利制度以来在中国公开的全部专利文献，提供包括美国、日本、英国、德国、法国、加拿大、EPO、WIPO、瑞士等98个国家和组织专利文献的检索。检索功能除了中外专利混合检索、IPC分类导航检索、中国专利法律状态检索、运营信息检索之外，还新增法律状态联合检索、即时统计筛选、高亮显示、语义检索、相似性检索、公司代码检索等。检索方式除了表格检索、逻辑检索外，还提供二次检索、过滤检索、同义词检索等辅助检索手段。该平台开发了专利信息分析和预警功能，对专利数据进行深度加工及挖掘。

3. 中国专利全文数据库（知网版）和海外专利摘要数据库（知网版） 专利数据来源于国家知识产权局知识产权出版社，收录了自1985年至今的中国专利和自1970年至今的国外专利。目前，中国专利全文数据库共收录专利3200万条。海外专利摘要数据库共收录专利7400万条。国内专利可直接下载专利说明书全文，国外专利说明书全文需链接到欧洲专利局网站。

4. 万方中外专利数据库 万方中外专利数据库收录的专利数据始于1985年，涵盖11国（中国、美国、澳大利亚、加拿大、瑞士、德国、法国、英国、日本、韩国、俄罗斯）和两个组织（世界专利组织、欧洲专利局）。目前，共收录中国专利2200余万条，国外专利8000余万条，每年增加约200万条。

（二）国外专利信息及其检索

1. 世界知识产权组织网站数据库 该网站（https://www.wipo.int/pct/en）由世界知识产权局提供，由世界知识产权组织建立的知识产权电子图书馆（IPDL）提供PCT电子公报、马德里申请商标数据库、JOPAL科学技术期刊数据库。其中，PCT电子公报可以检索1997年1月1日至今公布的PCT专利申请。系统提供Search（关键词检索）和Browse（浏览）两种检索方式。关键词检索包括Simple Search（简单检索）、Advanced Search（高级检索）、Field Combination（多字段检索）、Cross Lingual Expansion（跨语言扩展）；浏览检索包括Browse by Week（按周浏览）、Sequence listing（序列表）、IPC Green Inventory、Portal to patent registers（专利登记部分）。

2. 美国专利商标局网站数据库 美国专利商标局（United States Patent and Trademark Office，USPTO）网站（https://www.uspto.gov/）是美国专利商标局建立的官方网站，面向世界各国提供专利、商标、国际法律法规及其他知识产权信息服务。其中，专利数据库收录美国建立专利制度以来的全部专利，包括发明、外观设计、植物、再公告和依法注册的发明书等。网上免费提供检索服务，数据每周更新。美国专利商标局数据库分为两部分。

（1）Patents（PatFT）（授权专利数据库） 授权专利数据库可检索1976年以来所有授权的专利说明书全文和1790年以来出版的所有授权的美国专利说明书全文扫描图像。

（2）Applications（AppFT）（公开专利申请数据库） 公开专利申请数据库可检索2001年3月15日以来公开（未授权）的美国专利说明书图像。

两个数据库均提供快速检索（Quick Search）、高级检索（Advanced Search）和专利号检索（Patent Number Search）3种检索方式。

3. 欧洲专利局数据库 该数据库（https://www.epo.org/）是由欧洲专利局（European Patent Office，EPO）和专利组织与其成员国专利局基于互联网向世界各国免费提供专利文献数据库的检索系统。该系统包括世界专利数据库（worldwide）、欧洲专利组织（EP）数据库和世界知识产权组织（WIPO）数据库。其中，世界专利数据库收录了 80 余个国家和地区公开出版的专利申请文献。每个国家可检索的专利信息覆盖年限和详略程度不同，有些国家可检索全文，有些国家可检索文摘或题录。每个数据库均提供快速检索、高级检索、专利号检索和分类检索 4 种检索方式。

第二节　标准文献检索

一、标准文献概述

标准文献最早产生于英国，1901 年英国成立了世界上第一个标准化机构。20 世纪 60 年代以来，世界各国标准文献大幅度增长，已经成为一种特殊的科技文献体系。

（一）标准文献的概念

标准文献是按照规定程序编制并经过公认的权威机构批准的供在一定范围内广泛而多次使用，包括一整套在特定活动领域必须执行的规格、定额、规划、要求的技术文件所组成的特种科技文献体系。

（二）标准文献的特点

标准文献是一种特殊的科技出版物，具有格式统一、适用性强、约束力强、时效性强的特点。

（三）标准文献的类型

标准文献的类型分为以下几种。

1. 根据作用和性质划分　可分为技术标准和管理标准。

2. 根据适用范围划分　可分为国际标准、区域标准、国家标准、行业标准。

3. 根据成熟程度划分　可分为法定标准、推荐标准、试行标准、标准草案。

二、标准文献的检索

一个国家的标准文献反映了该国的经济、技术、生产等方面的发展水平。通过查阅标准文献，可了解各国的经济政策、技术政策、生产水平和标准化水平，对科技工作十分重要。

（一）国际标准化组织及其标准文献的检索

1. 国际标准化组织　国际标准化组织（International Organization for Standardization，ISO）是一个制订国际标准的全球性的非政府组织，成立于 1947 年 2 月。ISO 标准是按照下设的技术委员会分类的，因此，ISO 编号就是技术委员会的编号。ISO 标准不包括电工和电子类，这两类标准由国际电工委员会（International Electrotechnical Commission，IEC）负责制定。

2. 国际标准化组织网站　该网站（www.iso.org）的标准检索提供浏览和检索两种方式。

（1）浏览　浏览包括 ICS（International Classification for Standards）和 TC（Technical Committees）。ICS 是一种国际标准分类号，共有 40 个一级类目，可以直接点击类目号浏览相应标准信息，可浏览该标准的标准号、英文题名、版本、TC 信息。TC 是技术委员会的分类标准，共有 242 个技术委员会，浏览方法同 ICS。

（2）检索　检索范围包括 Published standards（颁布标准）、Standards under development（即将实施标准）、Withdrawn standards（撤销标准）、Projects deleted（last 12 months）（废除标准）。标准的文摘可以免费获取，全文获取需付费。

检索方式包括简单检索和高级检索两种途径。简单检索通过输入标准号或关键词检索所需标准文献，关键词默认的检索字段是标题题名和文摘。高级检索的检索字段包括 Keyword or phrase（关键词或短语）、ISO number（ISO 标准号）、Part number（分类号）、Document type（文献类型）、Language（语种）、Stage code（阶段代码）、Stage date（阶段日期）、Committee（委员会）等（图 5-2）。检索结果以列表形式显示，单击某个具体标准的链接，可以查看该标准的摘要、格式等细节。

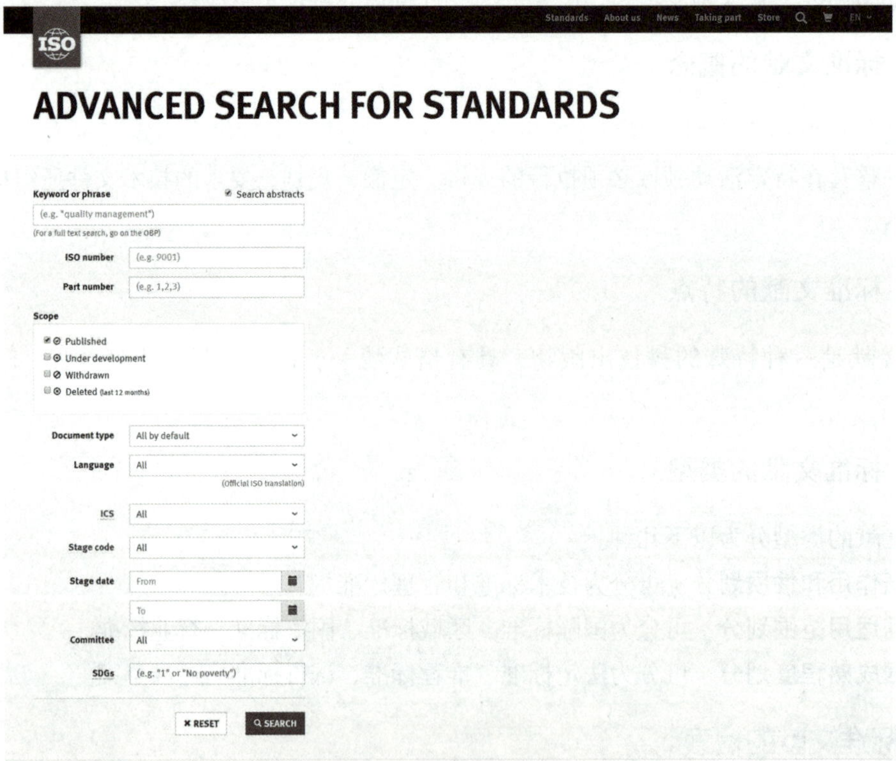

图 5-2　ISO 的高级检索界面

（二）美国国家标准学会网站

美国国家标准学会（American National Standards Institute，ANSI）成立于 1918 年。学会本身极少制定标准，标准由相应的标准化团体、技术团体、行业协会等组织制定，经美国国家标准学会各专业委员审核后提升为国家标准。ANSI 的标准绝大多数来自各专业标准。

ANSI 网站（www.ansi.org）提供美国国家标准查询、标准活动、新闻及出版物、教育培训等链接。在 ANSI 主页面点击"Access Standards"，会出现 3 个下拉子菜单，分别是"ANSI Webstore""Standards Connect""IBR Standards"。点击"ANSI Webstore"即可进入美国国家标准的检索页面，可以通过输入 Document Number（标准号）或者 Keywords（关键字）检索所需要的标准文献。检索结果页面可以进行 Content Type（内容类型）、Document Status（文件状态）、Content Providers（内容提供者）的筛选，标准文献全文需要付费获取（图 5-3）。

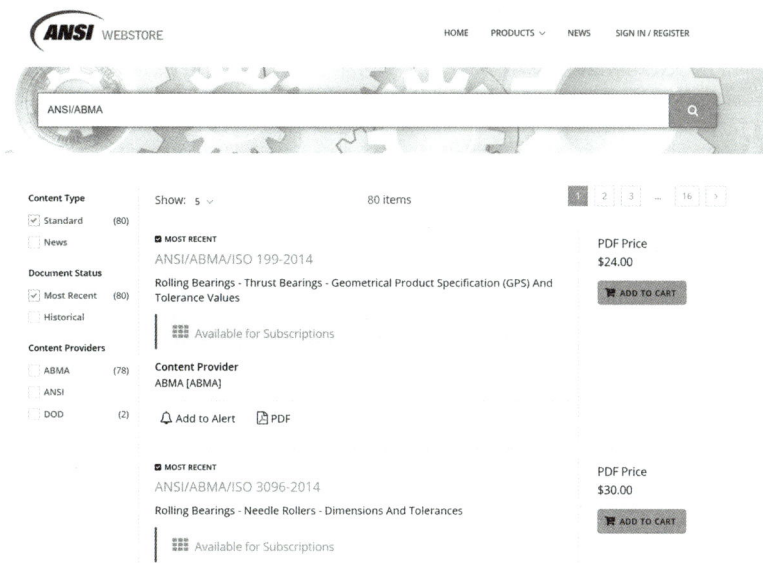

图 5-3　ANSI 网站的检索结果界面

（三）国家标准化管理委员会

该网站（http://www.sac.gov.cn）设有标准化动态、标准公告、国家标准全文公开、全国标准信息公共服务平台、标准化业务协同系统等栏目。其中，国家标准全文公开系统包括强制性国家标准、推荐性国家标准公开查询，可通过标准号或标准名称进行检索；全国标准信息公共服务平台提供国家标准、行业标准、地方标准、国际标准、国外标准等的查询，有简单检索和高级检索两种检索途径。

（四）万方中外标准数据库

该数据库收录了国内外的大量标准，包括中国发布的全部国家标准、某些行业的行业标准，以及电气和电子工程师技术标准；收录了国际标准数据库，美国、英国、德国等的国家标准，以及国际电工标准；还收录了某些国家的行业标准数据库，如美国保险商实验所数据库、美国专业协会标准数据库、美国材料实验协会数据库、日本工业标准数据库等。检索方式参见万方数据知识服务平台。

（五）中国知网（CNKI）的国家标准数据库

CNKI 国家标准数据库是国内数据量最大、收录最完整的标准数据库，分为国家标准全文数据库、中国行业标准全文数据库、职业标准全文数据库和国内外标准题录数据库。

1. 国家标准全文数据库　国家标准全文数据库收录了 1950 年至今由中国标准出版社出版、国家标准化管理委员会发布的所有国家标准，约 5 万项，占国家标准总量的 90% 以上。

2. 中国行业标准全文数据库　中国行业标准全文数据库收录了 1950 年至今现行、废止、被代替和即将实施的行业标准，全部标准均获得权利人的合法授权。目前，收录了电子、轻工、黑色冶金、有色金属、稀土、中医药、卫生、医药、纺织、林业、煤炭、烟草等近 40 个行业标准的数据约 3 万项。

3. 职业标准全文数据库　职业标准全文数据库收录了 1999 年至今由人力资源和社会保障部职业能力建设司编制、中国劳动社会保障出版社出版的国家职业标准汇编本。包括国家职业技能标准、职业培训计划、职业培训大纲，共计 1100 余篇。

4. 国内外标准题录数据库　国内外标准题录数据库分为中国标准题录数据库（SCSD）和国外标准题录数据库（SOSD）。SCSD 收录了所有的中国国家标准（GB）、国家建设标准（GBJ）、中国行业标准的题录摘要数据，共计 10 余万项；SOSD 收录了世界范围内的重要标准，如国际标准（ISO）、国际电工标准（IEC）、欧洲标准（EN）、德国标准（DIN）、英国标准（BS）、法国标准（NF）、日本工业标准（(JIS）、美国标准（ANSI）、美国部分学（协）会标准（如 ASTM、IEEE、UL、ASME）等 18 个国家和地区的标准题录摘要数据，共计 30 余万项。

该数据库提供的检索途径包括一框式检索、高级检索和专业检索，查检者可根据各级分类导航进行浏览或检索，免费下载题录和摘要，相关的文献、专利、成果等信息来源于 CNKI 各大数据库。检索方式参见中国知网。

第三节　会议文献与会议信息检索

学术会议是进行学术交流的一种重要方式和渠道，一般正式的学术交流会议都会出版会议论文集。会议文献是各学术研究机构的科技人员在各专业会议上宣读的论文、报告和资料，提交的论文大都经过挑选，学术性较强，内容较新颖。会议文献往往能够反映专业领域的最新研究成果或阶段性成果，以及发展水平和发展趋势，具有专业性、学术性、新颖性、连续性、信息量大、内容丰富、涉及面广等特点。会议论文有助于研究人员了解有关领域的新发现、新动向和新成就，通过会议文献可以获取第一手的科研借鉴材料。

一、会议文献的检索

（一）国外数据库

1. CPCI（Conference Proceedings Citation Index）　该数据库可通过 Web of Science 访问，包括 CPCI-S（Conference Proceedings Citation Index – Science）和 CPCI-SSH（Conference Proceedings Citation Index – Social Science & Humanities）两部分，前者涉及医学、生物化学、生物技术、生物学、化学、计算机科学等领域，后者涉及文学、艺术、历史、社会学、哲学、心理学、公共卫生、管理学、经济学等领域。CPCI 每年新增会议资料 4 万余篇，这些会议资料来自国际上 250 余个学科的重要会议、讨论会、研讨会、学术会、专题学术讨论会和大型会议的出版文献。

2. OCLC FirstSearch 中的会议论文数据库　包含两个重要的会议论文数据库。

（1）PapersFirst（国际学术会议论文索引数据库）　PapersFirst 包含大英图书馆资料提供中心（British Library Document Supply Centre）的会议录中所收集的自 1993 年 10 月以来在世界各地的学术会议（代表大会、专题讨论会、博览会、座谈会及其他会议）上发表的论文，可通过馆际互借获取全文，每周更新。

（2）Proceedings（国际学术会议录索引数据库）　Proceedings 是 PapersFirst 的关联库，包括在世界各地举行的学术会议上发表的论文索引，截至 2021 年 2 月，所收录的会议信息超过 49 万条，所提供的会议信息包括会议名称、会议地点、会议举办时间等，每周更新。

（二）国内数据库

1. 知网会议　知网会议（https://kns.cnki.net/kns8?dbcode=CIPD）包括中国重要会议论文全文数据库和国际会议论文全文数据库。中国重要会议论文全文数据库重点收录 1999 年以来高校、科研机构、政府机关和中国科学技术协会、社会科学界联合会系统及省级以上的学会、协会等举办的重要会议上发表的论文。其中，全国性会议论文超过总量的 80%，部分连续召开的重要会议的论文可回溯至 1953 年。目前，累积文献总量 250 余万篇。国际会议论文全文数据库收录国际会议论文，重点收录 1999 年以来，中国科学技术协会系统及其他重要会议主办单位举办的在国内或国外召开的国际会议上发表的论文，部分论文可回溯至 1981 年，目前累积文献总量 80 余万篇。

2. 中国学术会议文献数据库　中国学术会议文献数据库（China Conference Proceedings Database，CCPD，网址为 http://c.wanfangdata.com.cn/conference）由万方数据知识服务平台提供，收录中、外文会议论文。中文会议论文收录始于 1982 年，每年收录 3000 余个重要学术会议，以国家级学会、协会、部委、高校召开的全国性学术会议为主，每年增加会议论文 20 万篇。外文会议论文主要来源于国家科技图书文献中心（National Science and Technology Library，NSTL）的外文论文数据库，收录 1985 年以来的世界各主要学会、协会及出版机构出版的学术会议论文，提供 700 余万篇会议论文的全文。

3. 国家科技图书文献中心　国家科技图书文献中心（National Science and Technology Library，NSTL，网址为 https://www.nstl.gov.cn/）提供中文会议论文数据库和外文会议论文数据库。中文会议论文数据库收录了 1985 年以来我国国家级学会、协会、研究会及各省、部委等组织召开的全国性学术会议的论文。外文会议论文数据库主要收录 1985 年以来世界各主要学会、协会、出版机构出版的学术会议论文。收藏重点为自然科学各专业领域，每年涉及 600 余个重要学术会议，每年增加论文 4 万余篇。

二、会议信息的检索

（一）医学信息网站

1. 中华医学会会议信息　通过中华医学会网站主页（https://www.cma.org.cn/）可以检索中华医学会下属的所有专科分会及中华医学会相关业务部门报送的会议计划，可以通过中华医学会主页的"学术交流"进入会议频道，查找前一年、当年及未来一年的会议计划。会议计划为 PDF 文档，分国际学术会议、一类学术会议、中青年学术会议、二类学术会议及其他学术会议 5 个部分。每个会议提供会议申报单位、会议名称、会议的主要学术内容及目的、会议举办日期、会期、会议举办地点、参会人数上限、联系人及联系电话等信息（图 5-4）。

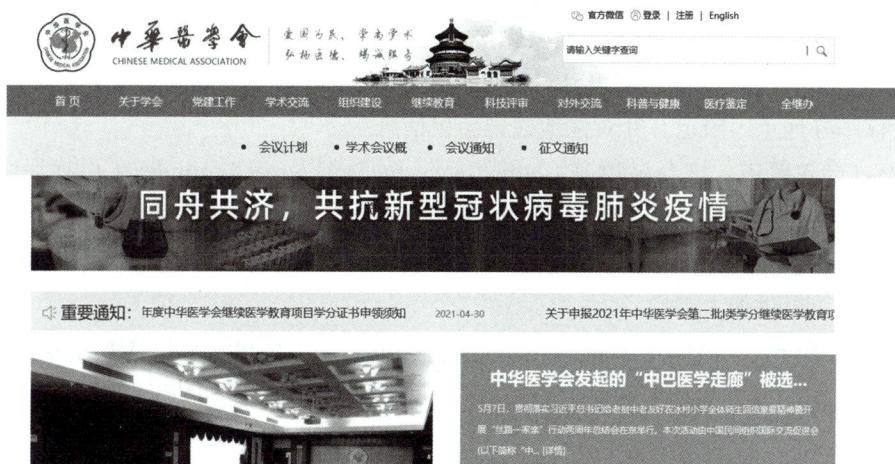

图 5-4　中华医学会网站主页

2. hum-molgen news alert 该网站（https://hum-molgen.org/）给出了未来一年半内召开的生物科学与医学方面的国际会议预告。在网站主页点击"events"，进入会议信息检索页面。网站提供检索和浏览两种检索方式。可通过会议召开的时间或学科主题浏览会议信息，也可以通过限定 Subject（学科）、Continent（会议举办地）、Keyword（关键词）等检索具体的会议信息，得到的会议信息默认按时间排序，显示的信息包括会议所属学科、会议名称、会议召开的时间和地点、会议召开方式（线上或线下）等。点击会议名称可得到该会议的详细信息。

3. Conal Conference Alerts 该网站（https://conferencealerts.com/）提供检索与浏览两种检索方式。可以直接在主页的检索框输入与会议主题相关的检索词进行检索，也可以进入高级检索，通过对会议时间、会议举办地及会议主题的限定进行更有针对性地检索。该网站的浏览区可以按主题（Events by topic）、举办地（Events by country、Cities）浏览会议信息（图 5-5），检索出的结果提供会议介绍、会议时间、会议主题、举办地、会议主页、会议资料提交截止日期等信息。注册后，可以在该网站提交、发布自己主办的会议，定制自己关注的学科领域后，会收到系统推送的相关会议信息。

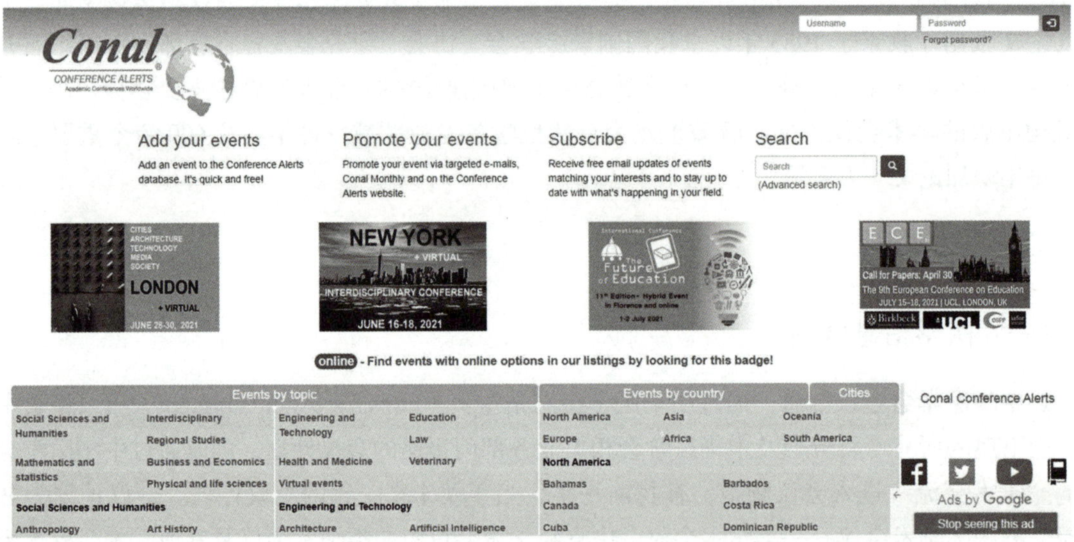

图 5-5 Conal Conference Alerts 主页

4. 高登研究会议（Gordon Research Conferences） 高登研究会议由美国约翰·霍普金斯大学教授高登于 1931 年发起，每年都有不同主题的会议召开，主要涉及生物学、化学、物理学等领域。该网站（https://www.grc.org/）提供以往已经召开及未来两年内即将召开的高登研究会议的日程信息，主页有会议检索频道（FIND A CONFERENCE），可以通过会议所属学科、会议举办时间、会议举办地点等限定有针对性地检索会议信息。

5. MedSci 会议频道 该会议频道（https://www.medsci.cn/meeting/index）由梅斯医学平台提供。梅斯医学平台是侧重提供临床医疗信息的平台，其会议频道可以通过学科、会议举办地、会议举办时间及可以获得的学分检索会议信息。注册后，可以向平台提供自己主办或希望在平台上公布的会议信息，以供他人查询。

6. 医脉通医学会议 该网站（http://meetings.medlive.cn/）提供世界范围内的医学会议信息，可以在主页输入与会议主题相关的关键词进行会议信息检索，检索到的会议信息包括会议简介、举办时间、主办单位、举办地等。另外，会议专题、会议预告等页面提供医脉通医学会议微信公众号二维码，可以微信扫码后手机端了解医学会议信息。

7. 香山科学会议　该网站（http://www.xssc.ac.cn/）由国家科学技术部发起，在科学技术部和中国科学院的共同支持下于 1993 年创办，其中包括医疗、健康相关会议，如"健康中国"与智慧健康医疗体系构建、免疫学理论前沿与技术应用：挑战与机遇、我国伴生放射性煤矿开采利用中的职业健康挑战与环境风险等会议，可以通过类别（国内、国际）、会议主题、会议时间、关键词等进行会议信息的检索。

（二）网络检索工具

1. 分类浏览　一般检索工具都设有分类目录，只需找到医学主题，在下级类目中点击会议主题，即可浏览关于医学方面的会议信息。

2. 词语检索　在检索输入框中输入专题词汇和会议词汇进行检索。若使用外文检索工具，可输入的表示学术会议的词汇有 Meeting、Conference、Congress、Seminar、Workshop、Symposium、Convention 等。例如，检索有关高血压方面的会议，输入检索词"高血压"（high blood pressure 或 hypertension）和"会议"（meeting、conference、congress 等）进行检索，就可得到相关会议的信息。

通过会议信息网站和搜索引擎检索到的一般是会议消息，介绍会议召开的时间、地点等相关情况。如要检索会议文献，应到一些专门收录会议论文的数据库检索。

除上面提供的途径，我们也可到一些医学机构网站、医学期刊网站、医学院校网站获取相关信息。一般这些网站都会报道与其相关的会议信息，虽然报道的数量比较少、范围比较窄，但不失为获取医学会议信息的一个有效途径。

第四节　学位论文检索

一、学位论文概述

学位论文是作者为获得某种学位而撰写的研究报告或科学论文，可分为学士学位论文、硕士学位论文和博士学位论文。学位论文检索通常指的是查找硕士和博士学位论文。随着对学位论文电子全文的需求不断上升，各数据库商纷纷推出网络版学位论文数据库，许多授予学位的高等院校和科学研究机构也将学位论文放在自己的网站上，供检索和利用。学位论文一般具有如下特点。

1. 论文质量较高　通常，学位论文的开题和撰写必须对所研究内容的先进性、创新性、实用性和可行性等进行论证，在导师的直接指导和审核下完成，且必须通过院校或科学研究所的专家评审、答辩后方可通过。

2. 具有一定的独创性　研究生导师大多为学术带头人，从事或指导着较高水平的科研工作，所获得的科研成果在国内外所属学科中具有领先地位。在其指导下的学位论文包含了经大量科学研究后提出的学术性成果或见解，具有一定的独创性。

3. 参考文献多而全面　研究生撰写论文时往往要查阅大量国内外文献，以助于对相关学科的文献进行追踪检索。从某种意义上讲，学位论文是很好的三次文献，所附参考文献更是不可忽视的。

4. 一般不公开出版　由于学位论文是向学位授予单位提供的，通常以打印本或抄本的形式保存在学位授予单位，只有少部分学位论文日后在期刊或会议上发表或以专著的形式出版。

二、学位论文的检索

（一）国家科技图书文献中心（NSTL）

NSTL（https://www.nstl.gov.cn/）提供的文献数据库涉及期刊文献、学位论文、会议文献、报告、专利、标准、文集汇编、计量规程和图书等。其中，中文学位论文数据库收录了1984年以来的部分中文博士、硕士学位论文，外文学位论文数据库收录了美国ProQuest公司2001年以来的优秀博士、硕士学位论文。学科范围涉及自然科学各专业领域，并兼顾社会科学和人文科学。NSTL提供题名、作者、关键词、主题词、导师、学位、机构、专业、研究课题、院校、摘要11个检索字段，还可设置检索的限制条件，如馆藏范围、时间范围等。

（二）中国知网学位论文库

中国知网的学位论文库是国内资源完备、质量高、连续动态更新的学位论文全文数据库，分为中国博士学位论文全文数据库和中国优秀硕士学位论文全文数据库。收录了全国500余家博士培养单位的博士学位论文和780余家硕士培养单位的优秀硕士学位论文，目前已累积博士、硕士学位论文全文文献480余万篇，涵盖基础科学、农业、医药卫生、哲学、人文科学、社会科学等学科领域。提供的检索途径包括基本检索、高级检索、专业检索和句子检索。

（三）万方数据知识服务平台学位论文全文数据库

万方数据知识服务平台学位论文全文数据库收录了自1980年以来我国自然科学、社会科学等各学科领域的硕士、博士和博士后学位论文信息，总计680余万篇。涵盖理工、农业、医药卫生、人文社科、交通运输、航空航天、环境科学等各学科，提供的检索途径包括基本检索、高级检索、专业检索和作者发文检索。

（四）中国高等教育文献保障系统（CALIS）学位论文数据库

中国高等教育文献保障系统（CALIS）学位论文数据库（http://etd.calis.edu.cn/）面向全国高校师生提供中外文学位论文检索和获取服务。该数据库收录学位论文逾547万篇，其中中文学位论文约324万篇，外文学位论文约223万篇，且数据处于持续增长中。检索功能便捷灵活，提供简单检索和高级检索，可进行多字段组配检索，也可从资源类型、检索范围、时间、语种、论文来源等多角度进行限定检索。

（五）PQDT（ProQuest Dissertations & Theses）全文数据库

PQDT（ProQuest Dissertations & Theses）全文数据库（http://pqdtopen.proquest.com/）是美国ProQuest公司（原UMI公司）出版的博硕士学位论文数据库，是DAO（Dissertation Abstracts Ondisc，学位论文文摘光盘）的网络版。ProQuest公司是美国国会图书馆指定的收藏全美国博士、硕士学位论文的分馆，也是加拿大国家图书馆指定的收藏全加拿大博士、硕士学位论文的机构。

该数据库主要收录了来自欧美国家2000余所知名大学的优秀博士、硕士学位论文，涉及文、理、工、农、医等多个领域，是学术研究中十分重要的信息资源。该数据库提供基本检索和高级检索两种途径，提供的检索字段包括标题、摘要、学科、作者、学校、导师、来源、ISBN、出版号。

习题

1. 使用专利检索及分析系统检索有关治疗面瘫的中药制备方法方面的专利信息，并查看第一条专利的法律状态，且浏览说明书全文。

2. 检索有关青少年脊椎弯曲异常的筛查方面的国家标准。

3. 检索 2015 年世界肾脏病学大会上有关肾移植的文献，并检索国内外即将召开的以肾移植为主题的会议信息。

4. 检索有关理气活血法治疗过敏性哮喘的硕士和博士学位论文。

【思考题】

1. 什么是专利文献，其特征、种类如何？我国专利采用何种分类方法？

2. 标准文献主要包括哪些类型？检索标准文献可以通过哪些途径？

3. 会议文献与期刊论文相比有何差别？

4. 学位论文具有哪些特点？

第六章

网络信息资源检索

网络信息资源是指将文字、图像、声音、动画等多种形式的信息以电子数据的形式储存在光、磁等非印刷质的介质中，并利用计算机通过网络进行发布、传递、储存的各类信息资源的总和。具有数量巨大、增长迅速、适时动态变化、表现形式多样化等特点。医学相关的网络信息资源丰富，是医学文献检索不可缺少的部分。

第一节　网络搜索引擎

搜索引擎来自英文"Search Engine"，其定义有广义和狭义之分。广义的搜索引擎泛指网络上提供检索服务的一切工具和系统，即网络检索工具的统称。狭义的搜索引擎专指利用自动搜索技术软件（Robot、Spiders 等）对互联网资源进行搜索、组织并提供检索的信息服务系统，即全文搜索引擎。

搜索引擎一般由 4 部分组成，即数据采集系统、数据标引和索引系统、用户页面及数据检索系统。搜索引擎通过搜索程序对网络信息资源进行数据采集，并进行标引和组织，建立索引数据库，为用户提供检索页面供其进行信息文献资源检索。

一、主要综合性搜索引擎

（一）百度

百度（http://www.baidu.com）于 2000 年 1 月由李彦宏、徐勇创立于北京中关村，是全球最大的中文搜索引擎，主要提供中文（简 / 繁体）网页搜索服务，目前有超过 10 亿的中文网页数据库。百度支持新闻、地图、直播、视频、贴吧、学术、百科、图片等服务功能。

1. 基本搜索　百度默认以关键词精确匹配方式搜索。支持布尔逻辑检索技术，符号"+"或空格表示逻辑"与"，符号"|"表示逻辑"或"，符号"-"表示逻辑"非"，在用"-"表示逻辑"非"时第一个检索词和"-"之间须留空格，否则会被视作连接符，"-"与第二个检索词间无须空格。百度用双引号（""）作为精确检索运算符，还支持"."."link:"《 》"等特殊搜索命令。

百度在搜索结果页面设置了关联搜索功能，方便查检者查询与关键词有关的其他方面信息。提供百度快照功能。百度快照功能在服务器上保存了几乎所有网站的大部分页面。若打开网站，提示错误代码、文章已删除等，可利用百度快照正常浏览网页中的文本信息。

2. 高级搜索　百度具有高级搜索功能。在百度首页右上角的"设置"中选择"高级搜索"

（图 6-1），即可进入高级搜索页面。高级搜索页面有 4 个检索框，分别表示逻辑"与"、精确检索、逻辑"或"、逻辑"非"，还可限定时间、文档格式、关键词位置、网站。

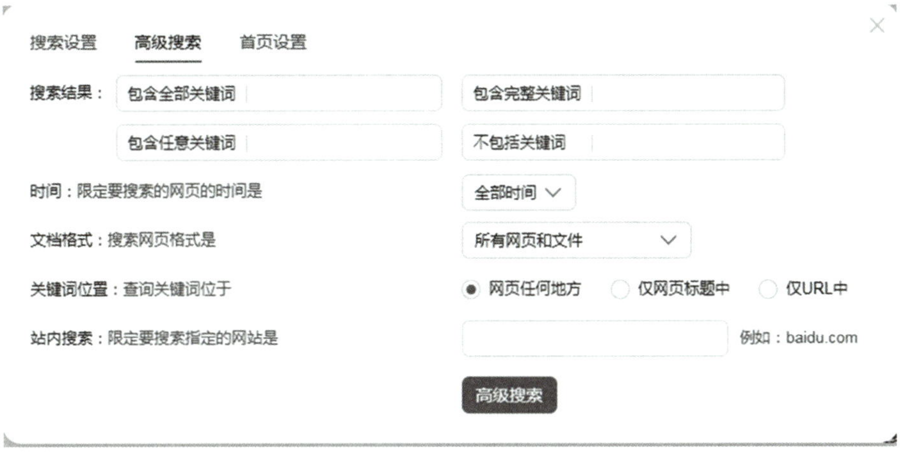

图 6-1　百度高级搜索界面

3.百度学术搜索　百度在 2014 年 6 月推出学术搜索，提供中英文学术资源检索，涵盖中国知网（CNKI）、万方、维普（VIP）、IEEE、Springer 等多家国内外学术站点资源。百度学术提供基本搜索和高级搜索两种检索途径（图 6-2）。基本搜索支持精确检索，用双引号（""）作为精确检索运算符。百度学术支持 DOI 检索，在检索框中输入文献 DOI 号，搜索结果能够直接识别到目标文献，进入该文献的详情页。百度学术还支持参考文献检索，当用户在检索框中输入参考文献格式进行检索时，百度学术会自动进行分析，查找目标文献。百度学术高级搜索可选择布尔逻辑运算、精确检索、限定检索词位置、作者、机构、出版物、发表时间、语种。

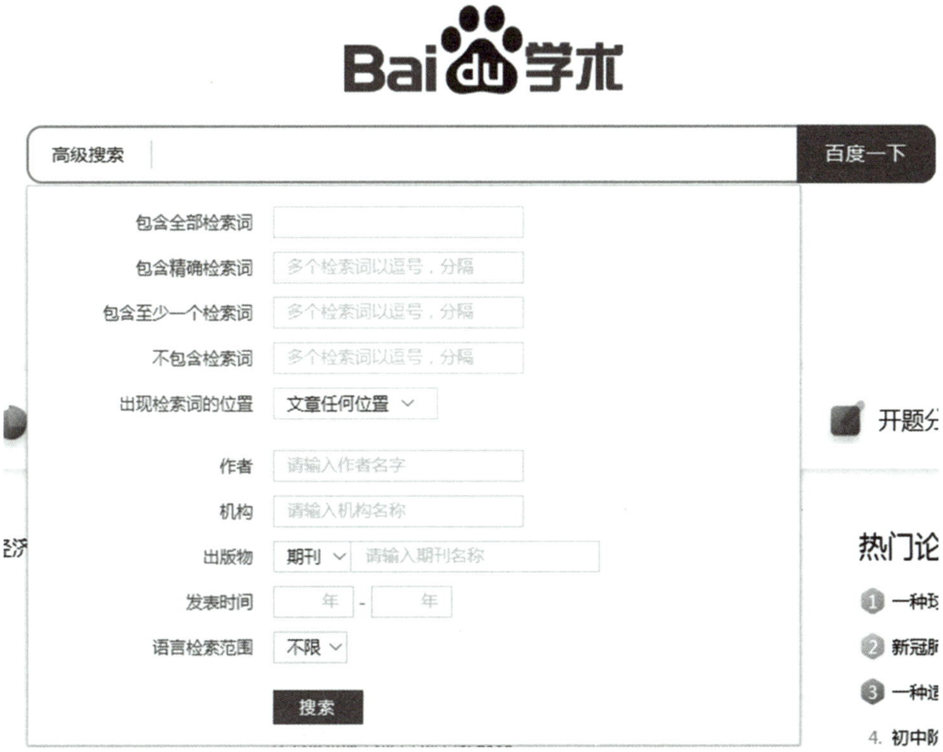

图 6-2　百度学术高级搜索界面

百度学术检索结果可以实现时间、学科领域、期刊范围、文献类型、获取方式、作者、机构等分类，可以按照"相关性""被引量""时间降序"进行排序。在文献详情页面提供该篇文献的来源链接、相似文献、参考文献、引证文献、来源期刊、引用走势等详细内容。百度学术还具有学术分析、开题分析、高被引论文等站内功能。

【检索示例】用百度学术检索 2000 ～ 2021 年钟南山院士发表的有关慢性阻塞性肺疾病防治的相关文献。

分析：检索词有"慢性阻塞性肺疾病""防治"（还应考虑"预防""治疗"）；作者是"钟南山"；发表时间为 2000 ～ 2021 年。

检索步骤：在"包含精确检索词"检索框输入"慢性阻塞性肺疾病"，在"包含至少一个检索词"检索框中输入"防治，预防，治疗"，在作者栏输入"钟南山"，发表时间设置为 2000 ～ 2021，点击"搜索"按钮，即可得到检索结果。

（二）Bing（必应）

Bing（http://www.bing.com）由微软公司在 2009 年推出，是北美地区第二大搜索引擎，中文名称为必应，有国内版和国际版两个检索页面，首页每天会推出一张美图。检索入口有网页搜索、图片、视频、学术、词典、地图等（图 6-3）。

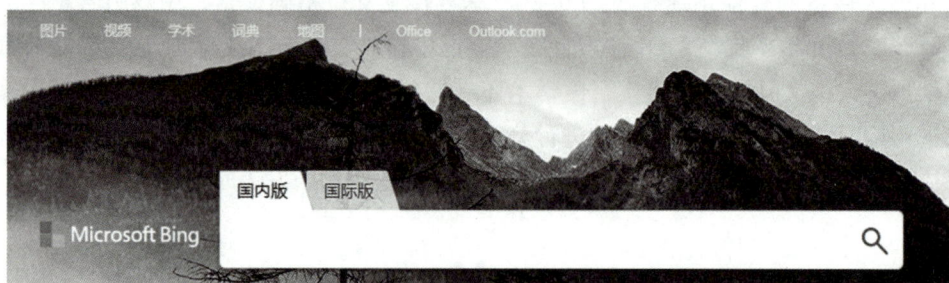

图 6-3　Bing 首页

Bing 支持布尔逻辑运算和精确检索，运算符同 Google，支持以下命令搜索（表 6-1）。

表 6-1　Bing 支持的命令搜索

命　　令	定　　义
contains:	只搜索包含指定文件类型的网站
filetype:	仅返回以指定文件类型创建的网页
inanchor:	指令返回的结果是导入链接锚文本文字 / 定位标记中包含搜索词的页面
inbody:	搜索正文中含有检索词的网页
intitle:	返回网页标题中含有检索词的网页
IP:	查找特定 IP 地址的网站
language:	返回指定语言的网页
loc: 或 location:	返回特定国家或地区的网页
prefer:	着重强调某个搜索条件或运算符，以限定搜索结果
site:	返回指定网站的网页
feed:	查找包含检索词的 RSS 或 Atom 源
hasfeed:	一般与 site 命令联用，表示在某网站上查找包含检索词的 RSS 或 Atom 源
url:	检查列出的域或网址是否位于 Bing 索引中

Bing 的检索结果依据内容逻辑联系进行相应分类展示。

1. 网页搜索　检索结果会有百度百科、360 百科等介绍，以及地图、视频、图片等相关资源。

2. 视频搜索　检索页面整洁，检索结果排列整齐，可通过"筛选器"按时长、日期、清晰度、来源和是否付费 5 种方式排列。

3. 学术搜索　页面提供 PPT 文档、学术论文等资源检索，检索时可限制时间段，检索结果按相关性、时间顺序、引用数进行排序。

（三）其他

1. 搜狗搜索　搜狗搜索（https://www.sogou.com/）由搜狐公司于 2004 年推出，可进行全文搜索。搜狗搜索的检索入口有网页、资讯、微信、问问、图片、购物、地图、知识、视频、学术等，提供网页高级搜索功能，可限定搜索词位置、逻辑运算和文件格式。搜狗搜索还开展一些特色服务功能，如查询 IP、查询股票、查询天气、英文单词翻译、查询汉字、查询成语等。

2. 360 搜索　360 搜索（http://www.so.com/）由奇虎 360 于 2012 年推出，属于元搜索引擎，整合了百度和谷歌的搜索内容，主要包括新闻搜索、网页搜索、视频搜索、音乐搜索、图片搜索、地图搜索、问答搜索、采购搜索等。

二、医学专业搜索引擎

医学专业搜索引擎是专门收集医学和健康信息的检索工具，一般由医学领域的专家编辑，能免费检索到许多电子期刊的全文。医学专业搜索引擎不仅弥补了通用搜索引擎可信度低和专业信息量少的缺陷，也弥补了医学数据库费用和地域的限制，是进行医学学习、科研的重要工具，常见的医学搜索引擎有 Medscape、MeHelp 等。

（一）Medscape（医景）

Medscape（https://www.medscape.org/）是美国 Medscape 公司 1994 年研制，1995 年 6 月投入使用的网络上最大的免费提供临床医学全文文献和医学继续教育资源及视频资源的网站，可免费检索到 MEDLINE 数据库的文摘和丰富的药物信息，能查检 20 余万种药物的使用剂量、毒性、注意事项等。网站设有专家网页、专门针对病人的教育网页、视频，以及 125 种医学期刊的检索和医学新闻，并出版发行期刊 *Medscape General Medicine*，报道内容多、更新快、质量高。

非注册用户通过 Medscape 只能查看文献题录信息和少量介绍，免费注册用户可查看全文，还可根据个人需要定制个性化的页面及免费订购用户所从事专业的新闻。

1. 主页　主页有 37 个 Specialties（专题）链接，点击某一专题可查看该专题的新闻、专家观点、会议、讨论、报道、期刊文章、教科书和参考工具等。主页右上角有关键词检索框（图 6-4）。

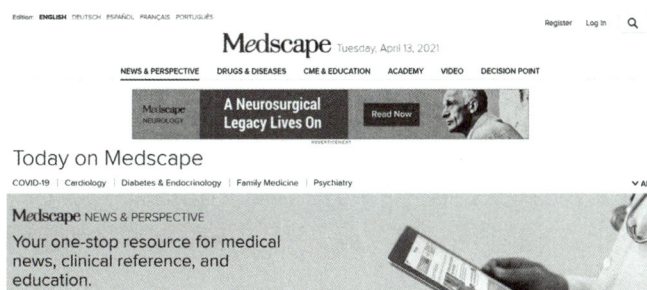

图 6-4　Medscape 主页

网络导航有 News & Perspective（新闻和观点）、Drugs & Diseases（药物和疾病）、CME & Education（Continuing Medical Education，医学继续教育资源）、Academy（学院 / 医师商业学院）、Viedo（视频）、Decision Point（决策点）。

2. 检索方法　在检索框输入检索词，空格默认为逻辑"与"，支持词组精确检索。系统将查检者输入的关键词在作者、文章标题、文摘、刊名缩写和文章正文中进行匹配，然后返回检索结果。检索结果页面可选择"专业""资源类型""检索结果排序方式"（有相关度排序和出版日期排序两种排序方式）和"筛选时间范围"（有近一天、近一周、近一月、近一年）。

（二）MedHelp

MedHelp（https://www.medhelp.org/）于 1994 年成立于美国，有健康、信息等社区和论坛板块，可提供健康相关信息的查看、浏览、提问、检索和获得答案。MedHelp 提供关于疾病等健康问题的资讯、症状和相关资源，包括疾病概述、论坛帖子、文献和期刊等资源内容（图 6-5）。

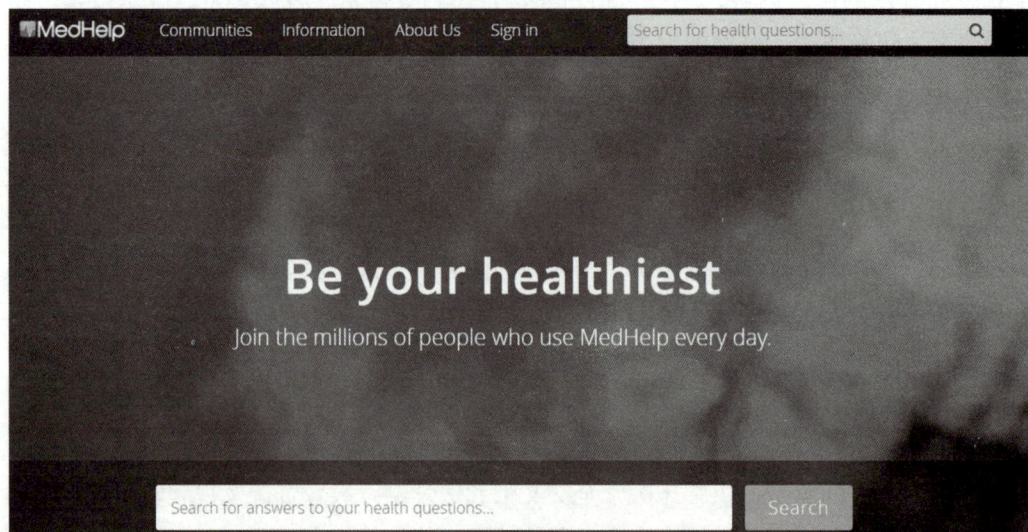

图 6-5　MedHelp 主页

习题

一、通过综合性搜索引擎检索

1. 氨苄西林钠进行静脉滴注的最高剂量。

2. 期刊 PNAS 的刊名全称、中文名和主页网址分别是什么？

3. 阿司匹林（aspirin）的化学结构式图片。

4. 有关阴阳学说的课件。

5. 冬虫夏草的功能、主治。

6. "脂氧素抑制子宫内膜异位症的分子机制"英文翻译。

7.《中国中药杂志》发表的有关丹参化学成分的学术文献。

8. 2010 年以来有关三七药理作用的学术文献，并比较与文献数据库检索结果的区别。

二、通过医学专业搜索引擎 Medscape 检索

1. HIV 疫苗（HIV vaccine）的期刊文章。

2. 近 5 年有关心衰（heart failure）治疗的临床病例报告文献。

第二节　医学网站资源

一、世界卫生组织

世界卫生组织（World Health Organization，WHO，以下简称世卫组织）是联合国系统内卫生问题的指导和协调机构，是国际上最大的政府间卫生组织，总部设在瑞士的日内瓦，1948 年 4 月 7 日成立，有 194 个会员国。

世卫组织的网站（https://www.who.int/）有阿拉伯文、中文、英文、法文、俄文、西班牙文和葡萄牙文 7 种语言版本，可以从主页（图 6-6）上方直接点击进入。

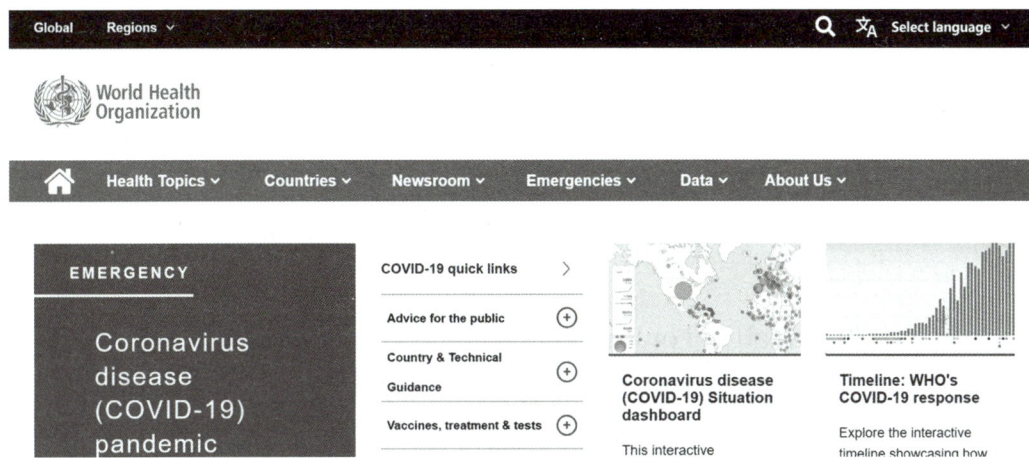

图 6-6　WHO 网站主页

世卫组织网站主页有疫情、视频、出版物、总干事讲话和大事记等。主页主要导航有健康主题、国家、媒体中心、突发卫生事件、数据和统计数字等。特色栏目和功能介绍如下。

（一）数据和统计数字（Data）

该栏目主要由世界卫生数据平台（World Health Data Platform）构成，点击"Data"下拉菜单中的"Data at WHO"即可进入世界卫生数据平台主页，提供的检索框可以检索世卫组织关键数据工具、数据集和数据库。

世卫组织采用国际分类家族标准（Family of International Classifications，FIC）作为关键数据工具、数据集和数据库的标引语言，其中包括国际疾病分类（International Classification of Diseases，ICD）、国际功能、残疾和健康分类（International Classification of Functioning, Disability and Health，ICF）、国际健康干预分类（International Classification of Health Interventions，ICHI）3 个主要分类标准及其他派生和相关的分类标准。在世界卫生数据平台上查看数据标准（Data standards），即可了解国际分类家族标准，有利于准确选择词汇检索世卫组织的相关数据。

在世界卫生数据平台选择"Search sets and collections"即可进入数据集（Data collections）页面，该页面呈现所有的数据集，如"全球卫生研究与发展观察""艾滋病法律与政策数据库""肺结核数据"等。在数据集页面检索框中输入检索词，则可将与之相关的数据集呈现其下。此处检索词的选择需注意采用国际分类家族标准所使用的相关词汇和短语，否则无法获得检索结果。

世界卫生数据平台还包括其他栏目，如数据故事（Data stories）提供基于世卫组织数据的健康、幸福和医疗保健的视觉故事；数据报告（Data reports）提供世卫组织定期发布的全球卫生数据趋势和分析报告；数据收集和分析工具（Data collection and analysis tools）提供 5 个方面的卫生基本统计分析技术包 SCORE（Survey：人口和健康风险调查，Count：出生、死亡和死亡原因统计，Optimize：健康服务数据优化，Review：卫生进展和行动综述，Enable：卫生政策和行动数据赋能），主要工具包括世界卫生调查加强版（World Health Survey Plus）、世卫组织死亡率数据库（WHO Mortality Database）、民事登记和人口动态统计（Civil registration and vital statistics）、卫生服务数据（Health Service Data）等。

全球卫生观察站（Global Health Observatory，GHO）是世界卫生数据平台提供的一个重要的世界卫生数据统计网站，点击"Data"，在下拉菜单中点击"GHO"即可进入全球卫生观察站。GHO 提供多种方式检索世界各国相关卫生数据。点击"Indicators"，进入按字母顺序排列的卫生指标列表，点击某个卫生指标链接即可进入相关指标数据统计页面，提供可视化数据和列表数据两种显示方式。点击"Countries"可按国家首字母顺序检索 WHO 成员国各项卫生指标数据。点击"Map Gallery"可以查询健康主题的数据视图。点击"Publications"，可以查看世卫组织的各类分析统计报告。点击"Data Search"可进入全球卫生观察站数据存储库的检索页面，可以在检索框内输入检索词进行检索。

（二）健康主题（Health Topics）

健康主题页面按照字母顺序列出了 300 余个健康主题。例如，查找有关空气污染（Air pollution）的信息，按字母顺序找到相关健康主题的单词，通过点击主题的链接，可以获得关于该主题的相关网站、实况报告、重要文件、统计数据、相关链接和特写等信息。

（三）出版物（Publications）

WHO 主页上有 Publications 栏目，点击"Find a publication"进入出版物页面。页面上的"Journals and series""Book orders""WHO guidelines"等栏目分别介绍世卫组织的期刊、图书和指南等。点击出版物页面右侧的"All"，再点击"publications repository"，即可进入世卫组织信息共享数据库（Institutional Repository for Information Sharing，IRIS），供检索世卫组织自 1948 年出版的资料和技术信息，可用阿拉伯文、中文、英文、法文、俄文、西班牙文、德文和葡萄牙文8 种言语免费检索。IRIS 可以按出版日期、作者、标题、主题等方式浏览，还可在右上角的搜索框输入检索词搜索。主题方式使用 MeSH 主题词检索。

（四）国家（Countries）

在导航栏点击"Countries"下拉菜单栏中的"All Countries"即可进入国家页面。该页面按照首字母顺序列出了 194 个世卫组织成员国，通过国名链接，可以获得各成员国的国情、卫生支出、疫苗接种覆盖面、卫生系统的组织和管理（如卫生立法、寿命表、特定疾病的发病率、卫生人力资源、人口数）等统计资料。

（五）突发卫生事件（Emergencies）

在导航栏点击"Emergencies"下拉菜单中的"WHO in emergencies"即可进入突发卫生事件页面。该页面主要展示新冠肺炎疫情、埃博拉疫情、叙利亚人道危机等当前热点突发卫生事件的新闻、特色资源和指南、世卫组织开展的相关工作等信息，还包括紧急事件列表、疾病暴发新闻、旅游建议等信息列表。

二、国外常用医药信息网站

（一）美国国立卫生研究院

美国国立卫生研究院（National Institutes of Health，NIH，网址为 http://www.nih.gov/）创建于 1887 年，隶属于美国卫生部，是国际著名的生物医学科研机构，有 27 个研究所及研究中心。NIH 主要支持生物医学领域的基础性研究和临床研究，如分子生物学、基因研究及预防、诊断和治疗各种疾病与残障等。NIH 除了大力开展院内科研外，还支持国内外各大学、医学院校、医院、研究机构和企业的科研活动，为研究人员提供培训服务和基金。NIH 的研究课题是由科学家根据科学的发展提出申请和立项，由 NIH 组织评审来确定的，各国的科学家均可申请，申请成功的课题即可获得 NIH 的资金支持。

NIH 网上资源丰富，主页的导航有卫生信息、科研资助、新闻与事件、科研培训、NIH 下属机构网页的链接、NIH 介绍等（图 6-7）。主页右上方有一个关键词检索框，可以实现对 NIH 各网页信息的检索。

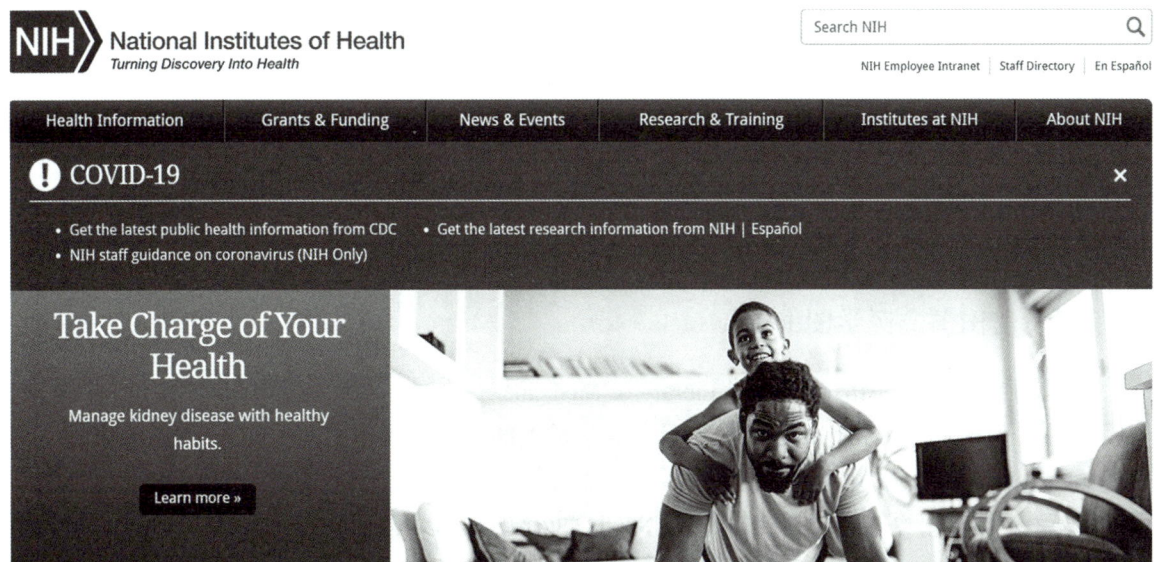

图 6-7　NIH 网站主页

1. 卫生信息（Health Information） 此部分提供 NIH 各种卫生信息资源，如疾病的字母顺序索引及分类主题索引、出版物信息、教育资源、临床试验资源、联邦卫生机构链接等。其中临床试验信息（NIH Clinical Research Trials and You）是 NIH 在本国和全球范围开展的许多疾病的临床研究试验，包括癌症、阿尔茨海默病、过敏和感染性疾病、神经失调等。要想了解有什么临床试验，可点击"Finding a Clinical Trial"，再选择美国临床试验数据库的网站链接"ClinicalTrials.

gov"即可进入该数据库（图6-8）。该数据库提供美国和其他219个国家进行的临床试验，目前收录了由NIH、美国其他联邦机构和私营企业赞助的37万余条临床试验信息。每条信息的内容有试验名称、试验主办单位、试验目的、试验内容、志愿者的条件、是否继续招收志愿者、联系信息等。该数据库提供4个固定条件的检索框和可设置多种检索条件的高级检索（Advanced Search）功能，此外还可以按试验主题（See Studies by Topic）、试验地（See Studies on Map）浏览。

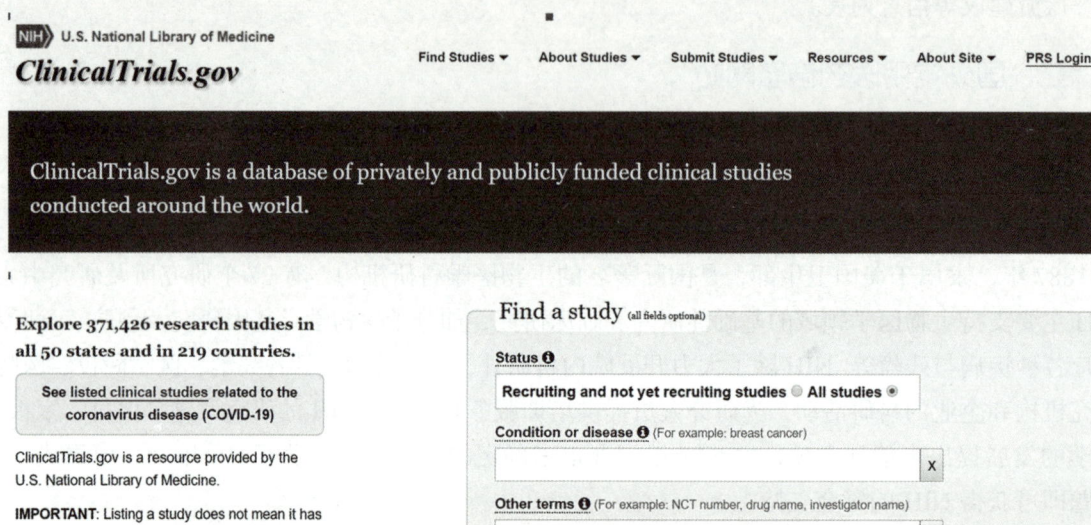

图6-8　ClinicalTrials.gov的临床试验数据库界面

2. 科研资助（Grants & Funding） NIH是世界上最大的生物医学研究公共资助机构，每年投入超过320亿美元用于改善生活、减少疾病和残疾。NIH科研资助页面有申请资助的相关信息介绍，还可通过检索"NIH Guide"来查找资助政策、资助机会等相关信息。

3. NIH的研究机构（Institutes at NIH） 此部分提供NIH院长办公室及NIH下属28个研究所和中心的主页链接。有NCI（National Cancer Institute，国立癌症研究所）、NEI（National Eye Institute，国立眼科研究所）、NHLBI（National Heart, Lung, and Blood Institute，国立心、肺、血液研究所）等，每个下属机构的网页上都提供丰富的信息，如相关专业的数据库、最新研究成果新闻、专业研究项目、本专业基础知识、统计数据、学术会议、临床试验信息、出版物及相关链接等。

（二）美国国立医学图书馆

美国国立医学图书馆（National Library of Medicine，NLM，网址为 https://www.nlm.nih.gov/ ）隶属于美国国立卫生研究院，是世界上最著名、最大的生物医学图书馆。NLM维护并提供大量的印刷品馆藏，加工产生主题广泛的数字化信息资源，这些信息资源每年被全球数百万人搜索数十亿次（图6-9）。NLM导航栏的"PRODUCTS AND SERVICES"提供NLM的主要产品和服务链接，包括PubMed/MEDLINE、MeSH（医学主题词表）、UMLS（Unified Medical Language System，一体化医学语言系统）等，以下是部分数据库的介绍。

1.MedlinePlus MedlinePlus是NLM创建的一个公众健康网站，以通俗的语言介绍疾病、症状及其他健康问题。用户可在网站上学习最新的治疗方案、寻找药物信息、了解专业术语、查看医学视频或图片，还可找到感兴趣的疾病和相关主题最新医学研究的资源链接。MedlinePlus的数据来自美国国立卫生研究院及其他可靠来源，收录1000余种疾病资料，内容丰富，每日更新（图6-10）。

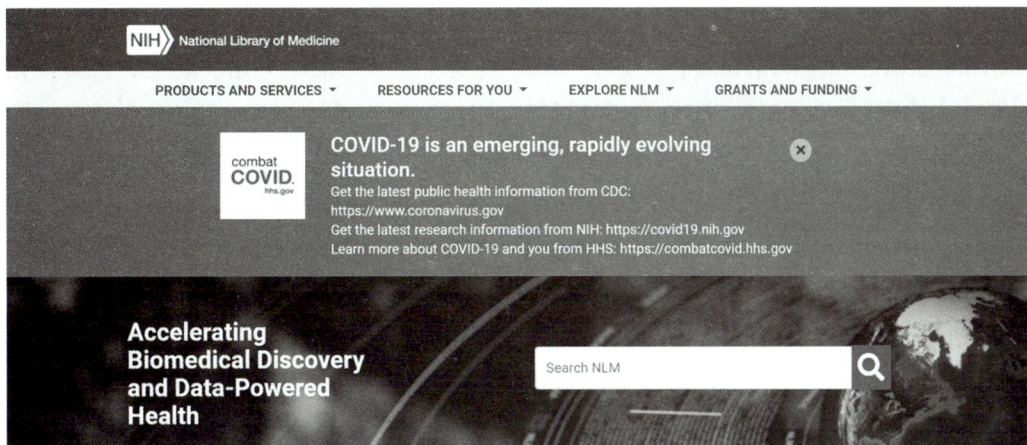

图 6-9　NLM 网站主页

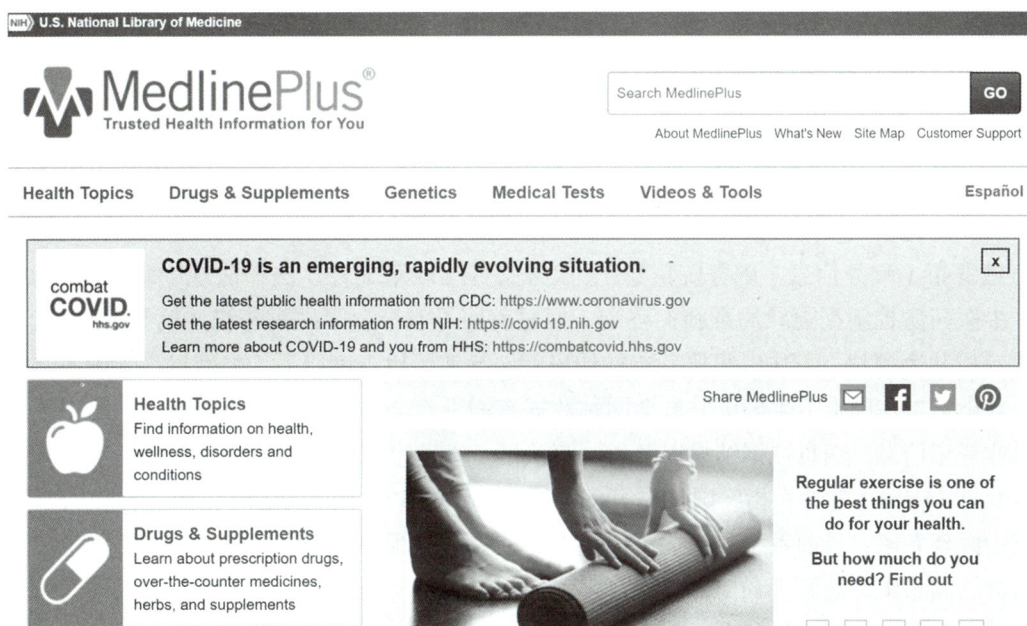

图 6-10　MedlinePlus 主页

（1）健康主题（Health Topics）　此部分提供 1000 余种疾病和健康问题的症状、病因、治疗和预防等相关知识。健康主题提供按字母顺序排列及分类浏览两种检索功能。

（2）药物信息（Drugs，Herbs and Supplements）　药物部分提供处方药和非处方药的相关信息，包括副作用、剂量、注意事项等，可按药物的通用名或商标名字母顺序查找。草药部分提供草药的有效性、剂量、药物相互作用等信息，按字母顺序排列。可检索中草药，如人参（Asian Ginseng）等。

（3）遗传学（Genetics）　此部分提供有关遗传变异对人体健康影响的相关信息。

（4）医学检查（Medical Tests）　此部分帮助用户了解医学检查，包括检查的用途、为什么医生会安排检查、检查的感觉如何及检查结果可能意味着什么。医学检查可以帮助发现病情、确定诊断、计划治疗、检查治疗是否有效或者随着时间的推移监测病情。

（5）视频和工具（Videos & Tools）　此部分按主题提供解剖、身体系统、外科手术程序等视频。用户可通过互动教程和游戏来测试自己的健康知识，通过计算器和问答来检查自己的健康状况。

2. LocatorPlus　LocatorPlus 用于查找 NLM 馆藏，并且能指向藏馆位置，显示可用状态，帮助用户使用 NLM 的馆藏。NLM 的馆藏只提供馆内阅览，不提供外借服务。外借服务需通过参与 NLM 馆际互借的当地图书馆提供，因为 NLM 行使"图书馆的图书馆"职能，只提供馆际外借（图书和声像资料可借原件，期刊论文只提供复印件）。

3. Digital Collections　数字化馆藏页面提供检索框，可检索文本、图像、视频、地图等多种形式的数字化资源。主要数字化馆藏专集有档案和个人手稿收藏（Archives & Personal Papers Collections）、医学历史影像（Images from the History of Medicine，IHM）、卫生政策与服务研究（Health Policy and Services Research）、第一次世界大战（World War 1，1914—1918）等。

4. All Products and Services　所有产品和服务页面可检索 NLM 提供的产品和服务。

此外，作为 NLM 的一个部门，美国国立生物技术信息中心（National Center for Biotechnology Information，NCBI）创建和维护大量的生物医学数据库，包括化学制品与生物测定类、DNA & RNA 类、基因和表达类、遗传和医学类、基因组和图谱类、文献类、蛋白质类、序列分析类等，最广为人知的就是生物医学文献类数据库 PubMed。

三、国内常用医药信息网站

（一）国家中医药管理局

国家中医药管理局（http://www.satcm.gov.cn）是我国政府管理中医药行业的国家机构，主要包含信息发布（政务信息、国务院信息）、政策文件（政策文件、法律法规、政策解读）、办事服务（中医药防控新型冠状病毒肺炎咨询、便民就医导航、全国中医药统计摘编等）、互动交流及专题专栏几个模块。其中办事服务中的便民就医导航可以查询以下 5 类信息：①中医类医疗机构执业登记：指在国家卫生健康委员会网站数据查询平台全国医疗机构查询数据中的中医类医疗机构执业登记信息，信息数据结果以各省、自治区、直辖市卫生健康委员会数据为准。②国家临床重点专科（中医）专业：指经国家中医药管理局确定的 392 个国家临床重点专科（中医）专业。③名老中医药专家：目前系统中包括了仍在出诊的人力资源和社会保障部、原国家卫生和计划生育委员会、国家中医药管理局 3 部门联合表彰的国医大师、全国名中医，以及国家中医药管理局遴选确定的全国名老中医药专家、全国基层名老中医药专家传承工作室专家等。④重点专科病种：指经国家中医药管理局确定的 392 个国家临床重点专科（中医）专业自主确定的本专科中医优势病种和 40 个国家中医临床研究基地的研究病种及 1 个"中医绝技"示范基地的病种。⑤预约挂号路径信息。另外，办事服务模块还提供直属（管）单位资产管理信息系统、中医馆信息化情况现状调查、中央转移支付中医药项目经费预算执行监控通报平台、全国名老中医专家传承工作室信息管理系统、全国基层中医药工作先进单位、全国中医药统计摘编的中医医疗信息检索服务。

（二）中华中医药学会

中华中医药学会（https://www.cma.org.cn/）是我国成立最早、规模最大的中医药学术团体，是中国科学技术协会的组成部分。它是全国中医药科学技术工作者和管理工作者及中医药医疗、教育、科研、预防、康复、保健、生产、经营等单位自愿结成并依法登记成立的全国性、学术性、非营利性法人社会团体，是党和政府联系中医药科学技术工作者的纽带，是大力促进发展我国中医药科技事业，提高全民健康素质的重要资源门户。网站发布中医药行业最新动态和学会举办的活动通知、纪要等资讯。通过主要职能（学术园地、科技评审、师承继教、科学普及、标准化、会员服务、国际交流、主办期刊）和专题平台（科技奖励评审系统、继教管理与证书查询、中医期刊网、会员微信综合服务平台、科技成果查询系统、学术会议管理系统、中医药科普传播平台）传承创新发展中医药，推动中医药知识传播和普及，让中医药走进生活，服务人民群众健康。其中，中医药期刊网是中医药期刊集群唯一官方网站，集合了中华中医药学会主办期刊、联盟期刊、中医药类的中文核心期刊、中医药类科技核心期刊信息及期刊协同采编系统，为编辑、作者和专家提供采、编、审、校、发全流程业务的综合性服务。中医药期刊网还链接中国知网的行业知识服务平台"中医药知识资源总库"，内容涵盖中医学、中药学、中西医结合、西医临床与药学、医药卫生方针政策、预防医学、民族学和哲学等中医院所需知识内容，资源类型包括期刊、工具书、博士学位论文、硕士学位论文、国内会议、国际会议、报纸、科技成果。

四、其他网络资源

（一）中国国家数字图书馆

中国国家数字图书馆（http://www.nlc.cn）隶属于中国国家图书馆，中国国家图书馆馆藏宏富，集精撷萃。馆藏文献超过 3500 万册，并以每年百万册的速度增长，馆藏总量位居世界国家图书馆第七位，中文文献收藏量位居世界第一，外文文献收藏量位居国内首位。中国国家图书馆建成了中国最大的数字文献资源库和服务基地，数字资源总量超过 1000TB，并以每年 100TB 速度增长。

中国国家数字图书馆工程于 1997 年正式开始启动，经过多年建设，中国国家数字图书馆已经成为一个开放性的，为公众提供个性化、多样化全媒体数字图书馆服务的数字图书馆服务体系。汇聚了国家图书馆自建资源、商购资源及与地方图书馆联合建设和合作建设的资源，内容涵盖图书、古籍、论文、期刊、音视频、少儿资源等。网站不仅提供数字化资源的在线阅读（播放）服务，还提供特色资源检索、文津搜索、馆藏目录 3 大检索的一站式访问，此外，还为读者提供了各类专题资源、活动资源、读者指南等服务入口。资源内容有序、规模海量，多种媒体服务、平台高度共享，是一个知识中心和信息服务基地。

读者可以通过办理读者卡、网络实名认证和网络非实名认证等方式访问中国国家图书馆，不同读者所能访问的资源有所不同。读者卡读者可以访问自建特色资源库 49 个和商业购买数据库 133 个，网络实名认证读者可以访问自建特色资源库 49 个和商业购买数据库 67 个，网络非实名读者可以访问自建特色资源库 49 个和商业购买数据库 7 个。

（二）国家科技图书文献中心

国家科技图书文献中心（国家科技数字图书馆，NSTL，网址为 https://www.nstl.gov.cn/）是经国务院批准，于 2000 年 6 月 12 日成立的一个基于网络环境的科技文献信息服务机构，成员单位包括中国科学院文献情报中心、中国科学技术信息研究所、机械工业信息研究院、冶金工业信息标准研究院、中国化工信息中心、中国农业科学院农业信息研究所、中国医学科学院医学信息研究所、中国标准化研究院国家标准馆和中国计量科学研究院文献馆。采集、收藏和开发理、工、农、医各学科领域的科技文献资源，面向全国开展科技文献信息服务。

NTSL 拥有丰富的科技类外文文献资源，截至目前，已经收录了期刊文献、会议文献、学位论文、科技文献、专利、标准和计量规程等多种文献资源，有超过 1 亿条文摘或题录。网络版全文文献资源包括 NSTL 订购的国外网络版期刊、NSTL 与中国科学院及 CALIS 等单位联合购买的国外网络版期刊和中文电子图书、网上开放获取期刊、NSTL 拟订购网络版期刊的试用、NSTL

研究报告等。NSTL 组织了大量互联网免费获取的全文文献，供全国用户使用。

（三）中国高等教育文献保障系统（中国高等教育数字图书馆）

中国高等教育文献保障系统（China Academic Library & Information System, CALIS, 网址为 http://www.calis.edu.cn/），是经国务院批准的我国高等教育"211 工程""九五""十五"总体规划中三个公共服务体系之一。CALIS 的宗旨是在教育部的领导下，把国家的投资、现代图书馆理念、先进的技术手段、高校丰富的文献资源和人力资源整合起来，建设以中国高等教育数字图书馆为核心的教育文献联合保障体系，实现信息资源共建、共知、共享，以发挥最大的社会效益和经济效益，为中国的高等教育服务。

从 1998 年开始建设以来，CALIS 管理中心引进和共建了一系列国内外文献数据库，包括大量的二次文献库和全文数据库。CALIS 管理中心采用独立开发与引用消化相结合的形式，主持开发了联机合作编目系统、馆际互借与文献传递系统、采编一体化服务平台、资源发现平台等，形成了较为完整的 CALIS 文献信息服务网络。迄今参加 CALIS 项目建设和获取 CALIS 服务的成员馆已超过 1800 家。

CALIS 管理中心设在北京大学，下设文理、工程、农学、医学 4 个全国文献信息服务中心，华东北、华东南、华中、华南、西北、西南、东北 7 个地区文献信息服务中心和一个东北地区国防文献信息服务中心，其中全国医学文献信息中心（http://lib.bjmu.edu.cn/portal/view.do?pn=calismed_home）设在北京大学医学部。

（四）超星数字图书馆

超星数字图书馆（http://www.sslibrary.com）成立于 1993 年，是国家"863"计划中国数字图书馆示范工程，由中国国家图书馆联合国内数十家地方图书馆和高校图书馆及出版社共同组建，2000 年 1 月，在互联网上正式开通，由北京世纪超星信息技术发展有限责任公司投资兴建，是目前世界上最大的中文在线数字图书馆之一。

超星数字图书馆提供数十万册电子图书资源的在线阅读，图书种类涵盖了中图分类法中的 22 大类，包括经济、法律、语言与文学、艺术、历史、地理、自然科学、工业技术、医药卫生、天文和地理学、环境与安全等方面的图书，全文总量 4 亿余页，数据总量 3 万 GB，有大量免费电子图书，并且每天在不断增加与更新。

（五）中医数字图书馆

中医数字图书馆（http://libtcm.cptcm.com/docZhongyi/pc/index.jspx）是由中国中医药出版社有限公司整合中医药精品出版资源和新媒体资源建设的兼容 PC 端和移动端的数字阅读平台。平台内容涵盖教材教辅、考试用书、学术著作、中医古籍、科普生活、工具书等方面的图书、期刊和文章，有超过 5000 种中医药专业图书、期刊和 10000 余篇专业知识文章，每年新增资源量 1000 余种。平台支持分类检索、全文检索、高级检索等多种检索途径，能帮助用户快速检索到所需内容。用户还可根据需要对自己所检索到的内容进行在线阅读、文本复制、划线笔记、添加书签等。

（六）世界数字图书馆

2009 年 4 月世界数字图书馆（https://www.wdl.org/zh）在联合国教科文组织总部所在地巴黎

正式启用。世界数字图书馆由联合国教科文组织同 32 个公共团体合作建立，由全球规模最大的图书馆——美国国会图书馆主导开发。该图书馆在互联网上以多种语言向全球读者免费提供源于世界各地的重要原始资料。

世界数字图书馆馆藏包罗万象，从图书到各种档案都有，使用者可以用阿拉伯文、中文、英文、法文、葡萄牙文、俄文与西班牙文 7 种语言检索，按时间、地点、专题和典藏单位等内容提供浏览服务。

习题

一、在世界卫生组织（WHO）网站中

1. 用 WHO 全球卫生观察站卫生指标列表（Indicators）检索 2009 ～ 2019 年中国的结核病发病率（incidence of tuberculosis）。

2. 用 WHO 信息共享数据库（IRIS）检索并下载一篇世卫组织出版的有关传统医学（Traditional medicine）的文献。

二、在美国国立卫生研究院（NIH）网站中

1. 检索流感（flu）的相关信息。

2. 用美国临床试验数据库（ClinicalTrials.gov）查找阿尔茨海默病（Alzheimer disease）在纽约（New York）开展的临床试验项目。

三、在美国国立医学图书馆（NLM）网站中

1. 使用 MedlinePlus 查找大蒜（garlic）的相关信息。

2. 通过 MedlinePlus 的 Drugs，Herbs and Supplements 查找药用植物颠茄（Belladonna）的相关信息。

第三节 网络免费开放教育资源

开放教育资源（Open Educational Resources，OER）指通过信息与传播技术来建立教育资源的开放供给，用户为了非商业的目的可以参考、使用和修改这些资源。OER 在 2002 年联合国教科文组织会议上被提出并采纳，意指"希望一起开发一种全人类可以使用的全球性教育资源"和"希望这种未来的开放资源能够动员起全球的教育工作者"。开放教育资源在消除人口、经济和地理因素在教育中所造成的界限、促进终身学习和个性化学习方面具有潜在作用。快速发展的开放教育资源为教和学提供了新的机会，同时也对高等教育中人们关于教和学实践的观念提出了挑战。

一、开放获取期刊

开放获取译自英文"Open Access"，简称 OA，又译作开放存取等，是将同行评议过的科学论文或学术文献放到互联网上，使用户可以免费获取。其具有以下特征：①作者付费出版，读者免费使用。②通过网络获取。③读者可获取全文，而不仅是文摘。④作者和版权所有者授予读者免费、永久地获取、复制传播等，只要注明出处即可。⑤开放获取期刊经由同行评议，质量较高。开放获取的实现途径主要包括开放获取期刊、开放获取仓储、个人网页和公共信息开放使用。

开放获取期刊根据期刊的开放程度分为完全开放获取期刊、延时开放获取期刊和部分开放获取期刊。完全开放获取期刊是指期刊在出版的同时即全部免费获取，即全刊免费，如 *British Medical Journal*（BMJ，《英国医学杂志》）。延时开放获取期刊是指期刊出版一段时间后再通过互联网为用户提供免费服务，时滞短则 1 个月，长则两三年，即过刊免费，如 *Journal of Virology*（《病毒学杂志》）。部分开放获取期刊是指同一期期刊中，只有部分文章为用户提供免费服务，如 *Journal of the American Medical Association*（JAMA，《美国医学会杂志》）。

开放获取期刊根据出版形式分为纯网络版电子期刊和平行出版期刊两种。纯网络版电子期刊（Electronic-only）是指完全依托计算机、网络和通信技术编辑、出版和发行的期刊，不发行印刷本。此种期刊内容新颖，表现形式丰富，如 BioMed Central 在线出版的系列期刊。平行出版期刊是指出版印刷版的同时，将期刊全部或部分卷期的全文发布于网上，供免费使用，如 *Cancer Research*（《癌症研究》）杂志。其主要内容与印刷版相同，但利用网络和计算机技术增加了许多服务功能，如检索结果和内容的超文本链接，读者交流，相关学科的网站或资料的介绍，利用电子邮件发送最新卷、期、目次的期刊目次推送服务（E-mail alert）等。大部分开放获取免费电子期刊属于后者。

据 ISI 发布的相关报告显示，开放获取期刊的种数，就学科领域而言，最多的为医学、生命科学，其次是物理学、工程技术与数学、化学，社会科学和人文科学较少，增长也比较缓慢。主要开放获取期刊可通过以下平台获取。

（一）HighWire Press

HighWire Press（https://www.highwirepress.com）在 1995 年由斯坦福（Stanford）大学图书馆分支机构 HighWire 出版社创建，2020 年 MPS（Macmillan Publishing Services）Limited 加入，收录的文献以生物医学为主，还包括自然科学、人文科学、社会科学等学科。收录的学术期刊和专业书籍提供免费全文。除了免费全文，HighWire 还收录了大量收费全文。在 HighWire 官网"Support"栏目，选择"Highwire Express Support"进入网页后，切换至"for researchers"，可按题名、出版商两种方式浏览 HighWire 收录的期刊。题名浏览法依据期刊刊名的字母顺序浏览。出版商浏览法依据出版商的字母顺序浏览，每个出版商下面列出了该出版商被收录进这个网站的电子期刊（图 6-11）。点击具体期刊后的 info 可查看该期刊的出版社信息、联系方式、ISSN 号、影响因子等信息。刊名后还有"Free ISSUES""Free TRIAL"或"Free SITE"标注。"Free ISSUES"表示过刊免费，"Free TRIAL"表示免费试用，"Free SITE"表示全刊免费，未标注的是收费期刊。点击刊名链接便可进入该电子期刊的网站，浏览或者检索期刊文献。

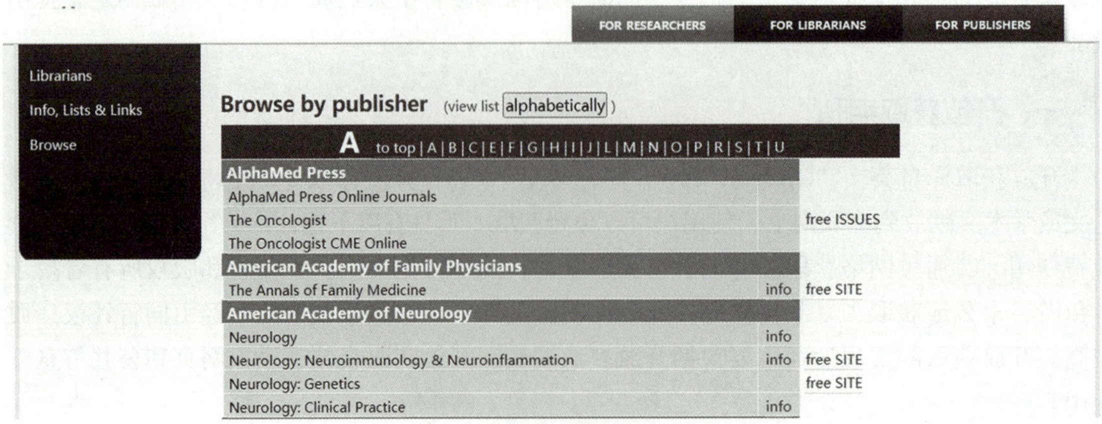

图 6-11　HighWire 的收录期刊浏览

（二）PMC（PubMed Central）

PMC（https://www.ncbi.nlm.nih.gov/pmc/）由美国国立医学图书馆（NLM）的国家生物技术信息中心（NCBI）于2000年创建，是一个提供生命科学期刊文献的全文数据库，并在全球范围内免费使用，所有文献的浏览、检索、下载均无需注册。PMC是PubMed数据库中免费全文的重要来源。

PMC现收录有2000余种全刊免费期刊、300余种NIH资助的期刊，以及7000余种部分免费期刊，共有文献700余万篇。提供关键词检索和期刊刊名浏览。注册用户能享受E-mail Alert服务，通过E-mail自动获取PMC新刊通报。

1. 关键词检索　检索方法与PubMed基本相同，有基本检索和高级检索，主页（图6-12）的检索框为基本检索，点击Advanced可进行高级检索。高级检索页面设置和方法也与PubMed相似。检出结果有文章标题、作者、刊名、出版日期、卷期、页码及PMCID，点击记录下的Article链接可浏览以网页形式（HTML）显示的全文，点击PDF链接可浏览PDF格式的全文，点击Abstract链接可浏览摘要。Cite提供AMA、MLA、APA和NLM 4种格式引用本篇论文。

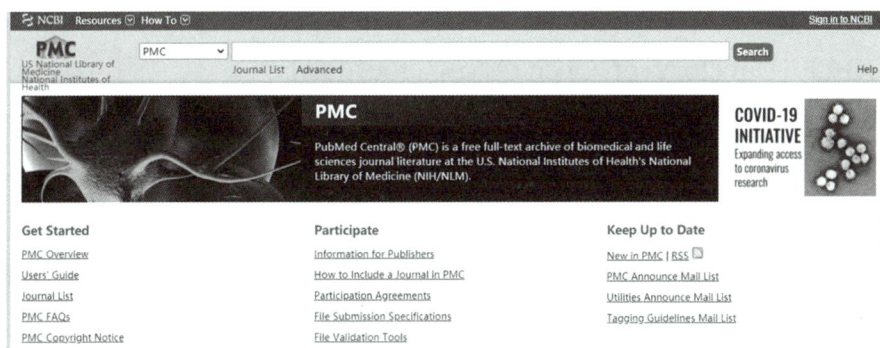

图6-12　PMC主页

2. 期刊浏览　Journal List为PMC的期刊浏览途径（图6-13），依据刊名字母顺序浏览或在检索框输入部分或完整刊名检索某一具体期刊。通过期刊浏览可查看到的期刊信息有ISSN号、刊名（若刊名有变动，会标注新旧刊名）、被收入PMC的起始卷期、该刊出版多久后免费，以及是否可以链接到其出版商的网站等信息。查找期刊文章可通过两种方式：①点击刊名，可浏览这一期刊被收录的每一卷期，然后选择具体的卷期，即可浏览这一卷期的所有文章。②通过在检索框中输入刊名关键词对某一具体期刊进行检索。

ISSN	Title	Volumes in PMC Latest	Volumes in PMC First	Free Access	Participation Level
2376-0605	AACE Clinical Case Reports	v.7(1) Jan-Feb 2021	v.5 2019	Immediate	Full
1550-7416	The AAPS Journal (v.1;1999)	v.18(3) May 2016	v.6 2004		No longer participating (Full)
1530-9932	AAPS PharmSciTech	v.17(2) Apr 2016	v.1 2000		No longer participating (Full)
2515-9321	AAS Open Research	v.4 2021	v.1 2018	Immediate	Full
1925-3621	Academic Forensic Pathology	v.10(2) Jun 2020	v.6 2016	12 months	Full
2374-2895	Academic Pathology	v.8 Jan-Dec 2021	v.1 2014	Immediate	Full
2516-8290	Access Microbiology	v.2(12) 2020	v.1 2019	Immediate	Full

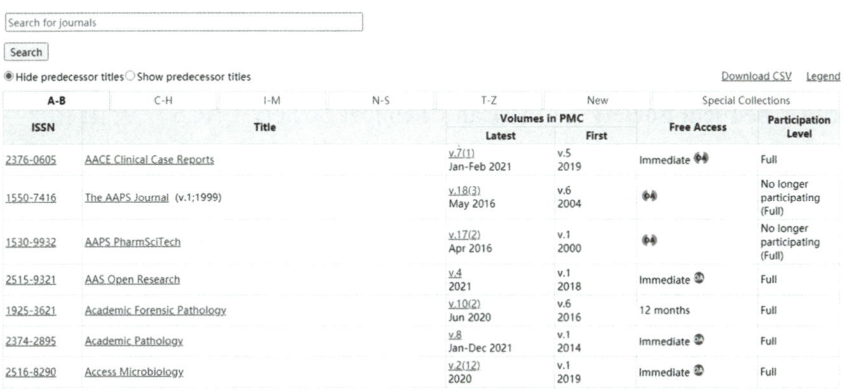

图6-13　PMC的期刊浏览界面

（三）Free Medical Journals

Free Medical Journals（http://www.freemedicaljournals.com/）是一个提供免费全文医学期刊目录服务的网站，通过链接到具体期刊网站检索或者链接到 PubMed 收录的该刊所有文献，有5000 余种医学免费电子期刊。检索途径仅浏览法，提供主题、影响因子、免费获取时间、刊名字母顺序、语种 5 种浏览方式。按照主题浏览时，每个主题标注了收录的所有期刊数和同时被ISI 收录的期刊数，对具体期刊著录的信息有期刊语种、ISSN 号、影响因子、免费范围，注明Free 的期刊表示全刊免费。

（四）BMC（BioMed Central）

BioMed Central（https://www.biomedcentral.com/journals）是以出版网络版期刊为主的出版商，在其网站上发表的所有研究文章都即时存档并进入 PubMed Central 的文献索引。该站点的资源全部免费，由作者本人独立拥有文章版权。目前出版约 300 种生物学和医学领域的期刊，少量期刊同时出版印刷版。

（五）DOAJ（Directory of Open Access Journals）

DOAJ（https://www.doaj.org/）是由瑞典伦德（Lund）大学图书馆创建和维护的一个随时更新开放获取期刊列表的网站，于 2003 年 5 月正式发布，可提供刊名、国际刊号、主题、出版商、语种等信息。目前有 126 个国家的 16000 余种开放获取期刊，均为高质量的学术性期刊，涵盖农业和食物科学、生物和生命科学、化学、历史和考古学、法律和政治学、语言和文献等 20 个学科主题。

（六）Socolar

Socolar（http://www.socolar.com/）是中国教育图书进出口有限公司开发的资源整合平台，旨在为用户提供开放获取资源检索和全文链接服务，为非营利性项目。收录开放获取期刊 11000 余种，其中健康科学的开放获取期刊 2382 种。提供的检索途径有出版社浏览、首字母顺序浏览、基本检索和高级检索等。

（七）其他

1. Open J-Gate 电子期刊　Open J-Gate 电子期刊（https://openj-gate.com/）有超过 4000 种的科研性 OA 期刊，其中超过 1500 种期刊是有同行评审的学术性期刊，可链接到百万余篇全文，且每年新增全文 30 万篇左右。

2. American Chemical Society　American Chemical Society（ACS，美国化学学会，https://www.acs.org/）是 ACS 建立的电子期刊全文资料库，提供该学会出版的 31 种电子期刊。

3. British Medical Journal 出版集团期刊　British Medical Journal（BMJ，英国医学杂志）出版集团期刊（https://www.bmj.com/）以编辑出版创刊于 1840 年的综合性医学杂志《英国医学杂志》为主体，同时编辑出版 40 余种医学杂志，对发展中国家免费提供期刊全文。

4. Wiley Online Library　Wiley Online Library（Wiley 在线图书馆，https://onlinelibrary.wiley.com/）提供 1600 余种期刊的 400 余万篇文献，以及 2.2 万余种在线书籍等，学科范围包括农业、动物学、经济学、金融学、数学、统计学、工程技术、计算机科学、保健学、人文学、法学、生命和自然科学、医学、社会科学及行为科学等。部分期刊提供免费全文。

5. John Hopkins 大学韦尔奇医学图书馆电子期刊专栏　John Hopkins 大学韦尔奇医学图书馆电子期刊专栏（https://welch.jhmi.edu/）共有 5000 余种电子期刊，以及 400 余种数据库和 1300 余种电子书，提供关键词检索、刊名字母顺序浏览，检索结果中有［free］的可免费获取全文。

6. 发展中国家联合期刊库　发展中国家联合期刊库（http://www.bioline.org.br/）是非营利的电子出版物服务机构，提供来自发展中国家（巴西、古巴、印度、印尼、肯尼亚、南非、乌干达、津巴布韦等）的开放获取期刊的全文。

二、开放获取仓储

开放获取仓储不仅存放学术论文，还存放其他各种学术研究资料，包括实验数据和技术报告等。主要分两种类型：①由机构创建的机构资料库或者机构知识库（Institutional Repositories，IR）。②按照学科创建的学科资料库（Disciplinary Repositories，DR）。OA 仓储一般不实施内容方面的实质评审工作，只要求作者提交的论文基于某一特定标准格式（如 Word 或 PDF），并符合一定的学术规范。典型的开放获取仓储有以下几种。

（一）arXiv.org

arXiv.org（https://arxiv.org/）是由美国国家科学基金会和美国能源部资助，在美国洛斯阿拉莫斯（Los Alamos）国家实验室建立的电子预印本（Preprint）文献库，是一个专门收集物理学、数学、计算机科学和生物学学术论文电子预印本的开放访问典藏库。预印本是指科研工作者的研究成果还未在正式刊物发表，而出于与同行交流的目的自愿通过邮寄或网络等方式传播的科研论文、科技报告等文章。与刊物发表的论文相比，预印本具有交流速度快、利于学术争鸣、可靠性高的特点。arXiv 预印本文献库是基于学科的开放获取仓储，旨在促进科学研究成果的交流与共享。目前包含物理学、数学、非线性科学、计算机科学和量化生物等 8 个学科共计 180 余万篇预印本文献。研究者按照一定的格式将论文进行排版后，通过 E-mail、FTP 等方式，按学科类别上传至相应的数据库中。arXiv 电子印本文档库没有评审程序，不过同行可以对文档库的论文发表评论，与作者进行双向交流。论文作者在将论文提交 e-print arXiv 的同时，也可将论文提交学术期刊正式发表。论文一旦在某种期刊上发表，在 e-print arXiv 中的该论文记录中将会加入文献正式发表的期刊卷期信息。目前，世界各地共有 arXiv 的镜像站点 17 个，方便世界各国研究人员随时调用其中的文献。在中国的站点位于中国科学院理论物理研究所网站（http://www.itp.cas.cn/）。有基本检索、高级检索和分类浏览等检索方式。

（二）OpenDOAR

OpenDOAR（https://v2.sherpa.ac.uk/opendoar/）是由英国的诺丁汉（Nottingham）大学和瑞典的伦德（Lund）大学图书馆在 OSI、JISC、CURL、SPARC 欧洲部等机构的资助下于 2005 年 2 月共同创建的开放获取机构资源库、学科资源库目录检索系统，用户可通过机构名称、国别、学科主题、资料类型等途径检索并使用这些知识库。数据库包含各种免费资源，如期刊文献、会议文献、学位论文、技术报告、专利、学习对象、多媒体、数据集、工作文献、预印本等。

（三）中国科技论文在线

中国科技论文在线（http://www.paper.edu.cn/）是经教育部批准，由教育部科技发展中心创建的科技论文网站，每日更新，可为在网站发表论文的作者提供该论文发表时间的证明，并允许作者同时向其他专业学术刊物投稿，以使科研人员新颖的学术观点、创新思想和技术成果能够尽快对外发布，并保护原创作者的知识产权。网站资源包含各个学科的文章，目前已有纸质期刊出版，纸质期刊文章的来源从网站中选择。提供基本检索、高级检索、学科浏览等方式检索论文。

（四）中国预印本服务系统

中国预印本服务系统（https://preprint.nstl.gov.cn/）于 2004 年 3 月 15 日正式开通，是由中国科学技术信息研究所与国家科技图书文献中心联合建设的以提供预印本文献资源服务为主要目的实时学术交流系统，是国家科学技术部科技条件基础平台面上项目的研究成果。系统主要收藏国内科技工作者自由提交的预印本文章，提供分类浏览和关键词检索，能实现浏览全文、发表评论等功能。

（五）其他

1. 剑桥大学机构知识库 剑桥大学机构知识库（https://www.repository.cam.ac.uk/）由剑桥大学图书馆（Cambridge University Library）维护，提供剑桥大学相关的期刊、学术论文、学位论文等电子资源。

2. 美国密西根大学论文库 美国密西根大学论文库（https://www.lib.umich.edu/）包含美国密西根大学论文库两万余篇期刊论文、技术报告、评论等文献全文，包含艺术学、生物学、社会科学、资源环境学等学科的相关论文，另还有博士、硕士学位论文。标识有 OPEN 的可以打开全文。

3. 加利福尼亚大学机构收藏库 加利福尼亚大学机构收藏库（https://escholarship.org/）提供加利福尼亚大学研究成果，可按加利福尼亚大学不同分部、不同院系等浏览资源和按关键词、作者等检索资源。

4. 麻省理工学院机构库 麻省理工学院机构库（http://dspace.mit.edu/）存储了麻省理工学院很多电子版资源，包括预印本、技术报告、工作文献、学位论文、会议文献、图像等，大部分可以免费下载全文。

5. 香港科技大学科研成果全文仓储 香港科技大学科研成果全文仓储（https://repository.ust.hk/ir/）是由香港科技大学图书馆用 Dspace 软件开发的一个数字化学术成果存储与交流知识库，收录由该校教学科研人员和博士研究生提交的论文（包括已发表和待发表）、会议论文、预印本、博士学位论文、研究与技术报告、工作文献和 PPT 演示稿全文。可通过全文、作者、题名、主题、ISSN/ISBN 等进行检索，检索结果可以依据格式、作者、主题、杂志等缩小范围。

6. 香港大学学术库 香港大学学术库（http://hub.hku.hk/）收录了 1941 年以来的 1.7 万余篇香港大学的硕士和博士学位论文，内容涵盖艺术、人文、教育及社会科学、医学和自然科学等各学科，主要为英文论文，部分为中英双语或只用中文。

目前，除了期刊、会议论文、学位论文等开放获取资源外，网络上还有不少开放获取课程等。由于网站资源是不断变化的，因此还可使用 Google、百度等搜索引擎了解最新的资源站点，或者借助一些收集开放获取资源的网站，比如 OA 图书馆（https://www.oalib.com/）进行浏览和检索。

三、开放网络课程

（一）爱课程网

爱课程网（https://www.icourses.cn）是教育部、财政部"十二五"期间启动实施的"高等学校本科教学质量与教学改革工程"委托高等教育出版社有限公司建设的高等教育课程资源共享平台。平台承担国家精品开放课程的建设、应用与管理工作。自 2011 年 11 月 9 日开通以来，相继推出 3 项标志性成果——中国大学视频公开课、中国大学资源共享课和中国大学 MOOC（https://www.icourse163.org），已成为国际领先、国内最具影响力的高等教育在线开放课程平台。

1. 课程资源　该平台包括在线开放课程、视频公开课、资源共享课和学校云 4 类课程，并设中国大学 MOOC、中国职教 MOOC、中国大学先修课、教师教育、考研、思政、一流大学系列课程、AI 专业培养方案 8 个专题。在线开放课程按学科分为计算机、经济管理、心理学、外语、文学历史、艺术设计、工学、理学、医药卫生、农林园艺、哲学、法学、思想政治教育、教育教学、大学先修课、职业教育、创新创业，并可按课程名和学校名搜索课程。视频公开课共 992 门，按学科分为哲学、经济学、法学、教育学、文学、历史学、理学、工学、农学、医学、管理学、艺术学和就业创业课，可按课程名、学校名和教师名搜索课程。资源共享课共 2882 门，分为本科、高职高专、教师教育和网络教育 4 类课程，可按课程名、学校名和教师名搜索课程。学校云是在线课程中心，是为全国高等学校定制的在线开放课程专属云服务，提供在线开放课程的建设、管理和应用服务。中国大学 MOOC 的课程资源分类和使用与爱课程网基本相似。

2. 课程学习　用户可以用手机号或邮箱注册账号，只有注册用户才能参加线上实时教学，可以在电脑网页端或者手机 APP 观看教学视频，学习结束后，总成绩合格和优秀者，可自愿申请收费的认证证书。课程结束后如想观看课程内容，需视课程的具体政策而定，有的课程将在课程结束后关闭，有的课程允许已选课的用户查看历史记录，也有的课程可能会对未选课用户开放部分内容，这将由课程团队决定。对于结束后仍然开放的课程，在"我的课程"列表里，可以点击"查看存档"查看以往的课程内容。

（二）门户网站教育资源

1. 智慧树　智慧树（https://www.zhihuishu.com）的网络课程类型包括直播课、大学共享课、虚拟实验课、社会实践课、兴趣课、微专业课和会员精选课。智慧树是大型学分课程运营服务平台，服务会员学校，会员学校之间可实现跨校课程共享和学分互认，大学生通过智慧树完成跨校选课修读并获得学分。

2. 学堂在线　学堂在线（https://www.xuetangx.com/）是清华大学于 2013 年 10 月发起建立的慕课平台，在线运行了来自清华大学、北京大学、复旦大学、中国科学技术大学，以及麻省理工学院、斯坦福大学、加州大学伯克利分校等国内外高校的超过 3000 门优质课程，覆盖 13 大学科门类。网络课程包括微学位、直播课、名校认证、清华继教学分课和训练营 5 类。

3. 学银在线　学银在线（http://www.xueyinonline.com）是超星集团与国家开放大学共同发起的基于学分银行理念的开放学习平台，是面向高等教育、职业教育、终身教育的公共慕课平台，整合了各类学校、教育机构的优质数字化学习资源和课程，为学习者提供国家精品在线开放课程。平台按照统一的学习成果框架及标准进行认证、积累与转换，实现"学习无边界、学分可积累、成果可转换、质量可信赖"。网络课程包括学银慕课、学银金课、示范教学包、学银项目、1+X 证书、联盟机构等课程类型。

4. 新浪公开课　新浪公开课（http://open.sina.com.cn）内容包涵国内外多所名校的公开课视频，将众多课程按照多门学科进行分类整合，提供快捷搜索、播放记录、翻译进度提示等功能，方便使用。新浪公开课拥有耶鲁大学、斯坦福大学、麻省理工学院等多所国际一流名校优质公开课视频，部分课程提供中文字幕。

5. 网易公开课　网易公开课（https://open.163.com）是 2010 年网易推出的一个免费开放的在线学习平台。网易公开课收集了世界多所知名高等学府的授课视频，并配有中文或中英双语字幕，用户可以在线免费观看来自哈佛大学等世界名校的公开课课程，以及可汗学院、TED 等教育性组织的精彩视频，内容涵盖人文、社会、艺术、科学、金融等领域。

（三）国外教育资源

1. Coursera　Coursera（https://www.coursera.org）是大型公开在线课程项目，由美国斯坦福大学两名计算机科学教授于 2012 年 4 月发起，旨在同世界顶尖大学合作，在线提供免费的网络公开课程。Coursera 的合作院校包括斯坦福大学、密歇根大学、普林斯顿大学、宾夕法尼亚大学等国际名校。课程包括录制的视频讲座、自动分级和同行评审的作业及社区讨论。用户进行课程学习时，可以选择通过旁听的方式免费听课，也可以选择通过付费的方式在完成课程后获取认证证书。

2. Udacity　Udacity（https://www.udacity.com）成立于 2011 年，是一个在线网络教育平台，教学语言为英语。Udacity 平台不仅提供视频，还有自己的学习管理系统，内置编程接口、论坛和社交元素。课程涉及数据分析、Web 开发、人工智能、产品设计、互联网营销等多个热门领域。Udacity 与 Google、Facebook、亚马逊、IBM、腾讯等全球领先企业合作，推出纳米学位认证项目，致力于将学员培养成世界一流的网站开发者、数据分析师和移动开发者。与 Coursera 类似，Udacity 也采用课程免费、学位认证收费的方式运营。

3. edX　edX（https://www.edx.org）是麻省理工学院和哈佛大学于 2012 年 4 月联手创建的大规模开放在线课堂平台。该平台基于麻省理工学院的 MITx 计划和哈佛大学的网络在线教学计划，主要目的是配合校内教学，提高教学质量和推广网络在线教育。该平台免费为大众提供高质量的大学在线课程，成员包括世界顶尖大学、非营利性机构，是 MOOC 领域中兼具公益性和开源性的领导者。课程内容涉及计算机科学、语言学、工程、写作、电子科技、营销学等各个领域。

4. 麻省理工学院开放课程　麻省理工学院开放课程（MIT Open Course Ware，MIT OCW，网址为 https://ocw.mit.edu/index.htm）是开放教育的代表性项目，开始于 2001 年。MIT OCW 是麻省理工学院主动将学院几乎所有本科生及研究生的教学资料放在网上，免费、公开地向所有人提供。OCW 是开放的、可获取的，并且是 MIT 的一项持续性的活动。大多数课程提供了家庭作业和考试及课堂讲稿。有些还提供了互动网络演示、完整的教材及流媒体视频讲座。通过 OCW，教育工作者可以改善和提升他们的课程水平，使学习更有效；学生可以找到帮助他们走向成功的额外资源；自学者可以充实自己的生活。通过这些课程解决我们面临的挑战，包括可持续发展、气候变化等。MIT 的 OCW 累计访问人次约 3 亿，访问者来自世界各地，且一半以上来自于北美洲以外的地区。

习题

一、在 HighWire Press 中

采用浏览方法，分别按题名、出版商浏览方法检索任意一本带有"Free SITE"标识的期刊，并下载一篇文献的全文。

二、在 Free Medical Journals 中

1. 利用主题浏览途径查找有关营养方面的免费电子期刊共有多少种？其中多少种被 ISI 收录？

2. 检索 *Journal of Cell Science* 的免费范围。

三、在 PMC 中

1. 用关键词检索查找有关腱鞘炎（tenosynovitis）治疗方面的全文。

2. 利用期刊浏览途径查找期刊 *International Journal of Health Geographics* 被收录的年限和免费开放情况，并浏览最新一期文献的一篇综述文献，下载其 PDF 格式全文。

3. 检索有关肺癌免疫疗法（immunotherapy）方面的全文文献。

四、开放教育资源的利用

在爱课程网注册账号并实践加入一门医学课程的学习。

【思考题】

1. 搜索引擎的作用是什么？

2. 你比较喜欢用哪一个或哪几个搜索引擎，为什么？你觉得它有什么优点？

3. NLM 主页上提供的数据资源有哪些？适合普通公众使用的数据库资源是什么？

4. 临床试验数据库有何作用？

5. 何为开放获取？开放获取的特征和实现途径有哪些？

6. 开放获取仓储如何分类？

7. 比较 PMC 与 PubMed、HighWire Press、Free Medical Journals 的不同特点。

第七章
中医药文献的管理及合理使用

文献检索的最终目的是为了借鉴、学习或者利用他人的知识信息。随着检索到文献的增多，需要借助专业的工具对文献进行管理。对检索到的文献进行分析、整理、加工并撰写学术论文，是交流经验、传播科技成果的重要形式，医学论文为医学知识的继承、积累、交流和发展提供条件和依据。在文献传播、利用的过程中，需要遵守学术规范，自觉抵制学术腐败。加强中医药文献资源的开发利用，有利于促进中医药学术水平的提高与中医药事业的发展。

第一节　文献的管理

文献检索的过程也是知识信息积累的过程。检出的文献越多，则从中选择可资利用的知识信息的余地就越大。由于检出的文献并非全部对检索者有用，故在积累的过程中需要进行筛选、组织、加工，以利于更有效地利用文献。

一、概述

在学术研究、论文写作过程中都需要参考大量文献，特别是文献综述撰写中引用的参考文献数量较多，投稿时还需要进行格式调整。参考文献的编排费时费力，还容易出错，能否准确、适当地引用参考文献，对于科研结果和论文质量有较大地影响。因此，如何科学地管理文献、有效而准确地使用文献就显得特别重要。20世纪90年代，现代文献信息管理方式——文献管理软件（Reference Management Software，RMS）应运而生。

文献管理软件是一种帮助用户获取、组织、管理与研究相关文献资料，建立个人参考文献数据库，并辅助进行论文写作的软件。目前的文献管理软件主要分为两大类，一类是常见的单机版，也称桌面版，如NoteExpress、EndNote、知网研学平台（ECSP）、NoteFirst、医学文献王等；另一类是在线版，也称网络版，如EndNote Basic、RefWorks、Zotero等。这些管理软件虽各有特点，但都有以下基本功能。

1. 构建个人文献库　用户可将网络数据库（如CNKI、维普、PubMed等）的检索结果批量导入，也可将零散的文献资料或网上不易获得的文献信息集中管理，建立自己的资源库，这是文献管理软件最基本的功能，也是实现文献信息组织和管理功能的基础。

2. 文献管理功能　用户可对新建数据库中的文献进行添加、删除、编辑、检索、排序、去重、导出、导入等一般管理，也可进行自动分组、统计分析、形成统计图表等智能化管理。

3. 笔记、注释、标识和附件管理功能　用户可为题录添加笔记和注释，在文献条目中插入特有的标识，以附件的形式添加文献全文、参考文献全文、网址等，方便管理自己的文献数据。

4. 协助论文写作功能　用户可在文字处理软件（如Word、WPS）中插入引文标记，文后自动生成参考文献列表；论文中插入新的引文时，自动更新参考文献列表；可根据提供的期刊样式自动转换参考文献的格式。

二、文献管理软件的应用

（一）NoteExpress

NoteExpress（NE）是北京爱琴海乐之技术有限公司开发的文献检索与管理系统。NE 内部集成全球 300 余个收费或免费的数据库资源，用户可以轻松、高效地进行数据检索；内置 4000 余种国内外学术期刊和高校论文参考文献格式，并支持不同参考文献格式一键转换。其核心功能涵盖采集、管理、应用、挖掘等知识管理的所有环节，能够帮助用户在整个科研流程中高效地利用电子资源；能够通过各种途径自动高效地在本地或互联网搜索信息，为用户提供信息的导入过滤和全文下载；能够通过桌面端、手机 APP、浏览器插件等多端检索并管理得到的文献摘要、全文；具有方便且强大的笔记功能，笔记内容支持检索；NE 嵌入 Word 或 WPS 环境，按要求输出各种格式化的参考文献信息；可以采取附件的方式保存参考文献全文及相关资源，并将题录、笔记和附件关联成一个整体，形成个人的知识管理系统；在撰写学术论文、学位论文、专著或报告时，可在正文中的指定位置方便地添加文中注释，并按照不同的期刊、学位论文格式要求自动生成参考文献索引。这些都有效地提高了研究者的文献管理水平和效率。

NoteExpress 网站（http://www.inoteexpress.com）提供个人版和集团版两种试用版的免费下载，下面以 NE v3.3 个人版为例介绍其使用方法。

1. 页面介绍　NE 的页面由菜单栏、工具栏、数据库组织树形目录、表头栏和题录详细信息 5 大板块组成（图 7-1）。菜单栏包括文件、文件夹、题录、检索、工具和帮助。工具栏包括在线检索、导入全文、查重、数据库、智能更新、引用、标签标记、数据分析、论文查重、选项和软件内检索框。数据库组织树形目录包括保存的题录文件夹、笔记、检索记录、组织和回收站。表头栏包括作者、标题、来源、年份等信息（表头栏可以自定义显示内容）。题录详细信息包括题录信息的细节、预览、综述（摘要）、附件（网络链接或全文）、笔记和位置。安装完毕后首次启动会打开自带的示例数据库，该数据库存放在"我的文档"目录下，供新用户练习使用。正式使用时需要建立新的数据库，并设置数据库存放的路径。建立个人数据库后，可根据自己的需要为数据库建立分类目录，也可对目录进行增加、删除、修改及排序。

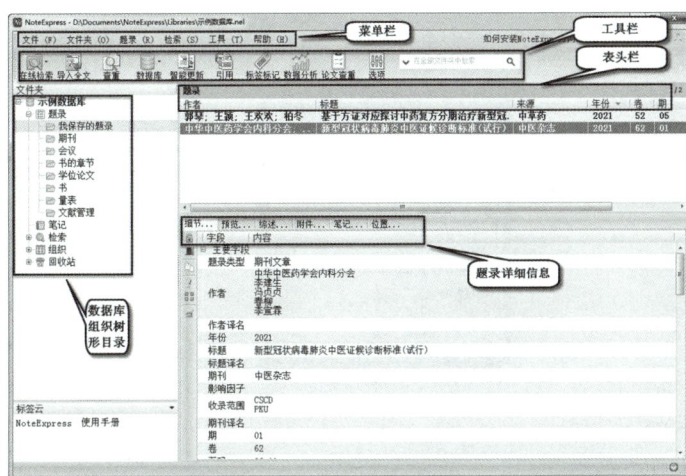

图 7-1　NoteExpress 主页

2. 数据收集　NE 通过题录（文献、书籍等条目）对文献进行管理，建立新的题录数据库后，可通过 NE 提供的多种数据收集方式收集数据。

（1）在线检索　NE 集成了绝大部分常用的数据库，无须登录到数据库页面，利用 NE 集成的在线检索作为网关即可检索获取题录信息。在线检索步骤：①打开"检索"菜单选择"在线检索"。②从数据库列表中选择需要检索的数据库。③在检索页面输入检索词，获取检索结果后，勾选所需要的题录，也可以使用批量获取功能，一次性将检索到的题录全部导入 NE（图 7-2）。

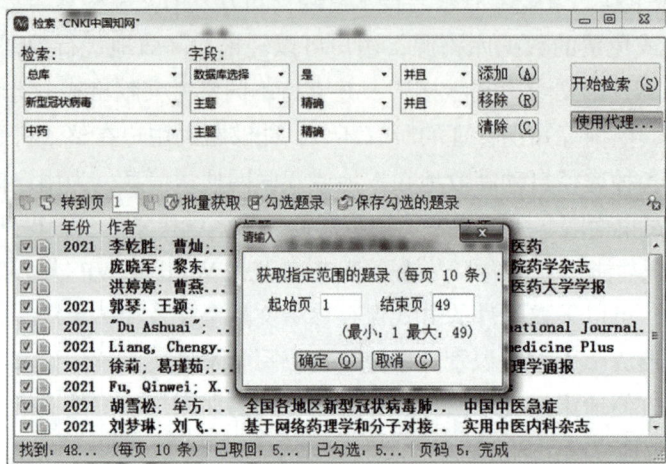

图 7-2　NoteExpress 在线检索界面

（2）格式化文件导入（即过滤器导入）　格式化文件即从数据库页面导出固定格式的检索结果，比如 Endnote 格式、RIS 格式等。从网上数据库导入文献信息时，因为不同数据库检索结果格式不同，导入 NE 后，若要以相同的格式显示，需通过"工具"→"过滤器"→"过滤器管理器"进而选择与之相应的过滤器才能将文献信息导入数据库当中。用户在中国知网、维普资讯、万方数据知识服务平台中进行检索，在导出结果页面选择导出 NoteExpress 格式，在 NE 中导入题录时，选择默认的 NoteExpress 过滤器即可。在导入中国生物医学文献服务系统（SinoMed）、PubMed 等数据库的检索结果时，要根据数据库的名称选择不同的过滤器。以 PubMed 为例，在导入题录时，在过滤器的下拉菜单中选择 PubMed，点击"开始导入"，即可完成题录信息的导入（图 7-3）。

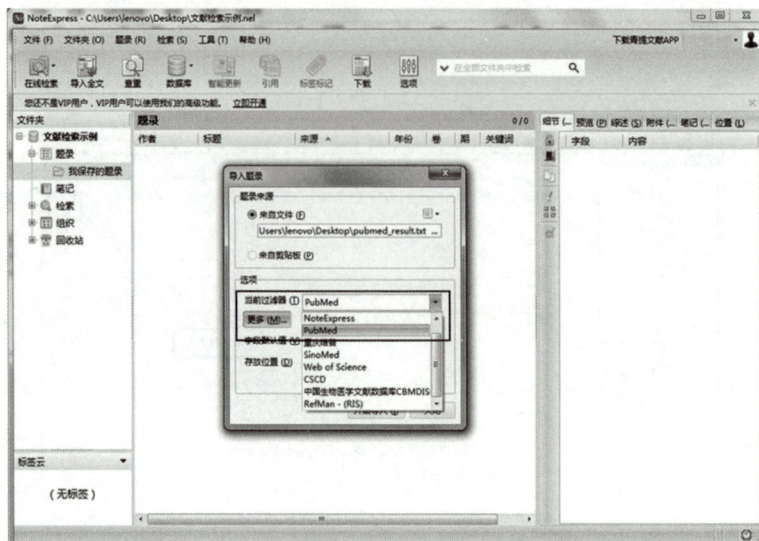

图 7-3　NoteExpress 导入题录界面

（3）手工录入　个别没有固定导出格式的题录或者由于其他原因需要手工编辑的题录，NE 也提手工录入功能。录入步骤：在"题录"下拉菜单中选择"新建题录"，在新建题录页面录入具体字段内容。

（4）NE 网络捕手导入　NE 网络捕手是支持 Chrome 浏览器及 Chromium 内核浏览器的插件程序，可将网页上的内容一键保存到 NE 当前数据库的任意指定目录，辅助用户高效收集资料。

（5）全文导入　对于已经下载了大量全文的用户，NE 可以帮用户快速地进行全文管理。将下载好的全文导入 NE 中进行管理，支持任意格式的文件导入，导入的标题即为文件名。导入全文时可智能识别标题等重要信息，同时自动更新多条题录的其他元数据信息。没有智能更新字段的题录可使用在线更新，手动选择在线更新的数据库，可提高题录获取的效率和正确率。

3. 数据库管理　通过上述方法导入文献题录后，基本形成了个人数据库。NE 拥有强大的文献管理和分析功能，可以分类管理电子文献题录和全文。

（1）查重　在不同数据库中用相同的检索条件进行检索，或者数据库由几个小数据库合并而成，都不可避免地出现重复题录。可通过"检索"菜单中的"查找重复题录"或者点击工具栏中的"查重"按钮启动查重功能，查找并删除重复题录（图 7-4）。

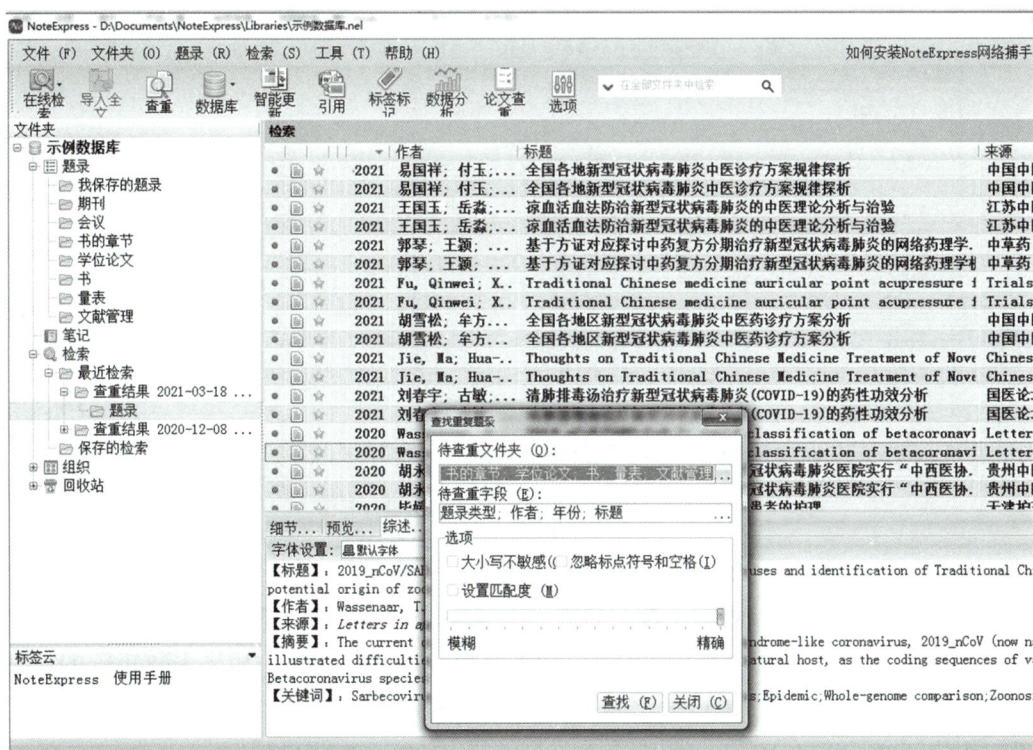

图 7-4　NoteExpress 查找重复题录界面

（2）虚拟文件夹　在同一数据库中，一条题录分属于多个不同的分类目录（或者说一条跨学科的题录需要分别放在不同的文件夹），NE 提供虚拟文件夹功能管理此类跨学科的文献。修改任何文件夹中的该条题录，其他文件夹也会同时修改；删除其中一个文件夹中的这条题录，其他文件夹中则仍然存在。

（3）排序　NE 的表头排序功能可以按照某一个表头字段简单排序，还可以按照多个表头字段多重排序。

（4）检索　利用检索功能可以快速定位所需要的题录。在"检索"菜单中选择"在个人数据库中检索"，进入检索页面，输入检索式，系统将查找相关记录。NE 提供了多个检索字段，包括标题、关键词、主题词、作者、出版者、出版年代等，可以在整个资料库或限定在某个文件夹中检索。

（5）添加附件　NE 可添加多个附件，支持 Excel、Word、PDF、视频、音频等附件格式及文件夹、URL。

（6）分析　选择目标文件夹，点击鼠标右键，选择"文件夹信息统计"或在菜单栏"文件夹"下拉菜单中选择"文件夹信息统计"，可以对文件夹内的文献信息进行统计分析（图 7-5），能够快速了解某一领域的重要专家、研究机构、研究热点等。分析结果能导出为 txt 和 csv 等多种格式，方便做出精准的报告。NE v2.0 以上版本可以对所有字段进行统计分析，包括作者、关键词、主题词等。

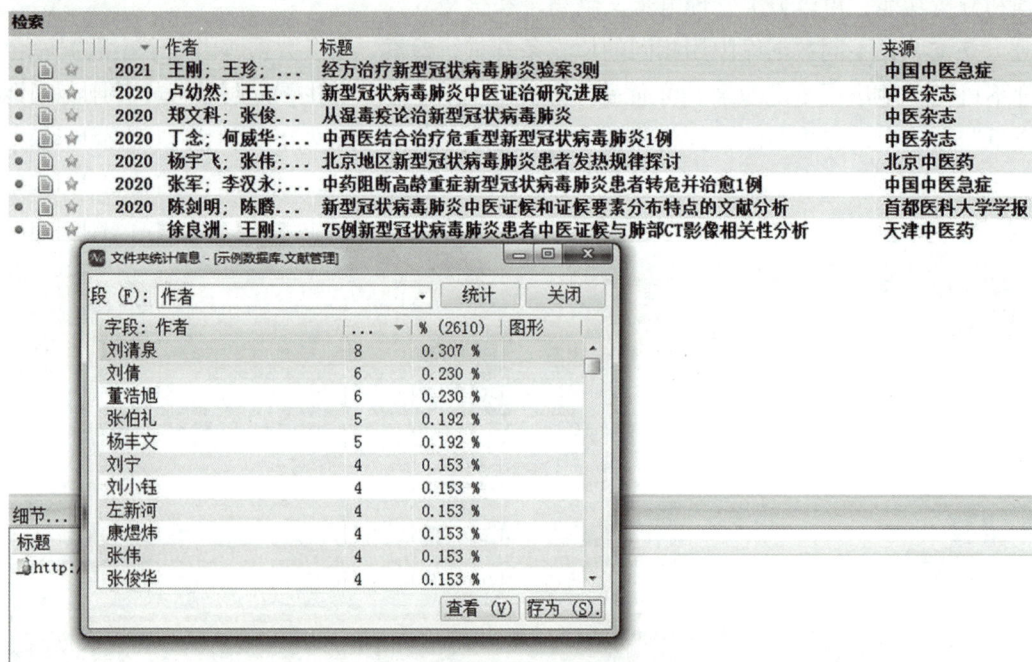

图 7-5　NoteExpress 文件夹信息统计界面

（7）数据分析与可视化功能　可以对 NE 内的文献信息进行进一步的加工和展示。可以针对文献类型、年份、标题（分词）、作者、关键词、来源这 6 个字段，进行词的规范化加工。结果包括词频统计、词共现次数矩阵、词共现—相关系数矩阵和词共现—相异系数矩阵的计算及导出，词频云图、词共现关系图的可视化展示及导出将隐藏在文献元数据里的信息显性化，为用户更准确、更快速地了解研究背景、明晰要素关系、找出研究方向提供帮助。

（8）撰写论文　NE 内置了多种国内外学术期刊、学位论文和国家、协会标准的参考文献格式。通过 NE 插入文献，选择需要的格式进行格式化，可以快速自动地生成参考文献。在论文撰写过程中，用户可以从手工编辑与管理文献的繁重工作中解脱出来，而且可以根据需要随时调整参考文献的格式。

步骤：①用户将光标移至需要插入引文的位置。②返回 NE 主程序，选择需要插入的引文。③点击"插入引文"按钮，自动生成文中引文及文末参考文献索引，同时生成校对报告。如果需要切换到其他格式，点击"格式化"按钮，选择所需要的样式，自动生成所选样式的文中引文及参考文献索引。NoteExpress 内置了 4000 余种参考文献格式，用户在使用时可以一键切换到其他格式。

（二）EndNote

EndNote（EN）是最早出现的参考文献管理工具之一，由美国 Thomson Corporation 下属的 Thomson ResearchSoft 开发。由于页面简单、搜索方便，得到科研人员的广泛应用。EndNote分为 EndNote Desktop（桌面端版）和 EndNote Basic（原名 EndNote Web，网络端版）。本节以EndNote Desktop 为例介绍其使用方法，该软件为收费软件，在其主页（https://www.endnote.com）有 30 天的试用版下载。

EndNote Desktop 是由 Clarivate Analytics（科睿唯安）公司发行的基于个人电脑使用的参考文献管理工具，其主要作用是帮助用户以数据库的形式有效组织、管理已获取的文献信息，同时还是研究者写作、出版和共享的有效工具。EndNote Desktop 可以与 EndNote Basic 建立在服务器端的数据库进行数据同步，还可以与其他人共享数据库（包括记录、附件、注释和笔记），支持多人对数据库的协同管理。

1.新建数据库　第一次打开 Endnote 需要建立个人文献数据库来存储、管理文献。点击"File"菜单下的"New"选项，会弹出提示框，填写建立的数据库名称并选择保存位置，如输入"针刺疗法"保存为"针刺疗法 .enl（EndNote Library）"文件。

2.数据收集　EndNote 可通过在线检索、借助过滤器批量导入、手工输入来获取文献题录信息。

（1）在线检索　EndNote 可以在线检索全世界绝大多数的外文文献数据库。进入 EndNote，从"Tools"菜单下选择"Online Search"，出现"Choose A Connection"对话框，如要检索PubMed 数据库，从对话框中选择 PubMed，即可显示该数据库的检索框。

示例：在检索框中选择"Title"字段输入检索词"pain""ache"，设置"Or"逻辑关系，"MeSH Terms"字段输入"acupuncture"设置"And"逻辑关系，点击"Search"，检索到 2604 条符合条件的记录，选择要导入的题录，点击检索结果栏右上角的"+"即可将这些题录保存在当前数据库（图 7-6）。

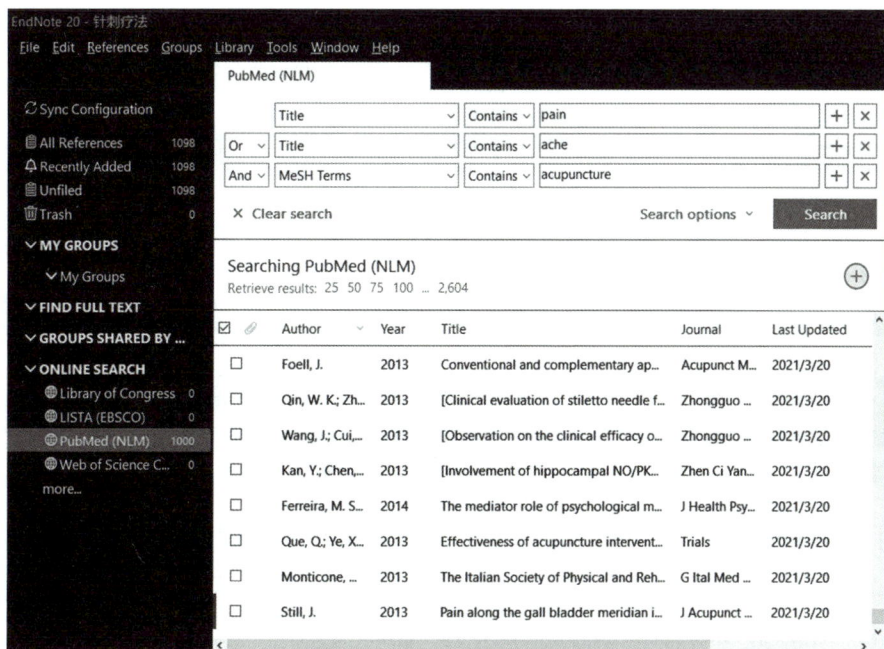

图 7-6　EndNote 在线检索界面

（2）借助过滤器批量导入　很多网上数据库都提供将检索结果导入文献管理软件的功能。借助相应的过滤器，可将在多种检索系统得到的检索结果导入至 EndNote 个人文献数据库。

示例：在 CNKI 数据库中检索，选择篇名字段，输入检索词"疼痛"和"针刺"，设置"AND"逻辑关系，共检索到 4409 条文献，选择其中部分文献，在"导出与分析"的下拉菜单中选择"导出文献"，进一步选择"EndNote"，即可导出 EndNote 格式的题录。通过 EndNote "File"菜单下的"Import"选项，可实现网上数据库检索结果的导入。需要注意的是，因为不同的数据库组织文献信息的字段不同，所以必须选择与数据库相对应的过滤器（Import Filters），才能使 EndNote 将题录顺利导入。

（3）手工输入　手工输入主要针对无法直接获得电子文本的文献。在"References"菜单下选择"New Reference"，在"Reference Type"中选择参考文献类型（如 Journal Article、Book、Patent 等），每条文献记录由多个字段组成，在 EndNote 给出的文献信息模板中依次填写 Author、Year、Title 等信息即可。

3. 管理个人数据库　EndNote 可以有效地对所存文献题录信息进行管理，使这些文献题录信息按照一定的格式和顺序显示，便于查找和利用。主要方法有以下几种。

（1）检索　在 EndNote 页面输入框中输入文献的特征信息，可迅速在个人数据库的指定组别或全库中找到相应的题录，也可通过高级检索进行多条件组合检索。

（2）排序　选择"Library"菜单中的"Sort Library"可将文献按照指定条件排序。

（3）去重　选择"Library"菜单中的"Find Duplicates"可查看重复的题录（图 7-7）。

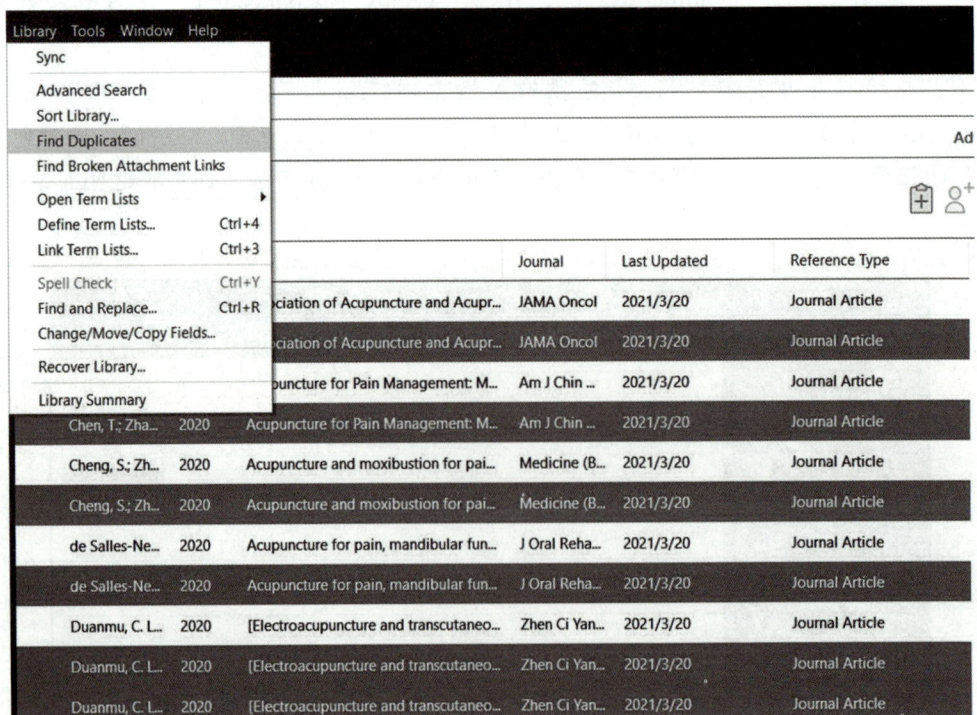

图 7-7　"Find Duplicates"菜单界面

（4）笔记与附件管理　双击任意一条题录，在右侧详细内容显示窗口选择"Edit"，其中的"Research Notes"字段是专门供使用者做笔记的，在该字段输入的内容会自动保存在题录中（图 7-8）。管理附件的方式有两种，一是保存在 Figure 字段中，二是保存在 File Attachments 字段中。Figure 字段一般用来保存图形、图表和表格类型的文件，一条题录只能存放一个文件；而

File Attachments 字段可以存放多个文件。

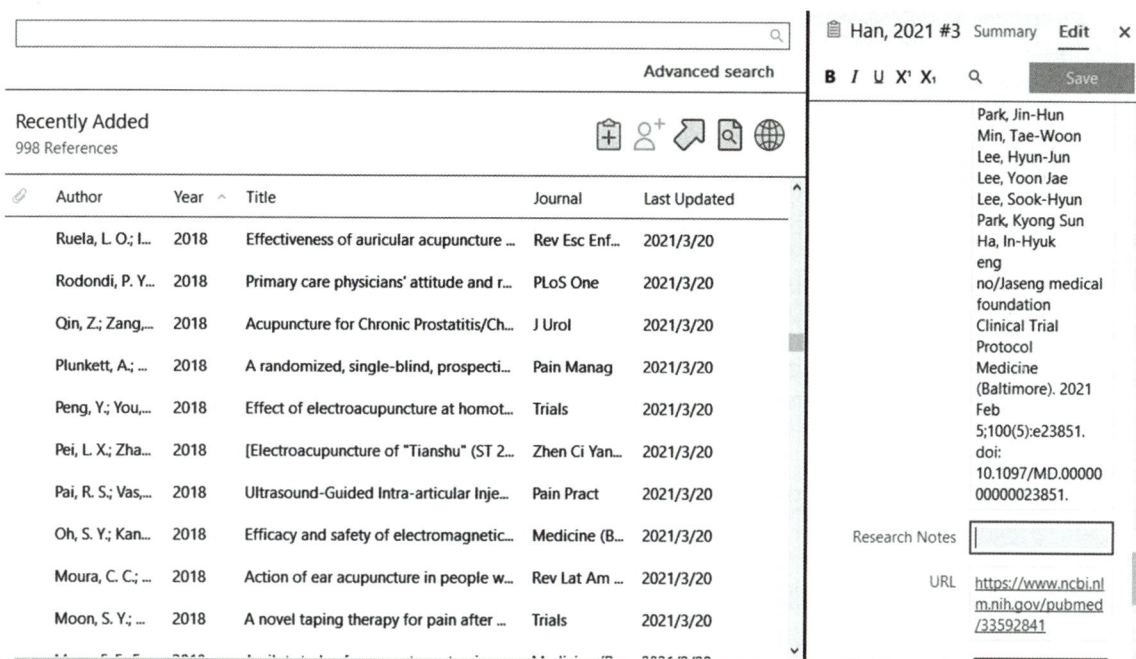

图 7-8　EndNote 笔记管理界面

（5）分析　EndNote 通过"Tools"菜单中的"Subject Bibliography"功能，可以对个人数据库中所有题录的作者、机构、关键词等字段进行统计分析。

（6）同步在线　点击快捷工具栏中的 Sync Configuration 图标，可以将 EndNote 中存储的文献信息同步到 EndNote Basic 上。

4. 使用数据库资源

（1）引用参考文献　EndNote 最重要的功能之一是在用 Word 撰写论文或书籍时，可自动插入、编排参考文献，引用参考文献及图表，输出符合投稿要求的参考文献格式。步骤：在 Word 中将光标移至要插入引文的位置，点击快捷工具栏的"Insert Citation"，弹出"Find&Insert My References"，输入检索词，点击"Find"，EndNote 将自动在全部字段中检索，选定要插入的文献题录后单击"Insert"即可。

（2）格式化参考文献　依次点击"Tools""Output Styles""Open Style Manager""Bibliography"，可显示若干种备选样式，选择某一样式后点击"Style Info/Preview"显示该样式详细格式，点击"Edit"可根据需要修改该样式。在 Word 窗口 EndNote 嵌入工具栏中打开"Style"下拉菜单，选择相应样式可对插入的参考文献进行格式化（图 7-9）。EndNote 除了提供 7000 余种期刊的参考文献格式以外，还提供 200 余种期刊的全文模板。EndNote 格式化文中及文后的参考文献，便于按照投稿期刊的格式要求快速修改参考文献的格式。

（三）其他文献管理软件

1. 知网研学平台　知网研学平台是在提供传统文献服务的基础上，以云服务的模式，提供集文献检索、阅读学习、笔记、摘录、论文写作、个人知识管理等功能为一体的个人学习平台。平台提供网页端、桌面端（原 E-Study，Windows 和 Mac）、移动端（iOS 和安卓）、微信小程序，多端数据云同步，满足学习者在不同场景下的学习需求。

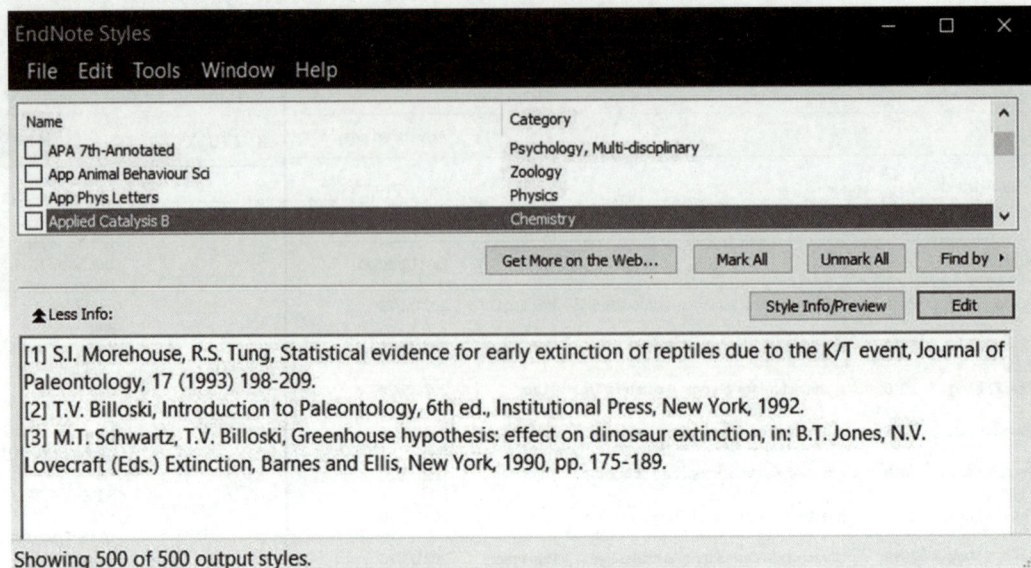

图 7-9　EndNote 参考文献格式选择界面

2. 医学文献王　医学文献王是北京医脉互通公司研发的面向医学生、医学工作者的文献管理工具，具有智能化文献收集、专业化文献管理、便捷全文获取和自动化写作辅助 4 种主要功能。自 2004 年以来历经 10 余年的不懈努力，已成为中国医学工作者的重要文献管理工具。提供在线检索和浏览器检索两种检索方式，在线检索可以进行各种条件的限定检索和布尔逻辑运算。其中，PubMed 检索支持中英文转换，大大降低了语言门槛。浏览器检索与日常用 IE 等浏览器的检索习惯相同。

3. 思维导图软件　思维导图（The Mind Map），又称脑图、心智导图，20 世纪 60 年代由英国人东尼·博赞（Tony Buzan）提出，是表达发散性思维的有效图形思维工具，它简单却有效，具有很好的实用性。思维导图运用图文并重的技巧，把各级主题的关系用相互隶属与相关的层级图表现出来，把主题关键词与图像、颜色等建立记忆链接。思维导图充分运用左右脑的机能，利用记忆、阅读、思维的规律，协助人们在科学与艺术、逻辑与想象之间平衡发展，从而开启人类大脑的无限潜能。随着思维可视化概念的发展，人们已不局限于思维导图结构，而是根据思考的逻辑脉络，用逻辑图、时间轴、鱼骨图等形式，来进行思维的发散和思维的梳理。思维导图可手工绘制，也可用计算机软件进行制作，目前已有多款针对思维导图的设计特点而开发的思维导图软件，如 TheBrain、MindManager、FreeMind、MindMapper、XMind、iMindMap、知犀、Mind+ 思维导图等，这些软件都有形象、直观、友好的用户视觉界面和丰富的功能，且各有特色。

第二节　文献的合理使用

在编撰论著中引用他人文献必须遵循有关的规定。国家教育部、科技部等制定了相关措施，严厉惩处抄袭、伪造等学术不端行为。

一、合理使用文献

大多数国家著作权法中都涉及文献的合理使用问题。《中华人民共和国著作权法》中也明确要求文献使用者必须遵守以下原则：应当指明作者姓名或者名称、作品名称，并且不得影响该作品的正常使用，也不得不合理地损害著作权人的合法权益。

《中华人民共和国著作权法》第 24 条规定了 13 种合理使用他人作品的方式。

1. 为个人学习、研究或者欣赏，使用他人已经发表的作品。

2. 为介绍、评论某一作品或者说明某一问题，在作品中适当引用他人已经发表的作品。

3. 为报道新闻，在报纸、期刊、广播电台、电视台等媒体中不可避免地再现或者引用已经发表的作品。

4. 报纸、期刊、广播电台、电视台等媒体刊登或者播放其他报纸、期刊、广播电台、电视台等媒体已经发表的关于政治、经济、宗教问题的时事性文章，但著作权人声明不许刊登、播放的除外。

5. 报纸、期刊、广播电台、电视台等媒体刊登或者播放在公众集会上发表的讲话，但作者声明不许刊登、播放的除外。

6. 为学校课堂教学或者科学研究，改编、汇编、播放或者少量复制已经发表的作品，供教学或者科研人员使用，但不得出版发行。

7. 国家机关为执行公务在合理范围内使用已经发表的作品。

8. 图书馆、档案馆、纪念馆、博物馆、文化馆等为陈列或者保存版本的需要，复制本馆收藏的作品。

9. 免费表演已经发表的作品，该表演未向公众收取费用，也未向表演者支付报酬，且不以营利为目的。

10. 对设置或者陈列在公共场所的艺术作品进行临摹、绘画、摄影、录像。

11. 将中国公民、法人或者非法人组织已经发表的以国家通用语言文字创作的作品翻译成少数民族语言文字作品在国内出版发行。

12. 以阅读障碍者能够感知的无障碍方式向其提供已经发表的作品。

13. 法律、行政法规规定的其他情形。

第 25 条规定：为实施义务教育和国家教育规划而编写出版教科书，可以不经著作权人许可，在教科书中汇编已经发表的作品片段或者短小的文字作品、音乐作品或者单幅的美术作品、摄影作品、图形作品，但应当按照规定向著作权人支付报酬，指明作者姓名或者名称、作品名称，并且不得侵犯著作权人依照本法享有的其他权利。

二、学术规范与学术不端

（一）学术规范

学术规范涉及学术研究的全过程及学术活动的各个方面，包括学术研究规范、学术评审规范、学术批评规范、学术管理规范。要求尊重知识产权和学术伦理，严禁抄袭剽窃，充分理解、尊重前人及今人已有的学术成果，并通过引证、注释等形式加以明确说明，从而在有序的学术对话、学术积累中加以创新。

（二）学术规范的基本内容

学术规范大致可由学术道德规范、学术法律规范、学术写作规范、学术评价规范 4 项组成。

1. 学术道德规范　学术道德是指在学术活动中所表现出来的道德，是科学研究者在科学研究活动中所特有的，由经济和学术关系所决定的，依靠社会舆论、传统习惯和人们内心信念来维系的，并以善恶进行评价的原则规范、心理意识和行为活动的总和。学术道德规范是事关学术研究是否有效进行和健康发展的重大问题，其主要内容包括国家制定的相关法律法规、学术界所共同遵守的道德规范等。

2. 学术法律规范 学术法律规范是指学术活动中必须遵循的法律法规和有关技术标准。与学术活动有关的行为规范，在《中华人民共和国民法通则》《中华人民共和国著作权法》《中华人民共和国专利法》《中华人民共和国保守国家秘密法》《中华人民共和国统计法》《出版管理条例》等法律法规中多有涉及。

3. 学术写作规范 学术写作规范是指在学术论文、著作等学术写作中，必须遵守的相关要求。学术论文是科研成果的一种文字表现形式，是某一学术课题在实验性、理论性或观测性上新的科学研究成果或创新见解和知识的科学记录和总结。在《科学技术报告、学位论文和学术论文的编写格式》中，对论文的选题、观点、内容、结构等方面做出了明确规定。

4. 学术评价规范 学术评价规范主要指课题的思想和学术成果的鉴定或评价、各类优秀成果的评奖、职称评定中对科研成果的考核认定，以及教学、科研人员工作考核考评等方面应遵循的准则。学术评价一般有"同行评价"和"量化评价"两种评价方法。

（三）学术不端

根据《高等学校预防与处理学术不端行为办法》（中华人民共和国教育部令第40号）的规定，学术不端行为一般有如下表现形式：剽窃、抄袭、侵占他人学术成果；篡改他人研究成果；伪造科研数据、资料、文献、注释，或者捏造事实，编造虚假研究成果；未参加研究或创作而在研究成果、学术论文上署名，未经他人许可而不当使用他人署名，虚构合作者共同署名，或者多人共同完成研究而在成果中未注明他人工作、贡献；在申报课题、成果、奖励和职务评审评定、申请学位等过程中提供虚假学术信息；买卖论文、由他人代写或者为他人代写论文；其他根据高等学校或者有关学术组织、相关科研管理机构制定的规则，属于学术不端的行为。

1. 抄袭（剽窃） 抄袭（剽窃）行为的基本特征是非法占有性、学术欺诈性和发表性。抄袭（剽窃）的认定一般遵循3个标准：一是被抄袭（剽窃）的作品是否依法受《中华人民共和国著作权法》保护；二是抄袭（剽窃）者使用他人作品是否超出了适当引用的范围；三是引用是否标明出处。我国《图书、期刊版权保护试行条例实施细则》第十五条明确规定：引用非诗词类作品不得超过两千五百字或被引用作品的十分之一；凡引用一人或多人的作品，所引用的总量不得超过本人创作作品总量的十分之一。

2. 数据伪造 数据伪造是指没有做过某个试验、实验、观察或实地调查，却无中生有地编造数据；或者做过某个试验、实验、观察或实地调查获得了一定的数据，但对原始数据进行了有目的的篡改等。学术研究的诚信取决于实验数据和数据记录的真实性。数据伪造会误导研究工作的开展，导致研究人员在错误的道路上浪费大量的时间、精力和资源。

3. 一稿多投 一稿多投是指同一作者在法定或约定地在投期间或者在期限以外获知自己的作品将要发表或已经发表，在期刊编辑和审稿人不知情的情况下，试图或已经在两种或多种期刊同时或相继发表内容相同或相近的论文。这不仅浪费了编辑和审稿人的时间，还可能出现知识产权的纠纷，是学术失范的严重表现之一。

4. 不正当署名 不正当署名是指未参加实际研究或者创作，而在研究成果、学术论文上署名；通过不正当手段，偷换署名或改动署名顺序；未经合作者同意，以个人名义发表合作研究成果；在各类学术活动中未经被署名人同意而署其名等。其危害在于侵犯了他人的著作权或与著作权有关的利益。

三、引用注释参考文献规范

参考文献的引用应遵从科学性、真实性及新颖性的原则。参考文献是为撰写或编辑论文和著作而引用的有关文献信息资源。它是学术论文的一个重要组成部分，是继承前人成果的一个反映，能真实地反映出论文中某些论点、数据、资料来龙去脉的依据。向读者准确提供检索信息资源的线索，是尊重他人著作权的义务。

（一）参考文献引用规范与要求

关于文后参考文献的著录有国际标准和国家标准。2015 年中国国家标准化管理委员会颁布了新的国家标准《信息与文献　参考文献著录规则》（GB/T 7714—2015，此前曾有 GB/T 7714—1987 和 GB/T 7714—2005 两个版本）。本标准是一项专门供著者和编辑著录参考文献的国家标准，在参考文献著录项目的设置、著录格式的确定及参考文献表的组织等方面尽可能与国际标准保持一致，以达到共享文献信息资源的目的。

英文参考文献引用的规范应该根据专业方向的不同选择使用美国现代语言协会（Modern Language Association，MLA）格式或者美国心理学会（American Psychological Association，APA）格式，医学论文参考文献要求采用温哥华格式（Vancouver style）。温哥华格式出自国际医学期刊编辑委员会（International Committee of Medical Journal Editors，ICMJE）制定的《生物医学期刊对原稿的统一要求》，主要用于生物医学期刊。具体格式参见网站 http://www.icmje.org/。

（二）参考文献的著录格式

参考文献类型有普通图书、期刊、会议录、报纸、学位论文、专利等。标注参考文献时须在列出论文题目后标上文献类型标识代码，根据《信息与文献　参考文献著录规则》规定，常用文献的标识代码有普通读书 [M]、期刊 [J]、会议录 [C]、汇编 [G]、报纸 [N]、学位论文 [D]、报告 [R]、标准 [S]、专利 [P]、电子公告 [EB] 等；电子资源载体的标识代码有光盘（CD-ROM）[CD]、联机网络（online）[OL]、磁带（magnetic tape）[MT]、磁盘（disk）[DK]。

1.引用期刊析出文献的著录格式：[序号] 析出文献主要责任者 . 析出文献题名 [J]. 刊名，年，卷（期）：页码 .

示例：[1] 马小丽 . 燕京学派孔门中风病经验方药 [J]. 中华中医药杂志，2018，33（11）：5002-5004.

2.引用普通图书的著录格式：[序号] 主要责任者 . 书名 [M]. 其他责任者 . 版本项（第 1 版不著录）. 出版地：出版者，出版年 .

示例：[2] 林丹红 . 中医药文献信息检索与利用 [M]. 北京：中国中医药出版社，2016.

3.引用会议录析出文献的著录格式：[序号] 析出文献主要责任者 . 析出文献题名 [C] 析出文献其他责任者 // 会议录主要责任者 . 会议录题名 . 出版地：出版者，出版年：析出文献页码 .

示例：[3] 贾东琴，柯平 . 面向数字素养的高校图书馆数字服务体系研究 [C] // 中国图书馆学会 . 中国图书馆学会年会论文集：2011 年卷 . 北京：国家图书馆出版社，2011：45-52.

4.引用报纸析出文献的著录格式：[序号] 析出文献主要责任者 . 析出文献题名 [N]. 报纸名，

出版日期（版次）。

示例：[4] 殷世鹏，李永勤．益元通痹汤 [N]．中国中医药报，2021–01–07（4）．

5.引用专利文献的著录格式：[序号] 专利申请者或所有者．专利题名：专利号 [P]．公告日期或公开日期．

示例：[5] 黎斌宁，周立蓉，杨敬宇，殷世鹏．一种新型的图书管理用多功能书梯：ZL201620630958.3[P]．2016–11–09.

6.引用学位论文的著录格式：[序号] 主要责任者．学位论文名 [D]．出版地：学位授予单位，出版年．

示例：[6] 王勇．明清时期"援易入医"之探微 [D]．济南：山东中医药大学，2018.

7.引用电子资源的著录格式：[序号] 主要责任者，题名：其他题名信息 [文献类型标识 / 文献载体标识]．出版地：出版者，出版年：引文页码（更新或修改日期）[引用日期]．获取和访问路径．数字对象唯一标识符．

示例：[7] 生物谷．Nature 研究发现大脑多任务处理机制 [EB/OL].[2015–10–23].http://news.bioon.com/article/6673843.html.

第三节   文献综述撰写

撰写文献综述的目的在于考察、培养学生科学研究的逻辑思考能力和文献归纳总结的研究能力。

一、文献综述的概述

（一）文献综述的基本要求

文献综述可简称综述，是将有关专题的大量原始文献分析、整理、加工而成的一种综合性的学术论文。综述的内容特点兼有"综"与"述"两个方面。综是指作者对现有的大量原始文献进行归纳整理、综合分析，使材料更精练、更明确、更有层次性、更有逻辑性。述是指比较专门地、全面地、深入地、系统地对某方面的问题加以论述。文献综述能反映某一专题的新水平、新动态、新技术和新发现，从发展简史到目前概况、存在问题和今后展望都可进行介绍或评论。撰写文献综述可以培养和提高科学思维能力、对材料的组织加工能力和表达能力，同时为科研选题提供材料和理论依据。

文献综述是反映所写专题的历史概况、最新进展，以及存在的问题和发展方向的综述性文章。它既不是某一科研课题成果的报告，也不是论文摘要的汇编和索引，更不是将所收集的文献进行堆砌和罗列，而是将许多相互关联的文献进行分析对比后加以评论，使读者通过阅读该综述，能大致了解某一学科的研究概况，以确立专题研究的方向，避免科研课题的重复研究，是一项基于文献的基础性工作。

（二）文献综述的类型

根据搜集的原始文献资料数量、提炼加工程度、组织写作形式，以及学术水平的高低，综述可分为归纳性、普通性和评论性 3 类

1.归纳性综述   归纳性综述是作者将搜集到的文献资料进行整理归纳，并按一定顺序进行分类排列，使它们互相关联、前后连贯而撰写的具有条理性、系统性和逻辑性的学术论文。它能在

一定程度上反映出某一专题、某一领域的当前研究进展，但很少有作者自己的见解和观点。

2. 普通性综述　普通性综述是具有一定学术水平的作者，在搜集较多资料的基础上撰写的系统性和逻辑性都较强的学术论文，文中能表达出作者的观点或倾向性。其论文对从事该专题、该领域工作的读者有一定的指导意义和参考价值。

3. 评论性综述　评述性综述是由较高学术水平、在该领域有较高造诣的作者，在搜集大量资料的基础上，对原始素材进行归纳整理、综合分析后所撰写的反映当前该领域研究进展和发展前景的评论性、资料性科技论文。

此外，按照写作形式还可将综述分为动态性综述、成就性综述、展望性综述和争鸣性综述。

二、文献综述的撰写

（一）文献综述的基本结构

文献综述要综合评述与某研究课题相关的详细资料、动态、进展等，既有介绍又有评论，因此和一般的学术论文写作有所不同，具体形式也相对多样，但总体来说基本结构都包含以下部分：标题、前言、正文、结论、参考文献。

1. 标题　标题又称题目、题名、篇名，是以最恰当、最简明的词语反映论文中最重要的特定内容的逻辑组合。文献综述的标题常在介绍所研究的对象、研究方法之后，加上诸如"进展""概况""回顾与展望""述评"等标志性的词语。标题相当于综述的"标签"，如果表达不当，就会失去其应有的作用，使真正需要它的读者错过阅读的机会。

2. 前言　前言又称引言、序言、导言、绪论，简要说明综述的目的、范围、相关领域的前人工作和知识空白、理论基础和分析、研究设想、研究方法和实验设计、预期结果和意义等，让读者了解本文的初步轮廓。前言应言简意赅，与结论呼应，一般字数在 200～300 字。

3. 正文　正文是综述的主体部分，主要包括论据和论证两个部分，通过提出问题、分析问题和解决问题，比较不同学者对同一问题的看法及其理论依据，进一步阐明问题的来龙去脉和作者自己的见解。通常根据内容的多少，划分为若干部分、若干层次。可按年代顺序、要讨论的问题、不同的观点等分别撰写。每一部分研究内容设小标题进行分段论述，段与段之间保持内在的逻辑联系。无论是概括介绍还是重点介绍的文献资料均要求将文献来源在参考文献中反映出来。文献综述的正文需突出两大特点，即文献资料的系统性和所反映信息的时效性。系统性要求资料要翔实，对一定时期内相关文献的收集要系统、完备，能充分反映该专题研究的全貌，所引参考文献较多，通常达数十条。时效性要求所收集的文献资料时间越近越好。信息越新，越能反映最新进展，参考价值也越高。通常进展性的综述，时间跨度以近两三年的文献为宜，如重在回顾，时间跨度可略大一些。

4. 结论（结语）　简要概括全文主要内容，进一步得出结论，起到画龙点睛的作用。结论内容包括归纳研究结果的意义、研究中还存在哪些不足、今后研究应该突出哪些重点、在方法和管理上哪些地方需要改进等，同时表明自己赞同或否定的观点，对综述内容做出客观、公正的评价，引起人们的思考。结论部分的写作要求措辞严谨、逻辑严密、观点鲜明、文字精练。

5. 参考文献　在综述全文之后列出文内引用的文献，是综述不可缺少的部分。参考文献中所列的文献，应是作者直接引用的、在正式出版物上公开发表的、读者能够查阅到的文献。综述中所用参考文献的引文要在文中标注，并在文后列出相应文献的来源和出处。参考文献是撰写综述的背景和依据，可以保护被引用文献作者的知识产权，提高综述的可信性，并为读者提供追踪原始文献的线索。

（二）文献综述的撰写步骤

文献综述是进行专题研究的基础。一篇高质量的文献综述，应能使读者看到撰写者开展专题研究的逻辑性，撰写综述通常有以下几个步骤。

1. 选题　文献综述的选题要有明确的目的。综述选题通常不宜过大，可以根据自己所学专业或从事的研究寻找需要研究、解决的问题，或者与其密切相关的课题。如果是初搞科研者，最好从一些较小的选题开始，这样需要查阅的文献数量相对较少，易于整理、分析。立题的主要原则有以下几个。

（1）**明确的目的性**　紧紧围绕自己未来的研究领域。

（2）**充分的科学性**　符合基本的医学科学原理。

（3）**确实的实用性**　有确实的实用意义。

（4）**现实的可行性**　确保文献的来源有保证，否则没有文献支持，难以成文。

2. 搜集、阅读文献　搜集文献是撰写综述的基础，要善于利用现有的检索系统全面搜集相关文献。可按以下3种方式搜集文献：回头看——掌握已有的医学理论，翻阅教科书、大型专著、年鉴、百科全书等；左右看——了解如今的研究状况，翻看期刊、综述、论文引言等；向前看——细致阅读，仔细摘录，仔细研读相关的原始文献并注意有目的的摘录。搜集文献的原则有以下几个。

（1）**广泛性原则**　一是指学科范围广泛，不仅要搜集本专题的相关文献，还要搜集相关的交叉学科、基础学科的文献资料；二是指文献类型广泛，包括图书、期刊、学位论文等各种类型的文献资料。

（2）**代表性原则**　要搜集有代表性的文献资料，如刊登在本学科核心期刊上的文献、由学科带头人或知名科学家撰写的文献、国家有关部门领导人的讲话等可以代表当前发展水平和认识程度的文献资料。

（3）**时间性原则**　确定合理的查找时间，可以避免获取一些无用信息，减少资料筛选阶段的工作。

搜集一定数量的文献后，研读原文并按照可靠性、相关性、适用性、新颖性等原则进行筛选。阅读文献是撰写综述的关键，要精读近几年研究领域的代表性、权威性文献，保证正确理解，同时整理文献资料并从中总结出经验或要点。

3. 整理、分析文献　将文献按类型或主题整理，摘录文献中的精髓，对核心内容、主要资料、数据和观点等加以剖析，记录对文献的体会和想法，为撰写综述积累资料。运用前文介绍的文献管理软件可提高整理文献的效率。

4. 拟定提纲　在整理文献的过程中，结合自己的工作基础或研究方向，拟定较为详细的撰写提纲。先列出大小标题，然后将主要数据、事实、观点、结论等相关内容简要地列于其下，以使综述结构层次分明、条理清楚。内容叙述的模式有以下几种。

（1）**并列式**　并列式就是把需要论述的内容，按一定的原则归纳成若干部分，然后一一介绍说明。各部分内容的层级是相同的，且相互独立。

（2）**层次推进式**　根据被综述的专题内容设置若干层次性的标题，上下标题之间有继承的关系。这种关系以上一级作为基础，下一级是上一级存在的必然。

（3）**百科全书式**　将所综述的专题进行生物的、形态的、生理的、病理的、临床的等系统全面的总结。

5. 撰写并修改综述 拟定提纲后，将具有重要意义的、可靠的、典型的内容分别讨论，形成综述初稿。在反复阅读初稿之后，要确定综述的全文布局是否合理、主要概念是否清晰、论点是否明确、论据是否成立、数据是否准确、结论是否恰当，并对所有存在的问题全部予以修订。参考文献的选用要具有代表性、可靠性和科学性。初稿完成后，需认真核实、审视和修订，确保参考文献贴近主题，而不是单纯追求引用最新文献。

（三）撰写文献综述的注意事项

1. 文献综述资料贵在翔实，撰写前需大量阅读相关文献，所收集的资料应尽可能翔实，且具有权威性和独特观点，并尽可能是新近成果，以了解其研究现状。

2. 我国颁布的科技论文题名字数的国家标准规定，论文标题字数一般不超过 20 个汉字，避免使用不常见的缩略词、首字母缩写字符、代号和公式，要使用规范化的名词和术语。20 个字应是论文的总纲，需认真斟酌。如标题不易简化，可采取加副标题的办法。

3. 文献综述的篇幅，期刊一般为 5000 ～ 8000 字，如用于论文答辩，字数可略多些。

4. 尽量使用关键词语和规范词语，有助于概括论文的基本思想，并可减少标题字数，增加论文被检次数，便于传播中被摘引和检索，增加被引次数。

5. 所选用参考文献的主题必须与综述主题密切相关；必须是亲自阅读过，若为间接引用（即转引某篇论文的引文），需要标明该中间论文；引证要忠实于原始文献的方法、结果和观点；优先引用最新发表的同等重要的论文；避免过多地非必要地引用作者自己的文献；确保文献各著录项（作者姓名、论文题目、期刊或专著名等）正确无误。

习题

1. 下载 NoteExpress，注册成为试用版免费用户，并新建一个个人文献数据库，以自己的名字命名。

2. 从万方数据知识服务平台或中文科技期刊数据库下载与本专业相关的文献全文，然后将全文导入到 NoteExpress。

3. 在 Word 或 WPS 中尝试插入几篇参考文献，选择不同的参考文献格式。

【思考题】

1. 文献管理软件有哪些常用功能？

2. 哪些行为属于学术不端？

3. 简述综述的基本结构。

主要参考书目

［1］陆伟路 . 中西医文献检索［M］.2 版 . 北京：中国中医药出版社，2016.

［2］孙玲 . 医药信息检索［M］. 北京：中国中医药出版社，2019.

［3］林丹红 . 中医药文献信息检索与利用［M］. 北京：中国中医药出版社，2016.

［4］高巧林，章新友 . 医学文献检索［M］.2 版 . 北京：人民卫生出版社，2016.

［5］王成岗，郭栋 . 流行病学与循证医学［M］. 北京：中国中医药出版社，2018.

［6］中华人民共和国著作权法［M］. 北京：法律出版社，2020.

［7］陈燕，李现红 . 医药信息检索［M］.3 版 . 北京：人民卫生出版社，2018.

［8］（美）劳伦斯·马奇，（美）布兰达·麦克伊沃 . 怎样做文献综述［M］. 高惠蓉，陈静，肖思汉，译 .2 版 . 上海：上海教育出版社，2020.

［9］郭继军 . 医学文献检索与论文写作［M］.5 版 . 北京：人民卫生出版社，2018.

全国中医药行业高等教育"十四五"规划教材

全国高等中医药院校规划教材（第十一版）

教材目录（第一批）

注：凡标☆号者为"核心示范教材"。

（一）中医学类专业

序号	书　名	主　编		主编所在单位	
1	中国医学史	郭宏伟	徐江雁	黑龙江中医药大学	河南中医药大学
2	医古文	王育林	李亚军	北京中医药大学	陕西中医药大学
3	大学语文	黄作阵		北京中医药大学	
4	中医基础理论☆	郑洪新	杨　柱	辽宁中医药大学	贵州中医药大学
5	中医诊断学☆	李灿东	方朝义	福建中医药大学	河北中医学院
6	中药学☆	钟赣生	杨柏灿	北京中医药大学	上海中医药大学
7	方剂学☆	李　冀	左铮云	黑龙江中医药大学	江西中医药大学
8	内经选读☆	翟双庆	黎敬波	北京中医药大学	广州中医药大学
9	伤寒论选读☆	王庆国	周春祥	北京中医药大学	南京中医药大学
10	金匮要略☆	范永升	姜德友	浙江中医药大学	黑龙江中医药大学
11	温病学☆	谷晓红	马　健	北京中医药大学	南京中医药大学
12	中医内科学☆	吴勉华	石　岩	南京中医药大学	辽宁中医药大学
13	中医外科学☆	陈红风		上海中医药大学	
14	中医妇科学☆	冯晓玲	张婷婷	黑龙江中医药大学	上海中医药大学
15	中医儿科学☆	赵　霞	李新民	南京中医药大学	天津中医药大学
16	中医骨伤科学☆	黄桂成	王拥军	南京中医药大学	上海中医药大学
17	中医眼科学	彭清华		湖南中医药大学	
18	中医耳鼻咽喉科学	刘　蓬		广州中医药大学	
19	中医急诊学☆	刘清泉	方邦江	首都医科大学	上海中医药大学
20	中医各家学说☆	尚　力	戴　铭	上海中医药大学	广西中医药大学
21	针灸学☆	梁繁荣	王　华	成都中医药大学	湖北中医药大学
22	推拿学☆	房　敏	王金贵	上海中医药大学	天津中医药大学
23	中医养生学	马烈光	章德林	成都中医药大学	江西中医药大学
24	中医药膳学	谢梦洲	朱天民	湖南中医药大学	成都中医药大学
25	中医食疗学	施洪飞	方　泓	南京中医药大学	上海中医药大学
26	中医气功学	章文春	魏玉龙	江西中医药大学	北京中医药大学
27	细胞生物学	赵宗江	高碧珍	北京中医药大学	福建中医药大学

序号	书 名	主 编		主编所在单位	
28	人体解剖学	邵水金		上海中医药大学	
29	组织学与胚胎学	周忠光	汪 涛	黑龙江中医药大学	天津中医药大学
30	生物化学	唐炳华		北京中医药大学	
31	生理学	赵铁建	朱大诚	广西中医药大学	江西中医药大学
32	病理学	刘春英	高维娟	辽宁中医药大学	河北中医学院
33	免疫学基础与病原生物学	袁嘉丽	刘永琦	云南中医药大学	甘肃中医药大学
34	预防医学	史周华		山东中医药大学	
35	药理学	张硕峰	方晓艳	北京中医药大学	河南中医药大学
36	诊断学	詹华奎		成都中医药大学	
37	医学影像学	侯 键	许茂盛	成都中医药大学	浙江中医药大学
38	内科学	潘 涛	戴爱国	南京中医药大学	湖南中医药大学
39	外科学	谢建兴		广州中医药大学	
40	中西医文献检索	林丹红	孙 玲	福建中医药大学	湖北中医药大学
41	中医疫病学	张伯礼	吕文亮	天津中医药大学	湖北中医药大学
42	中医文化学	张其成	臧守虎	北京中医药大学	山东中医药大学

（二）针灸推拿学专业

序号	书 名	主 编		主编所在单位	
43	局部解剖学	姜国华	李义凯	黑龙江中医药大学	南方医科大学
44	经络腧穴学☆	沈雪勇	刘存志	上海中医药大学	北京中医药大学
45	刺法灸法学☆	王富春	岳增辉	长春中医药大学	湖南中医药大学
46	针灸治疗学☆	高树中	冀来喜	山东中医药大学	山西中医药大学
47	各家针灸学说	高希言	王 威	河南中医药大学	辽宁中医药大学
48	针灸医籍选读	常小荣	张建斌	湖南中医药大学	南京中医药大学
49	实验针灸学	郭 义		天津中医药大学	
50	推拿手法学☆	周运峰		河南中医药大学	
51	推拿功法学☆	吕立江		浙江中医药大学	
52	推拿治疗学☆	井夫杰	杨永刚	山东中医药大学	长春中医药大学
53	小儿推拿学	刘明军	邰先桃	长春中医药大学	云南中医药大学

（三）中西医临床医学专业

序号	书 名	主 编		主编所在单位	
54	中外医学史	王振国	徐建云	山东中医药大学	南京中医药大学
55	中西医结合内科学	陈志强	杨文明	河北中医学院	安徽中医药大学
56	中西医结合外科学	何清湖		湖南中医药大学	
57	中西医结合妇产科学	杜惠兰		河北中医学院	
58	中西医结合儿科学	王雪峰	郑 健	辽宁中医药大学	福建中医药大学
59	中西医结合骨伤科学	詹红生	刘 军	上海中医药大学	广州中医药大学
60	中西医结合眼科学	段俊国	毕宏生	成都中医药大学	山东中医药大学
61	中西医结合耳鼻咽喉科学	张勤修	陈文勇	成都中医药大学	广州中医药大学
62	中西医结合口腔科学	谭 劲		湖南中医药大学	

（四）中药学类专业

序号	书　名	主　编		主编所在单位	
63	中医学基础	陈　晶　程海波		黑龙江中医药大学	南京中医药大学
64	高等数学	李秀昌　邵建华		长春中医药大学	上海中医药大学
65	中医药统计学	何　雁		江西中医药大学	
66	物理学	章新友　侯俊玲		江西中医药大学	北京中医药大学
67	无机化学	杨怀霞　吴培云		河南中医药大学	安徽中医药大学
68	有机化学	林　辉		广州中医药大学	
69	分析化学（上）（化学分析）	张　凌		江西中医药大学	
70	分析化学（下）（仪器分析）	王淑美		广东药科大学	
71	物理化学	刘　雄　王颖莉		甘肃中医药大学	山西中医药大学
72	临床中药学☆	周祯祥　唐德才		湖北中医药大学	南京中医药大学
73	方剂学	贾　波　许二平		成都中医药大学	河南中医药大学
74	中药药剂学☆	杨　明		江西中医药大学	
75	中药鉴定学☆	康廷国　闫永红		辽宁中医药大学	北京中医药大学
76	中药药理学☆	彭　成		成都中医药大学	
77	中药拉丁语	李　峰　马　琳		山东中医药大学	天津中医药大学
78	药用植物学☆	刘春生　谷　巍		北京中医药大学	南京中医药大学
79	中药炮制学☆	钟凌云		江西中医药大学	
80	中药分析学☆	梁生旺　张　彤		广东药科大学	上海中医药大学
81	中药化学☆	匡海学　冯卫生		黑龙江中医药大学	河南中医药大学
82	中药制药工程原理与设备	周长征		山东中医药大学	
83	药事管理学☆	刘红宁		江西中医药大学	
84	本草典籍选读	彭代银　陈仁寿		安徽中医药大学	南京中医药大学
85	中药制药分离工程	朱卫丰		江西中医药大学	
86	中药制药设备与车间设计	李　正		天津中医药大学	
87	药用植物栽培学	张永清		山东中医药大学	
88	中药资源学	马云桐		成都中医药大学	
89	中药产品与开发	孟宪生		辽宁中医药大学	
90	中药加工与炮制学	王秋红		广东药科大学	
91	人体形态学	武煜明　游言文		云南中医药大学	河南中医药大学
92	生理学基础	于远望		陕西中医药大学	
93	病理学基础	王　谦		北京中医药大学	

（五）护理学专业

序号	书　名	主　编		主编所在单位	
94	中医护理学基础	徐桂华　胡　慧		南京中医药大学	湖北中医药大学
95	护理学导论	穆　欣　马小琴		黑龙江中医药大学	浙江中医药大学
96	护理学基础	杨巧菊		河南中医药大学	
97	护理专业英语	刘红霞　刘　娅		北京中医药大学	湖北中医药大学
98	护理美学	余雨枫		成都中医药大学	
99	健康评估	阚丽君　张玉芳		黑龙江中医药大学	山东中医药大学

序号	书 名	主 编		主编所在单位	
100	护理心理学	郝玉芳		北京中医药大学	
101	护理伦理学	崔瑞兰		山东中医药大学	
102	内科护理学	陈 燕	孙志岭	湖南中医药大学	南京中医药大学
103	外科护理学	陆静波	蔡恩丽	上海中医药大学	云南中医药大学
104	妇产科护理学	冯 进	王丽芹	湖南中医药大学	黑龙江中医药大学
105	儿科护理学	肖洪玲	陈偶英	安徽中医药大学	湖南中医药大学
106	五官科护理学	喻京生		湖南中医药大学	
107	老年护理学	王 燕	高 静	天津中医药大学	成都中医药大学
108	急救护理学	吕 静	卢根娣	长春中医药大学	上海中医药大学
109	康复护理学	陈锦秀	汤继芹	福建中医药大学	山东中医药大学
110	社区护理学	沈翠珍	王诗源	浙江中医药大学	山东中医药大学
111	中医临床护理学	裘秀月	刘建军	浙江中医药大学	江西中医药大学
112	护理管理学	全小明	柏亚妹	广州中医药大学	南京中医药大学
113	医学营养学	聂 宏	李艳玲	黑龙江中医药大学	天津中医药大学

（六）公共课

序号	书 名	主 编		主编所在单位	
114	中医学概论	储全根	胡志希	安徽中医药大学	湖南中医药大学
115	传统体育	吴志坤	邵玉萍	上海中医药大学	湖北中医药大学
116	科研思路与方法	刘 涛	商洪才	南京中医药大学	北京中医药大学

（七）中医骨伤科学专业

序号	书 名	主 编		主编所在单位	
117	中医骨伤科学基础	李 楠	李 刚	福建中医药大学	山东中医药大学
118	骨伤解剖学	侯德才	姜国华	辽宁中医药大学	黑龙江中医药大学
119	骨伤影像学	栾金红	郭会利	黑龙江中医药大学	河南中医药大学洛阳平乐正骨学院
120	中医正骨学	冷向阳	马 勇	长春中医药大学	南京中医药大学
121	中医筋伤学	周红海	于 栋	广西中医药大学	北京中医药大学
122	中医骨病学	徐展望	郑福增	山东中医药大学	河南中医药大学
123	创伤急救学	毕荣修	李无阴	山东中医药大学	河南中医药大学洛阳平乐正骨学院
124	骨伤手术学	童培建	曾意荣	浙江中医药大学	广州中医药大学

（八）中医养生学专业

序号	书 名	主 编		主编所在单位	
125	中医养生文献学	蒋力生	王 平	江西中医药大学	湖北中医药大学
126	中医治未病学概论	陈涤平		南京中医药大学	